普通高等医学院校五年制临床医学专业第二轮教材

耳鼻咽喉头颈外科学

（第2版）

（供临床医学专业用）

主　编　夏　寅　于振坤

副主编　徐　伟　吕　威　杨　军　秦江波

编　者　（以姓氏笔画为序）

于振坤（南京医科大学附属明基医院）　　　　王　宇（北京大学第三医院）

王　璞（首都医科大学附属北京天坛医院）　　王怡帆（中山大学孙逸仙纪念医院）

王蚕丝（新疆医科大学第一附属医院）　　　　冯　娟（新疆医科大学第一附属医院）

冯国栋（中国医学科学院北京协和医院）　　　吕　威（中国医学科学院北京协和医院）

吕正华（山东省耳鼻喉医院）　　　　　　　　孙淑萍（郑州大学第一附属医院）

李华斌（复旦大学附属眼耳鼻喉科医院）　　　杨　军（上海交通大学医学院附属新华医院）

杨艳莉（昆明医科大学第一附属医院）　　　　肖红俊（华中科技大学同济医学院附属协和医院）

何景春（上海交通大学医学院附属新华医院）　宋勇莉（空军军医大学西京医院）

张立芹（中国医学科学院北京协和医院）　　　张宏征（南方医科大学珠江医院）

张海东（南京医科大学附属明基医院）　　　　陈志飞（长治医学院附属和平医院）

陈穗俊（中山大学孙逸仙纪念医院）　　　　　林　颖（空军军医大学西京医院）

郑永波（四川大学华西医院）　　　　　　　　赵　宇（四川大学华西医院）

赵　辉（中国人民解放军总医院）　　　　　　赵可庆（复旦大学附属眼耳鼻喉科医院）

查定军（空军军医大学西京医院）　　　　　　秦江波（长治医学院附属长治市人民医院）

夏　寅（首都医科大学附属北京天坛医院）　　徐　伟（山东省耳鼻喉医院）

梁茂金（中山大学孙逸仙纪念医院）　　　　　舒　繁（南方医科大学珠江医院）

鲁兆毅（北京大学第三医院）　　　　　　　　奥登苏日塔（中国医学科学院北京协和医院）

熊　浩（中山大学孙逸仙纪念医院）　　　　　潘　滔（北京大学第三医院）

秘　书　王　璞

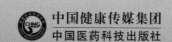

中国健康传媒集团

中国医药科技出版社

内 容 提 要

本教材为"普通高等医学院校五年制临床医学专业第二轮教材"之一,根据全国普通高等医学院校五年制临床医学专业教材编写总体原则、要求和耳鼻咽喉头颈外科学课程教学大纲,结合执业医师考试大纲和研究生入学考试大纲编写而成,全书共6篇,四十七章,内容涵盖耳科学、鼻科学、咽科学、喉科学、头颈科学和颅底外科学的应用解剖及相关疾病的基础知识。教材在各章设有"学习目标""案例引导""知识链接""目标检测"等模块,并在"医药大学堂"在线学习平台配套数字教学资源,以满足教师日常教学和学生自学等多种需求,从而使教材内容立体化、生动化,易教易学。

本教材供全国普通高等医学院校五年制临床医学及相关专业的本科生以及住院医师规范化培训使用,同时也可作为临床医学专业硕士研究生、临床医生和医学研究工作者的参考用书。

图书在版编目(CIP)数据

耳鼻咽喉头颈外科学/夏寅,于振坤主编.—2版.—北京:中国医药科技出版社,2023.5
普通高等医学院校五年制临床医学专业第二轮教材
ISBN 978 – 7 – 5214 – 3649 – 5

Ⅰ.①耳… Ⅱ.①夏… ②于… Ⅲ.①耳鼻咽喉科学 – 外科学 – 医学院校 – 教材 ②头 – 外科学 – 医学院校 – 教材 ③颈 – 外科学 – 医学院校 – 教材 Ⅳ.①R762 ②R65

中国国家版本馆 CIP 数据核字(2023)第 015414 号

美术编辑 陈君杞
版式设计 友全图文

出版　**中国健康传媒集团**｜中国医药科技出版社
地址　北京市海淀区文慧园北路甲 22 号
邮编　100082
电话　发行:010 – 62227427　邮购:010 – 62236938
网址　www. cmstp. com
规格　889 × 1194mm $\frac{1}{16}$
印张　18 $\frac{3}{4}$
字数　594 千字
初版　2016 年 8 月第 1 版
版次　2023 年 5 月第 2 版
印次　2023 年 5 月第 1 次印刷
印刷　三河市万龙印装有限公司
经销　全国各地新华书店
书号　ISBN 978 – 7 – 5214 – 3649 – 5
定价　**75.00 元**
版权所有　盗版必究
举报电话:010 – 62228771
本社图书如存在印装质量问题请与本社联系调换

获取新书信息、投稿、为图书纠错,请扫码联系我们。

出版说明

为了贯彻《中共中央、国务院中国教育现代化2035》"加强创新型、应用型、技能型人才培养规模"的战略任务要求，落实《国务院办公厅关于加快医学教育创新发展的指导意见》，紧密对接新医科建设对医学教育改革的新要求，满足新时代医疗卫生事业对人才培养的新需求，中国医药科技出版社在教育部、国家药品监督管理局的领导下，通过走访主要院校对2016年出版的"全国普通高等医学院校五年制临床医学专业'十三五'规划教材"进行了广泛征求意见，有针对性的制定了第二版教材的出版方案，旨在赋予再版教材以下特点。

1.立德树人，融入课程思政

把立德树人贯穿、落实到教材建设全过程的各方面、各环节。课程思政建设应体现在知识技能传授中厚植爱国主义情怀，加强品德修养、增长知识见识、培养奋斗精神，不断提高学生思想水平、政治觉悟、道德品质、文化素养等。医学教材着重体现加强救死扶伤的道术、心中有爱的仁术、知识扎实的学术、本领过硬的技术、方法科学的艺术的教育，培养医德高尚、医术精湛的人民健康守护者。

2.精准定位，培养应用人才

坚持体现《中共中央、国务院中国教育现代化2035》"加强创新型、应用型、技能型人才培养规模"的战略任务，落实《国务院办公厅关于加快医学教育创新发展的指导意见》中"立足基本国情，以服务需求为导向，以新医科建设为抓手，着力创新体制机制，分类培养研究型、复合型和应用型人才"的医学教育目标，结合医学教育发展"大国计、大民生、大学科、大专业"的新定位，注重人才培养应从疾病诊疗提升拓展为预防、诊疗和康养，以健康促进为中心，服务生命全周期、健康全过程的转变，精准定位教材内容和体系。教材编写应体现以医疗卫生事业需求为导向，以岗位胜任力为核心，以培养医工、医理、医文学科交叉融合的高素质、强能力、精专业、重实践的本科医学人才培养目标。

3.适应发展，优化教材内容

必须符合行业发展要求。构建教材内容结构，要体现医疗机构对医学人才在临床实践能力、沟通交流能力、服务意识和敬业精神等方面的要求；体现临床程序贯穿于教学的全过程，培养学生的整体临床意识；体现国家相关执业资格考试的有关新精神、新动向和新要求；注重吸收行业发展的新知识、新技术、新方法，体现学科发展前沿，并适当拓展知识面，为学生后续发展奠定必要的基础；满足以学生为中心而开展的各种教学方法的需要，充分发挥学生的主观能动性。

4. 遵循规律，注重"三基""五性"

遵循教材规律。针对普通高等医学院校本科医学类专业教学需要，教材内容应注重"三基"（基本知识、基础理论、基本技能）、"五性"（思想性、科学性、先进性、启发性、适用性）；内容成熟、术语规范、文字精炼、逻辑清晰、图文并茂、易教易学；注意"适用性"，即以普通高等学校医学教育实际和学生接受能力为基准编写教材，满足多数院校的教学需要。

5. 创新模式，提升学生能力

加强"三基"训练，着力提高学生分析问题和解决问题的能力。在不影响教材主体内容的基础上要保留"案例引导""学习目标""知识链接""目标检测"模块，去掉知识拓展模块。进一步优化各模块的内容，培养学生理论联系实践的实际操作能力、创新思维能力和综合分析能力；增强教材的可读性和实用性，培养学生学习的自觉性和主动性。

6. 丰富资源，优化增值服务内容

搭建与教材配套的中国医药科技出版社在线学习平台"医药大学堂"（数字教材、教学课件、图片、视频、动画及练习题等），实现教学信息发布、师生答疑交流、学生在线测试、教学资源拓展等功能，促进学生自主学习。

本套教材凝聚了省属院校高等教育工作者的集体智慧，体现了凝心聚力、精益求精的工作作风，谨此向有关单位和个人致以衷心的感谢！

尽管所有参与者尽心竭力、字斟句酌，教材仍然有进一步提升的空间，敬请广大师生提出宝贵意见，以便不断修订完善！

普通高等医学院校五年制临床医学专业第二轮教材

建设指导委员会名单

李建华（青海大学医学院）　　　　李春辉（中南大学湘雅医学院）

杨　征（四川大学华西口腔医　　　杨少华（桂林医学院）

　　　　学院）　　　　　　　　　杨军平（江西中医学大学）

邱丽颖（江南大学无锡医学院）　　何志巍（广东医科大学）

邹义洲（中南大学湘雅医学院）　　张　闻（昆明医科大学）

张　敏（河北医科大学）　　　　　张　燕（广西医科大学）

张秀花（江南大学无锡医学院）　　张晓霞（长治医学院）

张喜红（长治医学院）　　　　　　陈万金（福建医科大学附属第一医院）

陈云霞（长治医学院）　　　　　　陈礼刚（西南医科大学）

武俊芳（新乡医学院）　　　　　　林友文（福建医科大学）

林贤浩（福建医科大学）　　　　　明海霞（甘肃中医药大学）

罗　兰（昆明医科大学）　　　　　周新文（华中科技大学基础医学院）

郑　多（深圳大学医学院）　　　　单伟超（承德医学院）

赵幸福（南京医科大学附属　　　　郝少峰（长治医学院）

　　　　无锡精神卫生中心）　　　郝岗平（山东第一医科大学）

胡　东（安徽理工大学医学院）　　姚应水（皖南医学院）

夏　寅（首都医科大学附属北京　　夏超明（苏州大学苏州医学院）

　　　　天坛医院）　　　　　　　高凤敏（牡丹江医学院）

郭子健（江南大学无锡医学院）　　郭崇政（长治医学院）

郭嘉泰（长治医学院）　　　　　　黄利华（江南大学附属无锡五院）

曹玉萍（中南大学湘雅二医院）　　曹颖平（福建医科大学）

彭鸿娟（南方医科大学）　　　　　韩光亮（新乡医学院）

韩晶岩（北京大学医学部）　　　　游言文（河南中医药大学）

数字化教材编委会

主　编　夏　寅　于振坤
副主编　徐　伟　吕　威　杨　军　秦江波
编　者　（以姓氏笔画为序）

于振坤（南京医科大学附属明基医院）　　王　宇（北京大学第三医院）

王　璞（首都医科大学附属北京天坛医院）　王怡帆（中山大学孙逸仙纪念医院）

王蚕丝（新疆医科大学第一附属医院）　　冯　娟（新疆医科大学第一附属医院）

冯国栋（中国医学科学院北京协和医院）　吕　威（中国医学科学院北京协和医院）

吕正华（山东省耳鼻喉医院）　　　　　　孙淑萍（郑州大学第一附属医院）

李华斌（复旦大学附属眼耳鼻喉科医院）　杨　军（上海交通大学医学院附属新华医院）

杨艳莉（昆明医科大学第一附属医院）　　肖红俊（华中科技大学同济医学院附属协和医院）

何景春（上海交通大学医学院附属新华医院）宋勇莉（空军军医大学西京医院）

张立芹（中国医学科学院北京协和医院）　张宏征（南方医科大学珠江医院）

张海东（南京医科大学附属明基医院）　　陈志飞（长治医学院附属和平医院）

陈穗俊（中山大学孙逸仙纪念医院）　　　林　颖（空军军医大学西京医院）

郑永波（四川大学华西医院）　　　　　　赵　宇（四川大学华西医院）

赵　辉（中国人民解放军总医院）　　　　赵可庆（复旦大学附属眼耳鼻喉科医院）

查定军（空军军医大学西京医院）　　　　秦江波（长治医学院附属长治市人民医院）

夏　寅（首都医科大学附属北京天坛医院）徐　伟（山东省耳鼻喉医院）

梁茂金（中山大学孙逸仙纪念医院）　　　舒　繁（南方医科大学珠江医院）

鲁兆毅（北京大学第三医院）　　　　　　奥登苏日塔（中国医学科学院北京协和医院）

熊　浩（中山大学孙逸仙纪念医院）　　　潘　滔（北京大学第三医院）

秘　书　王　璞

为适应我国临床医学教育教学改革需求、满足临床医学人才培养需要，中国医药科技出版社从2021年开始启动修订面向全国普通高等医学院校五年制临床医学专业学生的"十四五"规划教材，旨在培养适应医学教育教学改革的临床医学应用型人才。

本教材是"普通高等医学院校五年制临床医学专业第二轮教材"之一，主要适用于在校五年制临床医学专业学生学习。教材编写过程中，我们认真贯彻以"5＋3"为主体的临床医学教育综合改革和"医教协同"等有关医学教育改革精神，以强化医学生职业道德、医学人文素养和临床实践能力培养为核心，提升临床能力为导向，体现"早临床、多临床、反复临床"以及"新、精、实"的教材特色，同时建设数字化学习平台，促进五年制医学生自主学习，以便更好地满足培养应用型、复合型、技能型临床医学人才的需求。

本教材是在第1版基础上修订而来，篇章结构整体上仍以耳科学、鼻科学、咽科学、喉科学、头颈科学、颅底外科学等为基本框架，但在内容安排上与上版教材有所不同。①创新编写模式：在每章内容前加入"学习目标"提前明确学习目标；章节中插入文本框，加入"案例引导""知识链接"，密切联系临床、串联相关知识点；章末设"本章小结"以温故而知新、设"目标检测"以便梳理知识掌握情况。②各篇章具体内容并非按照基本疾病群进行面面俱到的介绍，而是选择代表性疾病予以重点介绍；将以往分散于各篇的恶性肿瘤集中于"头颈科学"一篇，便于学生全面、系统理解肿瘤外科的基本原则，避免知识碎片化等弊端，期望达到融会贯通的目的；介绍过程中增加图表比例，力求更加直观形象地描述疾病。③注重整体优化、淡化学科意识，不追求本学科的系统性和完整性，避免相关教材之间交叉重复；相关课程与国家执业医师资格考试相对接，为学生进一步学习深造和从事临床工作等服务。④疾病治疗方法阐述中着重介绍具体方法细节（如手术方式），突出临床实用性；通过强调手术操作彰显本学科的外科属性，提示学生强化外科基本训练、掌握外科基本规范，避免陷入"小孔小洞"误区。

本教材的编委长期活跃在临床、教学一线，具有丰富的临床、教学经验，能够准确把握学科前沿动态。稿件完成后经编委互审各章、副主编通审各篇，对稿件进行了细致地审阅与讨论，并在此基础上进一步修正与加工。编写秘书王璞博士在资料的汇总、编排、图片的整理等方面做了大量基础、细致的工作，在此一并致谢！

随着临床医学科学的飞速发展、交叉学科的不断融合，越来越多的诊疗技术不断涌现。即使全体编委不遗余力，书中疏漏亦在所难免，祈盼各位同道、读者不吝赐教，以资修订。

编　者
2022 年 10 月

目 录 CONTENTS

第一篇　耳科学

第二篇　鼻科学

第三篇　咽科学

第四篇　喉科学

第五篇　头颈科学

第六篇　颅底外科学

绪　论

　　耳鼻咽喉头颈外科学（otolaryngology - head and neck surgery）属于临床医学二级学科，是一门研究耳、鼻、咽、喉、气管、食管及颈部、颅底的解剖、生理及相关疾病的科学。本区域器官组织结构解剖关系复杂：上承颅脑，下通气管与食管，鼻部毗邻眼部，咽喉毗邻诸多颅神经与大血管。正是由于其与上、下、左、右毗邻器官甚至与全身各个系统关系密切，耳鼻咽喉科学范畴才得以不断拓展，逐渐形成耳鼻咽喉头颈外科学。本学科研究领域涉及听觉、平衡觉、嗅觉、发声、言语、呼吸、吞咽等器官及颈部、颅底等区域的解剖与发育、生理与病理以及相关疾病的诊断、治疗和预防等。

一、学科历史

　　耳鼻咽喉头颈外科学的发展经历了一个不断分化、组合的过程。耳科学发展较早：公元前 2000 年美索不达米亚即有专门用于取出外耳道耵聍的耳匙；公元前 400 年 Hippocrates 就指出鼓膜是听觉器官的一部分；18 世纪欧洲开始出现独立的耳科；其后鼻科学与喉科学也相继成形；19 世纪中叶上述各专科逐渐合并形成耳鼻咽喉科学，成为临床医学中一门独立的二级学科。20 世纪现代科学技术的进步极大地推动了现代临床医学包括耳鼻咽喉科学的发展，50 年代美国出现了耳鼻咽喉科学的三级学科——头颈外科学；随后听觉及言语疾病科等三级学科亦相继出现。随着耳鼻咽喉科学的临床诊疗领域不断拓展，60 年代欧美国家正式将耳鼻咽喉科学更名为耳鼻咽喉头颈外科学，其学术组织及学术刊物亦相应更名为耳鼻咽喉头颈外科学。我国近代耳鼻咽喉学科始建于 1911 年；1952 年中华耳鼻咽喉科学会总会成立；1953 年《中华耳鼻咽喉科杂志》创刊。2004 年本科教材正式更名为《耳鼻咽喉头颈外科学》；2005 年《中华耳鼻咽喉科杂志》更名为《中华耳鼻咽喉头颈外科杂志》；2007 年本学科正式更名为中华耳鼻咽喉头颈外科。

二、学科发展

　　耳鼻咽喉头颈外科学是医学领域内发展最为迅速的学科之一：CT、MRI 等影像技术的发现及临床应用极大地提高了本学科相关疾病的诊断水平；手术显微镜、高速电钻等设备的问世促进了耳科学快速发展；鼻内镜技术的普及使鼻科学获得新生；激光技术的出现改变了咽喉疾病治疗现状；影像导航系统的应用推动了颅底外科的发展。目前，耳鼻咽喉头颈外科正经历着一个重组阶段：耳科学、鼻科学、咽喉科学、头颈外科学、小儿耳鼻咽喉科学、临床听力学等三级学科已经成熟，耳显微外科、耳神经外科、鼻内镜外科、鼻神经外科、喉显微外科、嗓音言语疾病、睡眠呼吸障碍疾病、颅底外科等四级学科逐渐形成，标志着中国耳鼻咽喉头颈外科学正步入快速发展的新时期。

（一）耳科学

　　Robert Bárány（1914）因发现前庭终器的生理病理规律、Georg von Békésy（1961）因阐明耳蜗听觉生理机制而分别荣获诺贝尔生理学或医学奖。随着分子生物学、生物化学、计算机科学等技术的广泛应用，耳科学得到快速发展。

　　1. 耳聋基因　业已定位数以百计的非综合征型遗传性耳聋基因，遗传性耳聋及药物性耳聋的发病机制、代谢障碍与感音神经性耳聋、自身免疫内耳病、听毛细胞再生与离体耳蜗毛细胞离子通道等研究进一步深入，为耳聋基因的诊断及治疗奠定了理论基础。

2. 听力学技术 听性脑干反应、耳蜗电图、40Hz 听觉相关电位、耳声发射、多频稳态等客观测听技术得以广泛应用。

3. 耳显微外科技术 慢性化脓性中耳炎的外科治疗已从单纯清除病灶发展到同时实施听力重建，听骨链材料也从羟基磷灰石演变成钛合金，显著提高了听力改善效果。

4. 耳内镜技术 逐渐应用于分泌性中耳炎、慢性化脓性中耳炎等中耳疾病的检查与治疗，力求兼顾清除病灶与保留功能。

5. 人工听觉技术 人工耳蜗植入的推广使重度感音神经性耳聋患者有望恢复听觉及言语功能，骨锚式助听器、振动声桥、骨桥等人工听觉植入技术可显著改善单侧聋、混合性聋等难治性耳聋患者的生活质量。

6. 听力康复技术 程序式、耳后式、耳内式助听器等已广泛应用于补偿听力损失，可以精确调节增益曲线并设定多个程序以适应不同语言环境。

7. 前庭系统疾病诊治 良性阵发性位置性眩晕已能准确诊断和有效治疗，梅尼埃病的诊断治疗标准不断修订完善，圆窗膜给药开辟了内耳疾病治疗的新途径，个体化前庭康复技术使前庭疾病的治疗效果显著改善等。

（二）鼻科学

Richard Axel 和 Linda B. Buck（2006）因嗅觉相关受体的研究获得诺贝尔生理学或医学奖。

1. 鼻内镜技术 20 世纪 80 年代初 Messerklinger 创立了鼻内镜技术，指出慢性鼻窦炎的发生与窦口鼻道复合体病变有关，对此区域的解剖研究及鼻内镜手术的开展使慢性鼻窦炎、鼻息肉的治疗获得突破性进展；近年来注重对鼻腔、鼻窦术后相关病理生理研究，鼻内镜手术更强调微创理念及术中、术后保护生理功能，开展了窦口气囊扩张法等减轻窦口黏膜的机械损伤等相关研究。

2. 鼻内镜技术延伸 涉及鼻颅底外科、鼻眼相关外科等，鼻颅底手术包括经蝶窦鞍内手术、前中颅底肿瘤切除术、脑脊液鼻漏修补术等；鼻眼相关手术包括泪囊鼻腔造孔术、视神经管减压术、眶减压术、眶内手术等。

3. 变应性鼻炎 流行病学、发病机制、诊治等相关研究一直是变态反应科学的热点，近年来提出"一个呼吸道、一种疾病"以及"卫生假说"在病因学中的研究等；变应性鼻炎的治疗亦不断规范，如舌下含服免疫治疗的长期疗效观察及其机制研究、抗白三烯药物在变应性鼻炎及哮喘中的规范化使用等，变应性鼻炎基础和临床的研究进展以及新型抗变态反应药物的开发使此类疾病有望得到合理治疗。

4. 嗅觉相关疾病 目前临床上已逐渐开展嗅觉相关检测及嗅觉相关疾病的深入研究。

（三）咽喉科学

1. 喉显微外科技术 咽喉结构维系着呼吸、吞咽、发音等多种功能，在切除病变的基础上最大限度地保留功能成为喉显微外科技术的研究重点，目前手术显微镜、激光、显微手术器械等已在喉部疾病的治疗中得到广泛应用。

2. 阻塞性睡眠呼吸暂停低通气综合征 此病作为源头疾病可引起多系统、多器官的渐进性损害，在诊治方面与心血管、呼吸、消化、神经系统等关系密切，建立多学科综合诊治体系势在必行；随着计算机、电子技术及分子生物技术的应用，计算机辅助多导睡眠呼吸检测仪的问世极大地提供了诊断水平；多导睡眠监测、食管测压等诊断技术使人们对相关生理、病理认识更加清晰；治疗手段如行为治疗、口矫器治疗、经鼻持续正压通气及各种手术方法（腭咽成形术、射频减容术、颏舌肌前移术等）亦日趋成熟。

3. 嗓音医学 嗓音言语病理学的建立为嗓音和言语康复工作的规范开展奠定了基础，重建及恢复发音功能的嗓音外科方兴未艾。反流性食管炎、吞咽障碍等其他疾病也日益引起专业人员的关注。

（四）头颈外科学

肿瘤是一类多因素、多环节、多阶段、机制复杂、高度异质性的疾病，头颈肿瘤主要包括颈部、甲状腺、喉部、咽部良（恶）性肿瘤等，目前单一疗法恐难以取得令人满意的效果，综合治疗是公认发展方向，现代分子生物学、免疫生物学和肿瘤免疫学的飞速发展提高了肿瘤综合诊治的水平。

1. 肿瘤发生机制　在一定程度上揭示了鼻咽癌、喉癌等头颈肿瘤发生、发展的分子机制，其中肿瘤微转移及其信号分子的研究已取得了较大进展，为临床治疗方案的制定提供了理论依据。

2. 外科治疗　手术仍然是治疗头颈肿瘤的主要手段，要求在彻底切除肿瘤的基础上，尽可能保留器官的基本功能，在提高患者生存率的同时提高其生存质量；功能性喉癌外科技术得到了较快的发展，以 CO_2 激光为代表的微创手术不仅能达到根治目的，还能最大限度地保留喉的生理功能，在早期干预癌前病变、切除早期声带癌等方面取得良好效果；下咽癌、上段食管癌的切除、功能重建与颈部巨大缺损修复术的发展提高了临床治愈率；晚期肿瘤治疗目的是彻底切除病变、重建器官功能，常用的缺损修复方法包括带蒂组织瓣和游离组织瓣等。

3. 放射治疗　恶性肿瘤放射治疗已逾百年，近年来放射免疫治疗、近距离放疗等方面研究有较大进展，精确定位、精确设计、精确治疗的统一应用是肿瘤放射治疗技术的必然发展趋势，立体定向治疗、适形放疗、调强适形放疗等技术将成为临床的主流。

4. 化学药物治疗　新型抗癌药物大量投放市场、准确选择化疗适应证、改进具体实施方式使治疗水平有了显著提高，包括辅助化疗、经导管区域动脉化疗及诱导化疗等。

5. 生物治疗　基因治疗主要包括免疫基因疗法、药物敏感基因疗法、肿瘤抑制基因疗法、反义基因疗法等。近年来国外在头颈肿瘤手术治疗＋放化疗综合治疗提高患者生存率及生命质量上开展了大量的工作，值得借鉴。

（五）颅底外科学

颅底外科学是 30 年来逐渐发展起来的一门新兴交叉学科，涉及耳鼻咽喉头颈外科学、神经外科学、颌面外科学、肿瘤外科学等。1992 年第一届国际颅底外科学术会议召开以来，随着对颅底疾病认识水平的不断提高、相关设备仪器的更新换代、诊断水平的进步、手术技巧日益完善等，颅底疾病的早期诊断及治疗水平逐年提高。鉴于颅底区域结构复杂、位置深在、功能重要，以往曾被视为"手术禁区"，随着影像技术、显微镜系统、内镜系统、激光系统、导航系统等广泛应用，颅底"手术禁区"不断被打破：包括前颅底的垂体腺瘤、颅咽管瘤、蝶鞍区肿瘤、斜坡肿瘤以及侧颅底的听神经瘤、颈静脉球体瘤等。颅底外科手术提高了肿瘤切除率，取得良好效果，获得长足进展，已接近发达国家先进水平。目前国外在颅底外科手术上逐渐规范化并根据临床循证医学证据制订了一系列的规范指南，随着神经外科、耳鼻咽喉头颈外科、口腔颌面外科等多学科的通力合作，传统意义上的学科分界正逐渐消失，颅底外科将得到空前发展。

三、疾病分类

耳鼻咽喉头颈外科临床常见疾病可大致归纳为感染、肿瘤、创伤、畸形等，各类疾病的临床特点、处理原则不无相似之处，简述如下。

（一）感染

1. 临床特点　局部有炎症表现，多无全身症状：感染区域出现功能障碍，如听力下降、面瘫、鼻塞、声嘶、呼吸困难、吞咽困难及颈部运动受限等。感染区域炎症扩散、侵犯范围不断扩大可导致相应症状：如急性鼻炎可扩散至鼻窦引起急性鼻窦炎，扩散至中耳引起急性中耳炎，扩散至咽部引起急性咽炎，扩散至喉部引起急性喉炎，扩散至气管引起急性气管支气管炎等。

2. 处理原则 急性期以抗感染、消除水肿为主，注意保护器官功能；慢性期以病因治疗、对症治疗为主，注意手术、药物治疗相结合。

（二）变态反应

1. 临床特点 ①耳部：外耳以局部皮肤瘙痒、湿疹样变为主，中耳以耳闷、耳鸣、耳聋为主，内耳以进行性、波动性感音神经性耳聋、发作性眩晕等为主要特征。②鼻部：鼻塞、鼻痒、连续喷嚏、大量水样涕等症状，鼻黏膜、鼻甲苍白水肿或息肉样变。③咽喉、气管：黏膜血管神经性水肿，严重者甚至可导致呼吸困难。

2. 处理原则 ①特异性治疗：避免与已知变应原接触、脱敏治疗等免疫疗法。②非特异性治疗：应用糖皮质激素、抗组胺药、抗胆碱药、肥大细胞膜稳定剂等。

（三）肿瘤

1. 临床特点 ①难以早期发现：就诊时多已属于中晚期，如鼻咽癌位于黏膜下时即可向颅内侵犯。②表现复杂多变：肿瘤引起的耳闷、耳鸣、耳聋、鼻塞、声嘶、吞咽困难等症状可缓慢起病，貌似普通炎性疾病；鼻咽癌、声门上型喉癌等首发症状可能为远处器官转移，极易误诊、漏诊。③多处器官受累：耳鼻咽喉头颈区域狭小、毗邻关系紧密，一处发生肿瘤常可导致多处受累，如鼻咽癌可造成咽鼓管阻塞而引起耳闷、耳鸣、耳聋，可导致鼻腔通气截面积减小引起鼻塞，可侵犯颅神经引起声嘶、吞咽困难等。

2. 处理原则 ①尽早手术：良性肿瘤和大多数恶性肿瘤首选手术治疗，在完全切除原发肿瘤的基础上，尽可能保留或重建受累器官功能。②综合治疗：对于恶性肿瘤应考虑综合应用放疗、化疗或生物疗法等。

（四）外伤

1. 临床特点 早期症状多为创伤直接破坏结果，常见局部出血、呼吸困难、听力下降、平衡失调等；中期症状多为创伤并发症所致，常见继发性出血、肺部感染、颅内感染等；晚期症状多为创伤瘢痕狭窄所致，常见呼吸困难、吞咽障碍、神经功能异常等。

2. 处理原则 ①尽快解除呼吸困难：及早施行气管插管术、气管切开术、环甲膜切开术等。②迅速止血预防休克：及时加压包扎控制止血、适时输血补液防止休克。③及时处理吞咽困难：对症治疗、对因处理，给予鼻饲或静脉高营养等。④酌情去除存留异物：易取则及时取出，难取则权衡利弊。⑤清创处理保留组织：严格对位缝合，避免组织缺损、减少功能障碍。⑥尽早应用足量抗生素、适当应用破伤风抗毒素，预防并发症。

（五）畸形

1. 遗传因素 常继发于染色体结构变化、数目异常及基因结构改变等遗传缺陷，多伴有其他部位或系统畸形。常见先天性畸形有三种遗传方式。①常染色体显性遗传：致畸基因位于常染色体上，畸形垂直遗传，可在某些家族代代出现或构成遗传性综合征中的体征之一，患病基因携带者即为先天性畸形患者。②常染色体隐性遗传：致畸基因位于常染色体上，患儿父母无先天性畸形，但其等位基因均为致畸基因（纯合子），作为致畸基因携带者的父母将有25%的概率将相同基因型传递给子代。③性连锁遗传：致畸基因隐性，位于X染色体上，女性患者细胞中有两条X染色体，如有一个致畸基因只能是携带者而不会发病；而男性患者细胞仅有一条X染色体的半合子，只要有一个致畸基因就会发病。

2. 环境因素 病情程度与致畸因子干扰程度及胚胎发育阶段显著相关。①生物因素：风疹病毒感染等。②化学因素：某些化学药品如甲氨蝶呤等。③物理因素：大剂量X射线等。

四、学科特点

主要表现为耳鼻咽喉头颈区域各器官在解剖和功能等方面密切相关。

1. 解剖上相沟通 耳、鼻、咽、喉、气管及食管彼此沟通。

2. 生理上相关联 如发声靠声带振动发音及鼻腔、咽腔等器官构音共同完成。

3. 病理上相影响 如鼻咽部疾病可影响咽鼓管功能导致分泌性中耳炎。

4. 诊断上相参考 如前庭性疾病的诊断常需参考听力学检查结果以资鉴别。

5. 治疗上相配合 如治疗分泌性中耳炎常需同时治疗鼻腔、鼻咽部疾病以改善咽鼓管功能。

耳鼻咽喉头颈外科疾病既有相对独立性、又与全身密切联系：全身系统性疾病不可避免地在不同程度上反映在耳鼻咽喉头颈区域；反之，根据耳鼻咽喉头颈区域异常又可发现和诊断全身系统性疾病。例如鼻窦炎和中耳炎可引起颅内并发症、腺样体肥大可引起颌面部发育异常、扁桃体"病灶感染"可引起风湿热、关节炎、心脏病和肾炎等，均为本学科疾病影响全身的例证；全身疾病也可影响耳鼻咽喉头颈器官，如病毒、细菌感染可导致耳聋、面瘫等；免疫系统疾病可引起耳鸣、耳聋、眩晕、鼻塞、吞咽困难、呼吸困难等；内分泌系统疾病可引起耳聋、眩晕、鼻塞、声嘶等；血液系统疾病可表现为耳鸣、耳闷、鼻塞、鼻衄、咽部感觉异常、咽痛、吞咽困难、颈部肿块等；肾衰竭可引起耳聋、耳鸣、咽炎等；心力衰竭等可引起咳嗽、声嘶、吞咽困难等；中枢神经病变可导致咽部感觉异常、咽喉痛、吞咽困难、发声异常、进食反流；其他还有心脏病与耳鸣、高血压与鼻出血、血管神经性水肿与呼吸困难、脑血管疾病与突聋、反流性食管炎与咽异感症、颈椎病变与眩晕等。

实际上，临床医疗实践中各学科都在相互渗透和促进：如颅底外科的兴起密切了耳鼻咽喉头颈外科与神经外科的关系，鼻面部创伤与畸形诊治常与口腔颌面外科交叉，下咽、颈段食管癌切除常与胸外科联合手术。因此，学习和从事耳鼻咽喉头颈外科学专业者必须具有整体观念，以期在对疾病诊断和治疗中由局部考虑到全身，又由全身联系到局部，使局部与全身密切结合，以利疾病得以正确诊治。

五、使用方法

本书为全国普通高等医学院校五年制教材，全面介绍了耳鼻咽喉头颈外科常见疾病的发病机制、病理特点、临床表现、诊断方法与治疗原则等，系统讲述了相关疾病的认识历程、治疗现状及展望，在治疗现状中重点强调了实用性，对许多具体思维方法和手术技巧都有清晰的描述。因此，需要注意掌握：①相关疾病的系统知识；②疾病诊治的临床决策能力；③疾病治疗中的临床技能等。在学习过程中还要根据提示及参考文献不断拓展思维、扩充知识、积极思考和创新，而不是仅仅囿于教材中所讲内容。同时，不仅需要掌握临床相关学科的基础知识，还要掌握现代医学如细胞生物学、分子生物学、免疫学、环境医学、宇航医学等各学科甚至自然科学如声学、力学、光学、电子学等方面的知识，方能对诊断和治疗手段有更深入、更全面的理解。

耳鼻咽喉头颈诸器官腔洞细小、位置深在，解剖结构错综复杂，故掌握耳鼻咽喉头颈区域的解剖结构、生理功能及诸器官之间的联系对理解耳鼻咽喉头颈区域相关疾病的发病机制、临床表现、诊断方法、治疗原则尤为重要。目前，"四炎一聋"即中耳炎、鼻炎及鼻窦炎、咽炎及扁桃体炎、喉炎和耳聋仍是耳鼻咽喉头颈外科学的常见病与多发病，也是影响听觉、平衡觉、嗅觉、呼吸、发声和吞咽等重要生理功能的常见因素，应是本学科临床医疗工作与基础研究工作的重点，也是耳鼻咽喉头颈外科教学中的基点。在诊治这些常见病、多发病时，如何利用现代各种诊疗技术和手段、维护和恢复重要生理功能是极为重要的出发点和落脚点。如前所述，学习本专业知识应注意耳鼻咽喉头颈诸器官之间的联系，亦应考虑耳鼻咽喉头颈外科局部器官与全身各系统的联系，使耳鼻咽喉头颈外科学的专科知识与临床各科知识有机结合。

  耳鼻咽喉头颈外科学虽然已经取得了令人瞩目的成就，但尚有诸多未解难题。诸如耳聋防治、肿瘤治疗、颅底外科等还有很多未知领域有待开拓。耳鼻咽喉头颈外科从业者需要不断地更新知识、勇于探索、大胆创新、共同努力、相互协作，才能把本学科的基础研究、临床工作与教学水平不断地推向新的高峰，为人类医学事业发展做出更大的贡献。

（夏 寅）

第一篇 耳科学

第一章 耳部应用解剖和生理 微课

PPT

第一节 耳部应用解剖

耳分为外耳（external ear）、中耳（middle ear）和内耳（inner ear）三部分（图1-1）。外耳道的骨部、中耳、内耳均位于颞骨内。

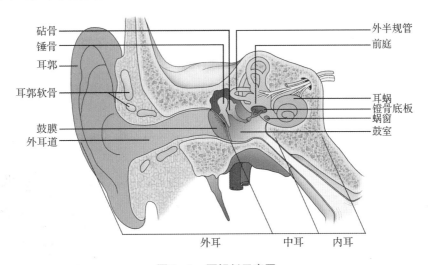

图1-1 耳解剖示意图

耳胚胎发育异常可导致耳畸形，外中耳畸形是除唇腭裂之外最常见的头面部畸形，可表现为耳郭畸形、外耳道狭窄或闭锁、中耳畸形等。由于组织来源与胚胎发育时间的差异，内耳畸形相对独立。

一、颞骨

颞骨左右成对，位于颅骨两侧的中、下 1/3 部，构成颅骨底部和侧壁的一部分。颞骨与四块颅骨相接：上方的顶骨、前方的蝶骨及颧骨、后方的枕骨（图 1 - 2）。颞骨为一复合骨块，由鳞部、乳突部、鼓部和岩部四部分组成，另有茎突附着于鼓部后下方（图 1 - 3）。

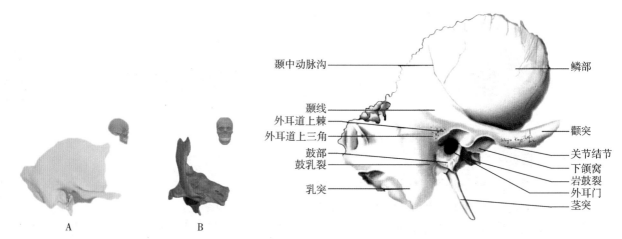

图 1 - 2 颞骨三维形态：侧面观（A）及前面观（B）

图 1 - 3 颞骨解剖（右）

1. 鳞部（squamous portion） 形似鱼鳞，分内外两面：外面光滑外凸，附着颞肌；内面稍凹，系大脑颞叶所在区，脑膜中动脉走行于脑膜中动脉沟内。鳞部借颧突与颧骨相接，颧突横跨外耳门上方，参与形成颞下颌关节，向后移行为线性隆起即颞线。

2. 乳突部（mastoid portion） 似乳状突起，故而得名。上方与鳞部以颞线为界，前下与鼓部融合成鼓乳裂，内侧与岩部相连。正常乳突部骨质中存在诸多含气小腔，称乳突气房（mastoid cells）。道上三角（suprameatal triangle）即乳突部外表面、外耳道后壁切线与颞线相交所成的三角形区域，乳突手术时标示鼓窦位置。乳突内侧面为颅后窝前下方，内有一弯曲深沟为乙状沟（sigmoid sulcus），乙状窦走行其中。乙状窦 - 外耳道后壁距离个体差异较大，中耳乳突手术前应仔细阅读 CT，避免损伤乙状窦引起出血。面神经垂直段走行于乳突深部，中耳手术时需避免损伤。

3. 鼓部（tympanic portion） 为一扁曲 U 形骨板，构成骨性外耳道前壁、下壁及部分后壁，鼓部前下方形成下颌窝后壁。

4. 岩部（petrous portion） 形似一横卧三棱锥体，故又名岩锥（petrous pyramid），位于颅底，嵌于枕骨和蝶骨之间，内藏听觉和平衡器官。

5. 茎突（styloid process） 为一细长突起，伸向前下方，远端有茎突咽肌、茎突舌肌、茎突舌骨肌、茎突舌骨韧带和茎突下颌韧带附着。

二、外耳

外耳包括耳郭与外耳道。

1. 耳郭 结构精细，包含十余个细节结构，存在个体差异（图 1 -4）。耳郭除耳垂由脂肪和结缔组织构成外，其余部分由软骨构成，外覆皮肤。由于缺乏皮下组织层，耳郭皮肤与软骨紧密连接，且与外耳道皮肤相连续，故外耳

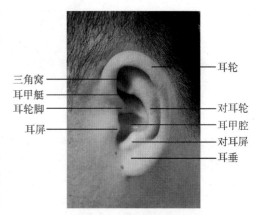

图 1 -4 耳郭结构图

道炎时牵拉耳郭会导致疼痛加剧。

2. 外耳道 外耳门至鼓膜之间管道，外侧软骨部占1/3，内侧骨部占2/3。由于鼓膜位置向前内下方向倾斜，故外耳道前壁、下壁比上壁、后壁稍长。外耳道两处狭窄：一处为骨部、软骨部交界处，另一处为外耳道峡，即骨性外耳道距离鼓膜约0.5cm处。外耳道异物易嵌顿于这两个狭窄位置。

三、中耳

中耳介于外耳和内耳之间，包括鼓室、咽鼓管、鼓窦和乳突四部分。

1. 鼓室 借鼓膜与外耳道相隔，经咽鼓管与鼻咽部相通，通过鼓窦入口与鼓窦、乳突气房相连。依鼓膜上下缘为界，分为上鼓室、中鼓室和下鼓室三部分。

（1）鼓室壁 鼓室为具有六个壁的不规则腔隙。

1）外侧壁 大部分由鼓膜占据，呈向内凹陷的浅漏斗状，少部分为鼓膜上方鼓室盾板结构。鼓膜为一半透明的膜性结构，包括紧张部和松弛部两部分（图1-5）。鼓膜结构分为3层：外为上皮层，与外耳道皮肤相延续；中为纤维组织层，松弛部缺乏此层；内为黏膜层，与鼓室黏膜相连续。

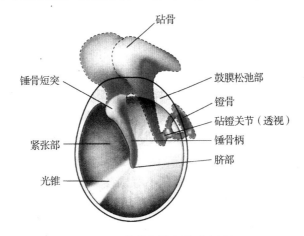

图1-5 鼓膜像模式图（左耳）

2）内壁 即内耳外侧壁。中央较大膨隆为鼓岬（promontory），为耳蜗底转位置。鼓岬后上方为前庭窗，被镫骨底板及其周围环韧带封闭。鼓膜后下方凹陷称圆窗龛，朝向后下，与前庭窗平面几成直角。前庭窗上方有面神经管凸及外半规管凸（图1-6）。

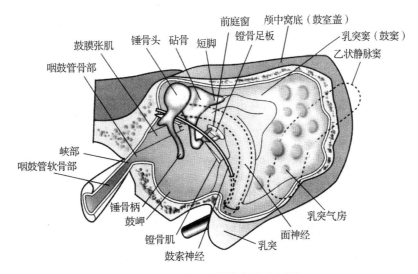

图1-6 鼓室结构模式图（左耳）

　　3）后壁　又称乳突壁。内有面神经垂直段通过；上部有鼓窦入口，连通鼓窦；鼓膜后缘之后的鼓室腔隙称为后鼓室：以锥隆起与面神经垂直段为界，浅部称为面神经隐窝（facial recess），后鼓室径路即经面神经隐窝进入鼓室；深部称鼓室窦（tympanic sinus），易残留病变（图1-7）。

　　4）前壁　上部有鼓膜张肌半管及其内的鼓膜张肌，下部有咽鼓管鼓室口，咽鼓管鼓室口之下以菲薄骨板与颈内动脉相隔。

　　5）上壁　即鼓室天盖（tympanic tegmen），毗邻中颅窝。2岁以前天盖岩鳞裂尚未闭合，故小儿急性中耳炎可出现脑膜刺激征。

　　6）下壁　又称颈静脉壁。通常情况有一薄骨板将鼓室与颈静脉球隔开。下壁如有骨质缺失，颈静脉球可突入鼓室，透过鼓膜可见暗蓝色阴影，禁忌鼓膜穿刺。

　　（2）鼓室内容物　包括传递声音的三块听小骨（图1-8）、维持听小骨稳定的韧带及调控听小骨运动的肌肉（图1-9）。

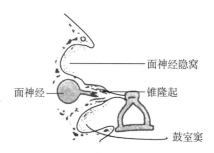

图1-7　锥隆起高度水平切面

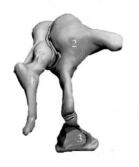

图1-8　三块听小骨

1. 锤骨；2. 砧骨；3. 镫骨

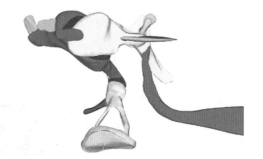

图1-9　鼓室的韧带与肌腱

　　2. 咽鼓管　沟通鼓室与鼻咽部的通道，分为骨部与软骨部。骨部靠近鼓室端，管腔开放，内径最宽处为鼓室口，越向内越窄，骨与软骨交界处最窄，称为峡部（自峡部向咽口又逐渐增宽）；软骨部靠近鼻咽部，在静止状态闭合成一裂隙，张口、吞咽、打哈欠时咽口开放，调节鼓室气压使鼓膜内外压力平衡。咽鼓管黏膜下半部为假复层纤毛柱状上皮，纤毛运动方向朝向鼻咽部，可排出鼓室内分泌物，又因软骨部黏膜呈皱襞样，具有活瓣作用，故能防止咽部液体进入鼓室。小儿咽鼓管接近水平位，管腔短且宽，故小儿咽部感染易经此途径累及鼓室。

　　3. 鼓窦　鼓室后上方含气腔，鼓室与乳突气房相互交通的枢纽，出生时即存在。鼓窦的大小、位置与形态因人而异，并与乳突气化程度密切相关。幼儿鼓窦位置较浅、高，随着乳突发育而逐渐向后下移位。

　　4. 乳突　出生时乳突尚未发育，多自2岁后由鼓窦向乳突逐渐发展。随着乳突发育形成许多蜂窝状小腔。根据气房发育程度可分为4种类型（图1-10）。①气化型（pneumatic type）：乳突全部气化，气房较大、间隔骨壁较薄，此型约占80%。②板障型（diploetic type）：乳突气化不良，气房小而多，形如颅骨板障。③硬化型（sclerotic type）：乳突未气化，骨质致密，多由于婴儿时期鼓室受羊水刺激、细菌感染或局部营养不良所致。④混合型（mixed type）：上述3型中有任何2型同时存在或3型俱存者。

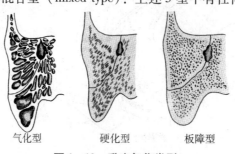

气化型　　　硬化型　　　板障型

图1-10　乳突气化类型

⊕ **知识链接**

乳突气化类型与病程长短

乳突的气化从出生后开始到 12 岁基本完成。自幼中耳慢性炎症反复刺激会引起乳突气房发育不良，因此慢性中耳乳突炎患者可根据 CT 上乳突气化的情况大致判断其病程长短。

四、内耳

内耳又称迷路，由骨迷路与膜迷路组成，内含听觉和位置觉重要感受器。膜迷路内充满内淋巴液，被包裹在充满外淋巴液的骨迷路之中（图 1–11）。

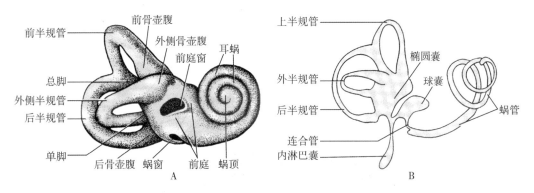

图 1–11　骨迷路与膜迷路
A. 骨迷路；B. 膜迷路

1. 骨迷路　由致密骨质构成，包括耳蜗、前庭和半规管三部分。耳蜗形似蜗牛壳，由中央的蜗轴和周围的骨蜗管构成，骨蜗管由骨螺旋板及前庭膜分为三个腔：上方为前庭阶，中间为中阶，下方为鼓阶，中阶属于膜迷路的一部分（图 1–12）；骨半规管为 3 个互相垂直的弓状弯曲的骨管，依其所在位置分别称外、前、后半规管，每个半规管均开口于前庭，其一端膨大为骨壶腹，前半规管内端与后半规管上端合成一总脚；前庭位于耳蜗与半规管之间，略成椭圆形，为前庭窗与蜗窗所封闭。

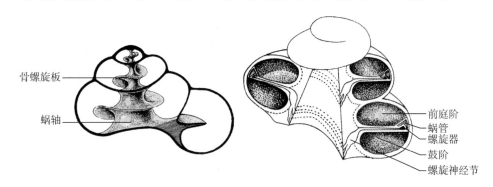

图 1–12　耳蜗及剖面

2. 膜迷路　分为膜蜗管、椭圆囊、球囊和膜半规管。Corti 器是位于膜蜗管内的重要结构，为听觉感受器（图 1–13）；椭圆囊内有椭圆囊斑，球囊内有球囊斑，膜半规管壶腹内有壶腹嵴，均为位置觉感受器。

膜蜗管又名中阶，为螺旋形膜性盲端，切面呈三角形，分为上、下、外三壁，其内为内淋巴液。基底膜的宽度从蜗底到蜗顶逐渐增宽，此物理学特性决定了基底膜不同部位具有不同的固有频率，高频相应区靠近蜗底，低频相应区靠近蜗顶。Corti 器位于膜蜗管内，包括内毛细胞、外毛细胞、支持细胞和盖膜等（图 1 - 13）。

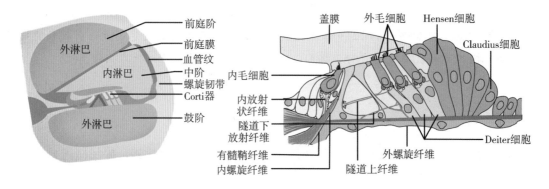

图 1 - 13　Corti 器示意图

椭圆囊及球囊内有感觉上皮增厚区，形成椭圆囊斑/球囊斑。两者感觉上皮构造相同，由支柱细胞与毛细胞组成，上方覆盖一层胶体膜称耳石膜，此膜系由多层以碳酸钙结晶为主的颗粒即耳石和蛋白质凝和而成（图 1 - 14）。

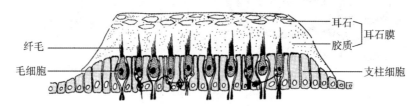

图 1 - 14　囊斑结构示意图

骨壶腹处膜半规管亦膨大为膜壶腹（membranous ampulla），其内横位镰状隆起为壶腹嵴（crista ampullaris）。壶腹嵴亦为支柱细胞和毛细胞所组成，毛细胞纤毛常相互黏集成束，插入圆顶形胶体层，后者称终顶或嵴帽（图 1 - 15）。

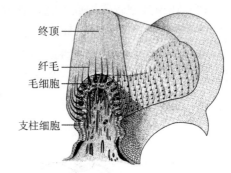

图 1 - 15　壶腹嵴结构示意图

第二节　面神经应用解剖

　　面神经是在骨管内走行距离最长的脑神经，实为混合神经，但以运动神经为主，少部分为感觉纤维及副交感纤维，支配舌前 2/3 味觉及泪腺、颌下腺与舌下腺分泌（图 1 - 16）。面神经走行：面神经运动神经纤维自面神经运动核发出后首先绕过外展神经核在脑桥下缘穿出，向外越过桥小脑角与听神经伴行，然后经内耳门进入内听道，经过内听道底部横嵴上方进入面神经骨管，到达上鼓室内侧壁时向后向外转折，然后在鼓室内壁向后稍向下走行，到达锥隆起后方转为垂直向下并微向外，走行于外耳道后壁的骨管中，最后在茎乳孔离开颞骨，向前上进入腮腺内分为颞面干和颈面干，之后再进一步分为 5 支（颞支、颧支、颊支、下颌缘支、颈支）从腮腺前缘穿出，呈扇形分布于同侧面部表情肌。面神经分段：运动神经核上段、运动神经核段、桥脑小脑角段、内耳道段、迷路段、鼓室段、乳突段、颞骨外段。颞骨外段分为颞支、颧支、颊支、下颌缘支、颈支，支配面部表情肌。其中，支配额肌、眼轮匝肌、皱眉肌的面神经受双侧大脑皮层的控制，支配下面部表情肌的面神经仅受对侧大脑皮层控制，因此一侧中枢性面瘫，皱额和闭眼功能无明显障碍，仅出现对侧面下部瘫痪。中耳病变和中耳手术时易损伤鼓室段和乳突段，腮腺手术时易损伤颞骨外段面神经。

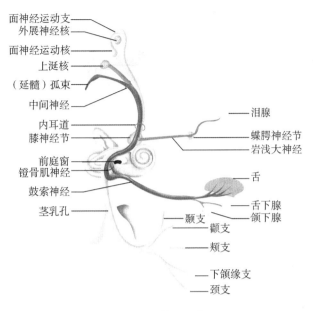

面神经运动支
外展神经核
面神经运动核
上涎核
（延髓）孤束
中间神经
内耳道
膝神经节
前庭窗
镫骨肌神经
鼓索神经
茎乳孔

泪腺
蝶腭神经节
岩浅大神经
舌
舌下腺
颌下腺
颞支
颧支
颊支
下颌缘支
颈支

图 1-16　面神经示意图

第三节　听觉生理

声音的传入有空气传导和骨传导两条途径。正常情况下以空气传导为主，分为外耳集音、中耳传音、内耳感音。具体如下：声波—耳郭、外耳道集音—鼓膜振动—锤骨、砧骨、镫骨放大—前庭窗振动—内外淋巴液波动—螺旋器感音—听神经接受神经冲动—听觉中枢分析处理。

声波传入内耳外淋巴后转变成液波振动，后者引起基底膜振动，位于基底膜上的螺旋器毛细胞静纤毛弯曲，引起毛细胞电活动，毛细胞释放神经递质激动螺旋神经节细胞轴突末梢，产生轴突动作电位。神经冲动沿脑干听觉传导径路到达大脑颞叶听觉皮质中枢而产生听觉。

此外，鼓室内的空气也可先经圆窗膜振动而产生内耳淋巴压力变化，引起基底膜发生振动。这条径路是次要途径，仅在正常气导经卵圆窗径路发生障碍或中断如鼓膜大穿孔、听骨链中断或固定时才发生作用。

骨传导是声波振动通过颅骨使内耳淋巴液发生相应的振动而引起基底膜振动，耳蜗毛细胞之后的听觉传导过程与上述过程相同。

一、外耳

耳郭起到收集声波作用，双耳郭协同作用能辅助定位声源位置。外耳道则能对特定频率声音起到共振作用，即增压作用。

二、中耳

中耳的主要功能是将空气中的声波振动高效地传入内耳淋巴液中，其增益调节功能主要来源于听骨链的杠杆作用和鼓膜与镫骨足板的面积比。

鼓膜有效振动面积约为 $55mm^2$，镫骨足板面积约为 $3.2mm^2$，鼓膜与镫骨足板的振动面积比为 17：1，即作用于鼓膜的声压传至前庭窗膜时，单位面积压力增加了 17 倍。听骨链形成一杠杆，锤骨柄和砧骨长脚为杠杆的两臂，长度比为 1.3：1。因此，自锤骨柄至前庭窗声压增至 1.3 倍（图 1-17）。

结合以上两种作用，声波经过鼓膜、听骨链到达镫骨底板时声压可提高 1.3×17=22.1 倍，相当于声压级 27dB，补偿了声波从空气至内耳淋巴时所衰减的约 30dB 的能量。

中耳肌肉包括鼓膜张肌与镫骨肌：三叉神经支配前者，牵拉锤骨柄和鼓膜向内，增加鼓膜紧张度；面神经支配后者，牵拉镫骨肌，降低外淋巴液压力。镫骨肌的反射阈低于鼓膜张肌，所以镫骨肌的收缩起主要作用，可防止或减轻耳蜗受损。但耳内肌反射有一定的潜伏期，对突发性强声保护作用有限。临床上可以根据镫骨肌反射阈值估计听敏度，也可以对周围性面瘫做定位诊断和预后估计。

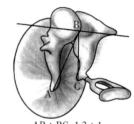

AB：BC=1.3：1

图 1-17 听骨链及共转轴模式图

三、内耳

1. 声波传导 正常途经下，声波经过镫骨足板的活塞式运动方式引起外淋巴液振动，外淋巴液振动从而引起基底膜振动。行波学说（travelling wave theory）认为：振动在基底膜上从蜗底向蜗顶传播，振幅逐渐增大，到达共振频率与声波频率一致的部位，振幅最大，越过该部位以后振幅迅速减小至消失。每一频率的声波在基底膜上的不同位置有一相应的最大振幅部位，高频率引起最大振幅的部位在蜗底近前庭窗处，低频声的最大振幅部位靠近蜗顶，所以蜗底区感受高频声，蜗顶部感受低频声。

2. 毛细胞感音 Corti 器是声波从力学振动行为转变为生物电行为的关键部位。当行波引起基底膜上下位移时，盖膜与基底膜沿不同轴上下运动，因而盖膜与网状板之间发生交错、剪切运动。两者之间产生剪切力（shearing force）使毛细胞纤毛弯曲，打开毛细胞顶部钾通道，内淋巴中钾流入毛细胞内产生去极化，再引起细胞内钙通道开放，导致钙内流继发毛细胞释放神经递质，引起附于毛细胞底部的蜗神经末梢产生神经冲动，经传导径路传至听觉皮层产生听觉。

3. 主动机制 基底膜自身的被动机械特性和经典的行波方式并非耳蜗频率分析的唯一机制。耳声发射的发现证实了耳内存在主动释能的活动。凡起源于耳蜗并可在外耳道记录到的声能皆称耳声发射。根据刺激声的有无可将耳声发射分为自发性耳声发射（spontaneous OAEs，SOAEs）和诱发性耳声发射（evoked OAEs，EOAEs），这是耳蜗主动力学过程的一个现象。

第四节　前庭生理

人体维持平衡主要靠前庭觉、视觉和本体感觉的相互协调来完成，以前庭系统为主。前庭感知头的直线加速度和角加速度，并借前庭神经和发出的投射联系其他核团，引起眼球、颈肌和四肢肌反射运动以保持平衡。

一、半规管

半规管主要感受角加速度刺激。在壶腹嵴帽下盖着毛细胞，似一门槛阻于半规管内，当头部承受角加速度作用时，膜半规管的内淋巴因惯性作用呈现相对反向运动，推动壶腹嵴帽移动，使埋于嵴帽内的感觉纤毛弯曲，引发毛细胞电活动。

二、球囊及椭圆囊

球囊及椭圆囊主要感受直线加速度刺激。囊斑毛细胞的纤毛埋于耳石膜中，耳石膜表面有密度明显高于内淋巴的位觉砂，当头部进行直线加速度时，位觉砂呈现反向运动，使毛细胞的纤毛弯曲，引起毛细胞兴奋，电信号传入前庭各级中枢。

目标检测

答案解析

一、选择题

1. 鼓膜紧张部由外向内层次划分为（　　）

    A. 纤维层、肌层、内膜层　　　　　　　　B. 鳞状上皮层、纤维层、黏膜层

    C. 黏膜层、纤维层、鳞状上皮层　　　　　D. 纤维层、黏膜层、鳞状上皮层

2. 听觉和平衡器官位于颞骨的（　　）

    A. 岩部　　　　　　B. 鳞部　　　　　　C. 鼓部　　　　　　D. 乳突部

3. 沟通前庭阶和鼓阶外淋巴液的结构是（　　）

    A. 前庭水管　　　　B. 耳蜗水管　　　　C. 蜗孔　　　　　　D. 膜蜗管

4. 面神经最易遭病变侵袭或手术损伤的部位是（　　）

    A. 内耳道段　　　　B. 迷路段　　　　　C. 鼓室段　　　　　D. 乳突段

5. 半规管接受的适宜刺激是（　　）

    A. 匀速旋转刺激　　　　　　　　　　　　B. 匀速直线运动刺激

    C. 旋转加速运动刺激　　　　　　　　　　D. 直线运动刺激

二、简答题

1. 简述鼓室的六壁结构。

2. 何为中耳的听觉放大机制？

3. 简述咽鼓管的功能。

4. 简述面神经的走行及分支。

5. 何为 Corti 器？

（肖红俊）

书网融合……

本章小结

微课

题库

第二章　耳部检查

📖 学习目标

1. **掌握**　外耳和鼓膜检查法。

2. **熟悉**　音叉试验的方法；纯音测听和声导抗结果的意义。

3. **了解**　前庭功能检查方法；耳部 CT 扫描、耳声发射测试和听性脑干反应测试的应用价值。

4. 学会临床常用耳部检查法，具备辨别耳部结构、功能的能力。

第一节　一般检查

一、耳郭及耳周

观察耳郭形状、大小及位置，注意双侧耳郭是否对称、有无畸形、缺损、增厚、隆起、红肿等，耳后及耳周有无瘘口、红肿、瘢痕、皮肤损伤及新生物等。如有瘘口或溃疡需注意是否有液体渗出，必要时压迫瘘口周围或以探针探查其深度和走向。触压两侧乳突区及耳周，注意耳周围淋巴结是否肿大、询问患者有无压痛等不适，按压耳屏或牵拉耳郭时是否出现疼痛或疼痛加重。触压颞下颌关节外侧并嘱患者张口闭口，询问患者有无压痛、疼痛加重或不适。

二、外耳道及鼓膜

（一）徒手检测法

双手检查时，检测者一手将耳郭向后、上、外牵拉，如受检者为婴幼儿则将耳郭向后、下、外牵拉，另一手拇指或示指将耳屏向前轻推拉直外耳道（图 2 - 1）。如外耳道较宽直、耳毛稀少、无异物耵聍栓塞时可看清外耳道和鼓膜。

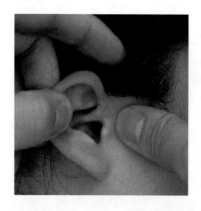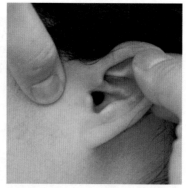

图 2 - 1　双手徒手检查法

单手检查时，以左手牵拉耳郭，右手进行操作，如拭脓液、取耵聍、取异物、鼓膜穿刺等。检查左耳时左手从耳郭上方以示指和中指挟持耳郭并向后、上、外方牵拉，同时以拇指向前推压耳屏；检查右耳时左手则从耳郭上方以拇指和中指牵拉耳郭，示指推压耳屏向前（图2-2，图2-3）。

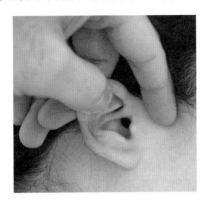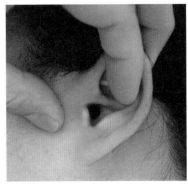

图2-2　单手检查法

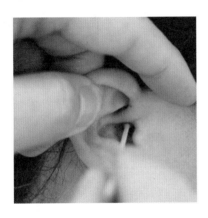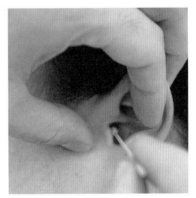

图2-3　单手（左手）检查并（右手）操作法

（二）电耳镜检查法

检查者左手向后、上、外牵拉耳郭使外耳道变直，右手持电耳镜将其置于外耳道内，镜前端轻抵或不抵达软骨部为宜，勿超过软骨部和骨部交界处以免引起疼痛与反射性咳嗽，电耳镜管轴方向应始终与外耳道长轴一致（图2-4）。

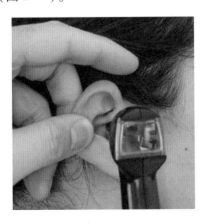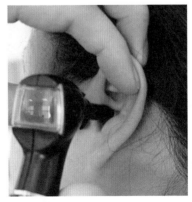

图2-4　电耳镜检查法

（三）鼓气耳镜检查法

将大小合适的鼓气耳镜置于外耳道内，务必使耳镜与外耳道皮肤紧贴、避免漏气。通过挤压、放松皮球，使外耳道内交替产生正、负压，并观察鼓膜的活动。

（四）耳内镜检查法

耳内镜可配备显示及摄录系统。通过耳内镜放大作用获得清晰的视野，可观察到徒手法或电耳镜法不易观察到的外耳道深部结构和细微病变，同时对鼓膜的观察更为细致，可发现细小穿孔、鼓室少量积液等（图2−5）。

不管采用哪种方法检查外耳道和鼓膜均应注意外耳道有无耵聍栓塞、异物，外耳道壁有无新生物、红肿、瘘口、狭窄以及后壁有无缺损、塌陷等，外耳道内有无分泌物并注意其性质。检查鼓膜时应观察标志、色泽、活动度以及有无钙斑、大疱、穿孔等。鼓膜穿孔时应注意穿孔位置和大小，鼓室黏膜是否充血、水肿，鼓室内有无积液、肉芽、息肉及胆脂瘤等，尤其要注意观察鼓膜松弛部有无肉芽、痂壳、内陷袋、胆脂瘤等。

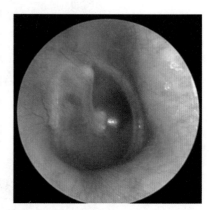

图2−5　耳内镜检查法
可清晰显示外耳道内段及鼓膜

三、咽鼓管

检查咽鼓管以评估咽鼓管功能情况、有无狭窄和阻塞等，包括吞咽法、捏鼻鼓气法、波氏球法、咽鼓管导管吹张法和鼓室压力图测试。

（一）吞咽法

嘱受检者做吞咽动作，如咽鼓管，通畅受检者可听到耳内有"咯哒"响声，部分患者可能感受到自己鼓膜活动。同时检查者可通过电耳镜或耳内镜观察鼓膜变化。

（二）捏鼻鼓气法

捏鼻鼓气法又称Valsalva法。嘱受检者捏鼻、闭口后鼓气，迫使空气进入咽鼓管。受检者可在听到"轰"的一声之后觉得耳内闷胀、膨起，检查者可经听诊器听到鼓膜振动声或经耳镜看到鼓膜活动，表明咽鼓管功能良好。鼓膜穿孔者鼓气时空气自鼓室逸出，可听到气流冲出鼓膜声，咽鼓管功能不良者则听不到气流声或听到气流通过狭窄处发出的挤压声。

（三）波氏球法

波氏球法又称Polizer法。嘱受检者口中含水少许，将波氏球橄榄头塞入一侧鼻孔并以手指压紧另一侧鼻孔，在让受检者做吞咽动作的同时迅速挤压橡皮球，使空气经鼻咽部、咽鼓管进入鼓室，正常情况下，受检者感觉耳内一声轰响，同时还有胀满感。检查者可从听诊器听到鼓膜振动声并从耳镜观察鼓膜运动情况。

（四）咽鼓管导管吹张法

利用1%麻黄碱溶液混合2%丁卡因溶液收缩、麻醉鼻腔及鼻咽部黏膜，将咽鼓管导管沿鼻底插入抵达鼻咽部，缓慢退出约1cm左右，同时将弯端向外转90°，使导管经咽鼓管圆枕滑落于咽鼓管开口处。固定导管，以橡皮球进行鼓气。临床上此法常用于治疗咽鼓管功能障碍和反复发作的分泌性中耳炎。目前临床多在鼻内镜下直视操作。

以上几种方法禁用于上呼吸道急性感染、鼻腔或鼻咽部有脓液、溃疡、新生物者。操作前应将鼻腔分泌物清理干净。

（五）鼓室压力图测试

采用声导抗仪测试获得鼓室压力图，了解咽鼓管的功能，此法无创、客观、定量。详见本章第二节声导抗检查法部分。

第二节 听功能检查

一、语音检查

常用语音检查法包含耳语试验及话语试验两种，是在无仪器条件下也可以进行的、简单实用性听力测试方法。测试需在一间长度 6m 以上、环境安静的房间进行。受检者闭目，将受检耳朝向检查者，侧立于室内一端，不要贴近墙壁，另耳以手指或者耳塞堵塞。检查者立于距离受检者 6m 处，平静呼气后读出词汇请受检者复诵。一般先用低频词汇，然后高频词汇。一次不能复诵可再重复一次，仍不能复诵时则改用其他词汇测试。如受检者仍不能复诵，则检查者向受检者逐步迁移进行测试，直到能听清复诵为止，记录此距离并计算听觉敏度［公式：听觉敏度 =（实际距离/6）^{2}］。例如耳语检查结果为 3m，则听觉敏度为（3/6）^{2} = 1/4，听力受损 3/4。

二、表试验

一般选用秒表，健康人测定听距一般为 1m。室内保持安静，受检者闭目静坐，以手指或耳塞堵塞非受试耳。检查者立于受试者身后，手持秒表于受试耳的外耳道水平延长线上由远处逐渐向受试耳靠近，至受试耳刚刚能听到秒表的声音停止，记录表与受试耳之间的距离（以米为单位）。然后以该表的正常听距为分母，所测结果为分子，取其平均值作为听觉敏度。如受试耳听力甚差，秒表接触耳部可能听到则记录"接触"，贴耳不能闻者以"0"表示。

以上两种方法只能作为简单、粗测的体检手段，临床很少使用。

三、音叉试验

音叉试验是临床常用经典听力检查法。由于音叉质量及频率略有不同，每次敲击强弱也不一样，故音叉试验不能作为定量实验。一套音叉一般包括 5 个频率：128Hz、256Hz、512Hz、1024Hz、2048Hz，其中 128Hz、256Hz 最常用，而 256Hz 和 512Hz 适用于骨导检查。音叉分臂和柄两部分，检查者持音叉柄将音叉臂向另一手的第一掌骨外缘或肘关节处轻轻敲击，敲打位置一般在音叉臂的前 1/3，击打不宜过重以免产生泛音影响测试结果。不同频率音叉敲击部位亦不同：低频音叉宜敲击手掌鱼际部，中频音叉宜敲击桡骨末端，高频音叉宜用橡胶锤敲击。音叉试验包括以下 4 种。

（一）林纳试验

林纳试验（Rinner test，RT）又称骨气导比较试验，目的在于测试单耳气、骨导听力之比。方法：将敲响后的音叉柄底部置于受试者鼓窦区测其骨导听力，待听不到声音时立即将音叉臂置于同侧外耳道口外侧 2cm 处测其气导听力，此时受试耳还能听到音叉震动声说明气导 > 骨导（AC > BC），为阳性（+）；若气导不能听及，应敲击音叉先检查气导听力再将音叉置于鼓窦区测骨导听力，若骨导还能听到证实骨导 > 气导（BC > AC），为阴性（−），若气导听力与骨导听力相等（AC = BC）以"±"表示。试验结果评价：阳性（+）（AC > BC）为正常或感音神经性耳聋，阴性（−）（BC > AC）为传导性耳聋，气导与骨导相等（±）（AC＝BC）示轻度传导性耳聋或混合性耳聋。

（二）韦伯试验

韦伯试验（Weber test，WT）又称骨导偏向试验，目的在于比较两耳骨导听力。取频率为256Hz或512Hz的音叉，敲击后将音叉柄底端置于颅面中线任何一点，一般为前额或颏部，请受检者仔细辨认声音偏向何侧，并以手指表示声音所在方向。记录时以"→"示偏向侧，"＝"示声音无偏向。结果分析：听力正常或两耳骨导听力相等时声音无偏向，声音偏向患侧或耳聋较重侧为传导性耳聋，偏向健侧者提示患耳为感音神经性耳聋。应注意如敲击音叉力度过大也可导致结果偏向患侧，此因产生重振现象所致。

（三）施瓦巴赫试验

施瓦巴赫试验（Schwabach test，ST）又称骨导对比试验，目的在于比较受试者与正常人骨导听力。取频率为256Hz的音叉，将敲击的音叉先置于正常人鼓窦区测其骨导听力，待听不到声音时即将音叉移向受试者鼓窦区测试其能否听到声音。接着用同样的方法先查受检者，后移至正常人。如受检者骨导延长以"＋"表示，如缩短者以"－"表示，如两者相等以"±"表示。结果评价："＋"为传导性耳聋，"－"为感音神经性耳聋，"±"为正常。由于缺乏掩蔽，此实验需要注意发生交叉听觉影响检查结果。

（四）盖莱试验

盖莱试验（Gelle test，GT）的目的在于检查鼓膜完整者其镫骨底板是否活动。鼓气耳镜紧贴外耳道壁，利用橡皮球向外耳道内交替加压、减压，同时将振动音叉（256Hz或512Hz）的音叉柄底端置于鼓窦区。若镫骨活动正常，则受试者感觉到与外耳道压力变化一致的音叉声音强弱变化为阳性。反之为阴性。耳硬化症或听骨链固定者该试验结果为阴性。

四、纯音听阈测试

纯音听阈测试（pure tone heaving threshold test）是以测试听觉敏感度为目的、标准化的经典主观心理－声学测试项目，反映受试者在该测试条件下所能够听到的最小声音的听力级。纯音听力计可发出不同频率、强度的纯音，由受试者自行判断是否听到耳机发出的声音，以每个频率能听到的最小声音为听阈，将各频率的听阈在听力坐标图上连线即成为听力曲线。纯音听阈测试法应用于测试听觉范围内不同频率的听敏度，判断有无听觉障碍、评估听觉损害程度，并对耳聋类型和病变部位做出初步判断。然而，该方法需要受检者理解、配合检查并处于较好的测试状态，另外受检者测试动机对结果也有影响，与言语测听相比它不能评估实际交流中对言语的察觉和辨识能力；与ABR测试相比它不能对蜗后病变做出定位诊断，因此在使用场景上存在一定局限性。另外受测试条件及测试者熟练程度和测试习惯的影响，测试结果可以存在±5dB的误差。

普通纯音听力计的纯音范围为125～10000Hz，500Hz以下为低频段，500～2000Hz为中频段，称言语频率，2000～8000Hz为高频段，8000Hz以上为超高频（一般听力计不能达到10000Hz以上频率，因此超高频测听需要专门的测试模块或仪器）。言语频率平均听阈（听阈是足以引起听觉的最小声音刺激量，听阈提高即为听力下降）的测算是500Hz、1000Hz、2000Hz和4000Hz四个频率的平均听阈。声音的强度以分贝（dB）为单位，听力零级是听力正常的青年受试者在各频率声压级（dB SPL）条件下测出的平均听阈值，用dB HL表示，应定时在环境噪音小于28dB（A）的隔音室内进行校正。

听阈测试包括气导听阈测试和骨导听阈测试两种：一般先测试气导，后测试骨导，先测试健侧，再测试患侧。由于骨导听觉是声音通过颅骨振动引起内耳骨迷路和膜迷路振动而产生的，未经中耳传导，故临床检测以骨导听阈代表内耳功能。气导传导途径经过外耳和中耳到达内耳，因此气导听阈多用于代表中耳传音功能。

在评估纯音听阈时应注意采用掩蔽，掩蔽的噪音为窄频带噪音。掩蔽法是以适当的噪音干扰非受试耳以暂时提高其听阈。由于颅骨的声衰减仅为 0 ~ 15dB，故测试骨导时对侧耳一般均予掩蔽。气导测试声绕过或通过颅骨传至对侧耳，根据选择测试耳机的不同（插入式或耳罩式），其衰减为 40 ~ 70dB，故当两耳气导听阈差值≥40dB 或测试较差耳气导时，对侧耳亦应予以掩蔽。

⊕ **知识链接**

纯音听阈检查方法

气导检查从 1000Hz 开始，以后按 2000Hz、4000Hz、8000Hz、250Hz、500Hz 顺序进行，然后 1000Hz 复查一次。若出现相邻两个倍频程的阈值相差≥20dB 情况，应考虑加测半倍频程，即 750Hz、1500Hz、3000Hz、6000Hz 的听阈。可以先用 1000Hz 40dB 测试声刺激，若能听到测试声，则每 5dB 一档递减直至阈值；再降低 5dB，最后确定听不到后仍以该阈值声强重复确认。如果 40dB 处听不见刺激声，递增声强直至阈值。测试骨导时，将骨导耳机置于受试者乳突区，也可置于前额正中，对侧加噪音，测试步骤与气导相同。国标中规定的纯音测听阈值确定方法有上升法和升降法两种，当正确地进行测试时，这两种方法测得的听阈基本相同。对于儿童和佩戴助听器患者的听力测试，气导测试尚有自由场测听法，由安装在隔音室四周的扩音器组成自由声场，受试者可从各个方向听到同样声强的测试音。

纯音听阈图（或称听阈曲线）以横坐标为频率（Hz）、纵坐标为听力级（dB HL）记录受试耳各频率段的听阈，将气导和骨导各频率听阈用符号连线起来。在某测试频率最大声强处无反应时，在该声强处标志向下的箭头"↓"，"↓"与相邻频率的符号不能连线。

1. 传导性耳聋 正常情况下气导和骨导听阈曲线都在 25dB HL 以内，气骨导间差距小于 10dB。气导听阈大于骨导听阈是传导性耳聋的表现。传导性耳聋各频率骨导听阈正常或接近正常，气导听阈提高，气骨导差大于 10dB；气导听阈提高以低频为主，呈上升型曲线，气骨导差以低频区域明显（图 2 - 6）。严重传导性耳聋气导曲线平坦，各频率气骨导差基本相同。单纯鼓膜穿孔时气骨导差大于 40dB 要考虑有无测试误差。鼓膜完整、平坦型听力曲线及气骨导差达到 40dB 或以上提示听骨链完全固定或中断，如耳硬化症或听骨链畸形。

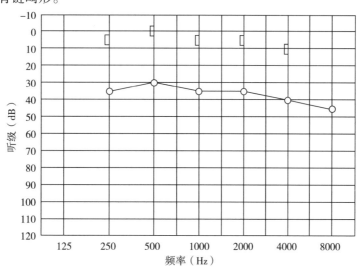

图 2-6 传导性耳聋

2. 感音神经性耳聋 由于气导和骨导的传导路径最终都进入内耳，感音神经性耳聋患者的气骨导听力曲线呈一致性下降（图2-7），听神经病纯音听力曲线也以低频感音神经性耳聋为特征。感音神经性耳聋通常高频听力损失较重，故听力曲线呈渐降型或陡降型。严重感音神经性耳聋低频听阈也提高，其曲线呈平坦型，仅个别频率有听力者呈岛状听力。感音神经性耳聋如突发性聋经治疗后，听力恢复的趋势一般是低频先恢复，中高频恢复较慢。梅尼埃病早期是以低频听力损失为主的感音神经性耳聋，随病程进展逐渐出现平坦型听力曲线。

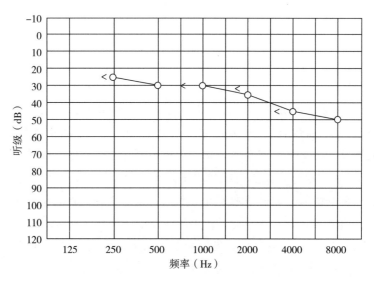

图2-7 感音神经性耳聋

3. 混合性耳聋 患者气导、骨导听阈都有提高，但气、骨导之间存在差值，即包含有传导性耳聋与感音神经性耳聋听力特点（图2-8），部分可表现以低频传导性耳聋的特点为主，而高频的气、骨导曲线呈一致性下降。亦有全频率气、骨导间距者，此时应注意和重度感音神经性耳聋相鉴别。

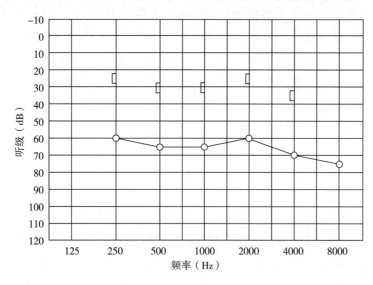

图2-8 混合性耳聋

五、声导抗测试

声导抗测试是临床上最常用的客观听力测试方法，可以反映中耳传音系统、脑干听觉通路及第七、八对脑神经功能状态。测试原理为外耳道压力变化导致鼓膜张力改变，对声能的传导能力同时发生变化。通过计算机能够记录并分析鼓膜反射回外耳道的声能大小。声导抗是声导纳和声阻抗的总称：声阻抗是声波克服介质分子位移所遇到的阻力，是作用于单位面积的声压与通过此平面的有效容积速度之比；声导纳是被介质接纳传递的声波，是声阻抗的倒数。声强不变，介质的声阻抗越大，声导纳就越小。介质的声导抗取决于它的摩擦（阻力）、质量（惯性）和劲度（弹性）。中耳传音系统的质量（鼓膜和听骨的重量）比较恒定，听骨链被肌肉、韧带悬挂，摩擦阻力很小。由于劲度取决于鼓膜、听骨链、中耳气垫的弹性，易受各种因素影响，变化较大，是决定中耳导抗的主要部分。因此声导抗仪主要通过测定鼓膜和听骨链的劲度以反映出整个中耳传音系统的声导抗状态。

六、鼓室导抗测试

（一）鼓室导抗图或声顺图

随外耳道压力由正压向负压变化，鼓膜先被压向内，然后逐渐恢复到自然位置，再向外突出，由此产生的声顺动态变化以压力声顺函数曲线形式记录下来，称之为鼓室功能曲线。曲线形状、声顺峰在压力轴的对应位置（峰压点）、峰高度（曲线幅度）以及曲线坡度、光滑度可较客观地反映鼓室内病变的情况。目前临床上鼓室导抗图常按 Jerger 分类法分为五型，即 A 型、As 型、Ad 型、B 型和 C 型。A 型常见于中耳功能正常；As 型，中耳传音系统活动度受限，如耳硬化症、听骨链固定和鼓膜明显增厚等；Ad 型，鼓膜活动度增高，如听骨链中断、鼓膜萎缩、愈合性穿孔以及咽鼓管异常开放时；B 型常见于鼓室积液和中耳明显粘连者；C 型曲线常见于咽鼓管功能障碍、鼓室负压者。在临床实践中应注意上述图型与中耳疾病并无一一对应关系，且临床上由于鼓膜和听骨链相关的病变较为复杂，图型亦并不限于上述五型，应结合临床实际综合判断。

（二）静态声顺值

当外耳道与鼓室压力相等时的最大声顺通常称为静态声顺值，即鼓室导抗图峰顶与基线的差距，代表中耳传音系统的活动度。正常人因个体差异此值变化较大，美国言语语言听力协会（American Speech - Language - Hearing Association）听力损失和中耳疾病 2006 年指南指出 226Hz 声导抗测试中静态声顺值儿童平均值为 0.5ml，90% 的置信区间为 0.2 ~ 0.9ml；成人平均值为 0.8ml，90% 的置信区间为 0.3 ~ 1.4ml。因此，关于静态声顺值的实际临床意义应结合镫骨肌声反射和纯音测听综合分析。

（三）镫骨肌声反射

镫骨肌声反射是当人耳受到足够强度的声音刺激时，双侧镫骨肌收缩、镫骨底板离开前庭窗以避免内耳发生传导性机械损伤的主动防御型机制，其内在机制为声刺激，在内耳转为听神经冲动后，蜗神经传至脑干耳蜗腹侧核，经同侧或交叉后经对侧上橄榄核传向两侧的面神经核，再经面神经引起所支配的镫骨肌收缩，鼓膜顺应性发生变化，由声导抗仪记录。正常人左右耳分别可引出交叉（对侧）与不交叉（同侧）两种反射。镫骨肌声反射消失提示可能存在中耳疾病或听/面神经有关的神经问题，例如听神经瘤和听神经病或面神经有关的神经病变。有少数人虽然听阈正常且未见可明确的疾病，亦可表现出镫骨肌声反射消失。镫骨肌声反射用途较广，主要包括：评估听敏度；声反射阈的响度重振用于鉴别传导性耳聋与感音神经性耳聋；声反射衰减试验确定音衰用以鉴别蜗性和蜗后性聋；识别非器质性耳聋；对周围性面瘫做定位诊断和预后预测；对重症肌无力做辅助诊断及疗效评估等。

七、耳声发射测试

声波引起耳蜗基底膜振动时，具有相应频率特性的外毛细胞产生主动收缩运动反应，并由内耳向中耳、外耳道逆行传播振动波，其意义可能是增加基底膜对声刺激频率特征的机械反应，使相应部位最大程度地振动，形成有频率特性的行波运动。这种产生于耳蜗、经听骨链和鼓膜传导释放到外耳道的音频能量主动释放活动称为耳声发射，反映耳蜗外毛细胞的功能状态。外耳道内除衰减的刺激声外，利用特殊高敏度微音器能够记录到延迟数毫秒的声能。自发性耳声发射是受试耳在无声刺激情况下记录到的耳声发射，40%的正常人可出现；诱发性耳声发射是通过对受试耳进行一定的声刺激而诱发的耳声发射。

诱发性耳声发射根据刺激声的种类不同分为以下几种：瞬态诱发性耳声发射（TEOAEs）以单个短声或短音等短时程声讯号为刺激源；刺激声频率耳声发射（SFOAEs）以稳态单个纯音信号为刺激声；畸变产物耳声发射（DPOAEs）以两个不同频率但相互间有一定频比关系的长时程纯音为刺激源。除此之外，还有电刺激诱发耳声发射（EEOAE）。TEOAEs 和 DPOAEs 是临床上最常用的两种检查方法。

听力正常人的瞬态诱发性耳声发射的出现频率为 90% ~ 100%。纯音听阈大于 30dB HL 时诱发性耳声发射消失。畸变产物耳声发射具有较强的频率特性，虽可反映 1000 ~ 8000Hz 频率，但在低频区敏感度差，主要反映 4000Hz 以上频率的外毛细胞功能。因此将 TEOAEs 与 DPOAEs 综合分析能相对准确地反映耳蜗的功能状态。耳声发射图是以不同频率的声反射阈连线组成的，声反射阈大于背景噪音声基线 10dB 为正常，小于背景基线为无反应。由于具有客观、省时、简便、无创、灵敏等优点，目前已作为婴幼儿听力筛查的首选方法。耳声发射测试应在安静环境下完成，环境噪声应控制在 30dB（A）以下，未通过耳声发射筛查者要进行听觉脑干反应测试。耳声发射正常而听觉脑干反应异常的耳聋提示听神经病。耳声发射检查主要为了解耳蜗的功能状况提供信息，是临床听力检查方法的重要部分，但耳声发射的检出结果受外耳和中耳病变的影响，而且当外毛细胞受损使听力损失达到 40dB HL 左右时就引不出耳声发射，使其临床应用受到一定限制。因此，不能用耳声发射检查代替任何一种其他听力检查方法。

八、听性脑干反应测试

听性脑干反应（auditory brainstem response，ABR）是利用声刺激诱发潜伏在 10ms 以内的脑干电反应，是检测丘系处的神经功能是否完整的客观检查。是采用每秒 10 ~ 25 次的 110dBpeSPL 短声刺激，以远场方式记录并叠加、放大一定次数后描记的一组强弱不等的连续波形。反应波按照出现的次序依次被命名为Ⅰ、Ⅱ、Ⅲ、Ⅳ、Ⅴ、Ⅶ波，其中最突出且稳定的成分是Ⅴ波，临床上常以它的出现作为是否存在听觉反应的标志之一。由于 ABR 是微弱的生物电信号记录过程，易被背景噪声干扰，测试时需要安静的环境，使用良好隔声室对阈值测试尤为重要。此外，尽管现代前置放大器能够排除大多数公用电干扰，但由于周围仪器可能对记录波形产生电干扰，电屏蔽也仍然十分重要，因此测试应在电磁屏蔽室内进行。在进行 ABR 测试时记录电极放置在颅顶正中或前额发际皮肤上，参考电极置于同侧耳垂或乳突或第 7 颈椎棘突上。习惯上仅做同侧单侧二次记录。可用于新生儿和婴幼儿听力诊断，鉴别器质性与功能性聋，判定听觉异常部位。如果仅做筛查，一般使用快速自动听觉脑干诱发电位（AABR）即可。ABR 对诊断桥脑小脑角占位性病变、评估脑干功能、术中监测脑干功能以及判定脑死亡可提供有价值的客观资料。ABR 检测中患者听力损失程度及听力曲线类型对准确解释 ABR 结果具有一定影响。因此，在做 ABR 检测前患者应尽可能先进行纯音测听以明确听力损失情况。

其他常用的电诱发反应测听法还包括耳蜗电图、耳蜗微音电位、40Hz 听觉相关电位、多频稳态诱发电位等。

听功能检查方法较多，单个测试手段一般仅能反映单个部位或器官的听觉功能情况，如果想要获得准确的听功能检查结果，往往需要根据测试目的和被试者本身受试条件科学选择多个测试手段进行组合测试才能达到目的。

第三节 前庭功能检查

外周前庭功能在保持人体平衡方面起主导地位。当人体平衡出现障碍时，需要进行前庭评估以确定前庭器官有无疾病、病变程度和性质。前庭神经系统和小脑、脊髓、眼、自主神经系统等具有广泛联系，前庭功能检查不仅与耳科疾病有关，还涉及神经内科、神经外科、骨科、眼科、精神病科等。通过观察前庭系病变引起的自发体征或通过采用一些生理性或非生理性刺激诱发前庭反应进行观察，以推断前庭系病变的程度和部位。前庭功能检查有两大类：前庭脊髓反射系统平衡功能和前庭眼动反射弧的眼震反应。

一、平衡及协调功能检查

平衡功能检查可分为静态平衡和动态平衡功能检查两大类。

1. 一般性检查 包括静态平衡功能检查的闭目直立检查法（又称昂伯试验）、过指试验以及动态平衡检查的行走试验。

2. 共济失调检查 协调试验测试小脑功能，当出现协调障碍及辨距不良时表明小脑功能障碍。指鼻试验：患者睁、闭眼时用示指触碰自己鼻尖有偏移；跟－膝－胫试验、轮替试验、对指试验如果动作不协调、迟钝则说明小脑有病变。

二、姿势描记法

姿势描记法（posturography）包括静态姿势描记法和动态姿势描记法。

1. 静态姿势描记法（static posturography） 是将人体睁眼和闭眼站立时因姿势变动产生的重心移位信息通过脚底的压力平板上的压力传感器传递到计算机进行分析。

2. 动态姿势描记法（dynamic posturography） 包括感觉组织试验和步态试验。

（1）感觉组织试验（sensory organization test，SOT） 检查时平衡台前竖一块可调节倾角的视野板，测试睁眼、闭眼、平台倾角改变和视野板倾角改变六种条件下的SOT，用以消除踝、膝、髋关节的本体感觉影响，以睁眼和闭眼方式消除视觉的影响，所提取的信息可比较准确地反映前庭对平衡功能的影响。

（2）步态试验 用于分析主动行走时的平衡功能，受试者脚套两个踏板，板上有两个触压开关，记录的数据与重力拮抗肌肌电图结合分析。

三、眼震检查

眼球震颤（nystagmus）简称眼震，是眼球的一种不随意的、节律性的往返运动，眼震方向可分为水平性、垂直性、旋转性以及对角性眼震等，而外周性眼震方向经常以联合形式出现，如水平－旋转性、垂直－旋转性等。

前庭性眼震由交替出现的慢相（slow component）和快相（quick component）运动形成。慢相为眼球转向前庭兴奋性较低一侧的缓慢运动，通常是前庭病变或前庭功能障碍侧，但如果急性期以前庭激惹为主，病变侧一过性兴奋性增加，眼震的慢相朝向健侧。快相是朝向前庭兴奋性较高侧的快速回位运动，为中脑快相中枢的矫正性运动。因快相便于观察，故通常将快相所指方向作为眼震方向。

眼震检查包括自发性眼震和诱发性眼震。

1. 自发性眼震（spontaneous nystagmus） 检查者在受试者前方40～60cm用手指引导向左、右、上、下及正前方注视，观察其眼球运动。检查者注意观察患者有无眼震，眼震的形式、方向、强度、频率、时间变化等。按自发性眼震的不同可初步鉴别眼震属于周围性、中枢性或眼性（表2-1）。非前庭性眼震包括先天性眼震、药物性眼震、单眼眼震等。

表2-1 自发性眼震鉴别表

	周围性	中枢性	眼性
眼震性质	水平性，略旋性	垂直性，旋转性或对角线性	钟摆性或张力性
方向	不变	可变	无快慢相
强度	随病程进展而变化	多变	不稳定
眩晕、恶心、呕吐等自主神经症状	严重程度与眼震程度一致	可有可无，其严重程度与眼震程度不一致	无

2. 诱发性眼震 ①位置性眼震（positional nystagmus）：是当头部处于某一特定位置时才出现的眼震。检查一般在暗室内，首选坐位使患者扭头向左、右，前俯、后仰45°～60°；其次为仰卧位时头向左、右扭转；最后仰卧悬头位时头向左、右扭转。变换位置时均应缓慢进行，每一头位观察记录时间为30秒。②变位性眼震（positioning nystagmus）：是在迅速改变头位和体位时诱发的短暂眼震。每次变位应在1秒内完成，每次完成后观察、记录20～30秒，注意潜伏期、眼震性质、方向、振幅、慢相角速度及持续时间等，记录有无眩晕感、恶心、呕吐等。如有眼震应连续观察记录1分钟，如眼震持续超过1分钟应待眼震消失后方可变换体位。

四、眼震电图描记法和眼震视图描记法

（一）眼震电图描记法

眼震电图描记法（electronystagmography，ENG）是利用眼震电描记仪记录眼球震颤，其生理基础是利用电子仪器记录角膜和视网膜之间的电位改变。眼球后部和视网膜带负电荷而眼球前部及角膜带正电荷，因此眼球运动时就能产生电位变化，称为莫勒原理。眼震电图是眼震的客观记录，较肉眼观察更为准确。根据记录可测出快、慢相时间及眼震频率。检查在暗室进行可消除固视的影响。水平方向和垂直方向同时出现眼震曲线常提示为旋转性眼震。前庭眼动性眼震异常一般提示外周前庭功能障碍，而视眼动性眼震异常主要为中枢性前庭功能障碍。

（二）眼震视图描记法

眼震视图描记法（videonystagmography，VNG）通过红外摄像头直接记录眼动轨迹并可进行回放，其对前庭功能评估具有重要价值。对于听力严重受损者在进行 VNG 检查过程中可使用文字沟通、佩戴助听器或使用人工耳蜗以便受检者听清测试者的语音信息。如患者视力严重受损，在 VNG 检查前应根据情况进行校准。对于失明患者仍可使用默认校准完成温度试验，此种情况下的测试结果只能说明患者是否仍然具有前庭功能。

测试主要内容如下。

1. 前庭眼动反射检查（半规管功能检查法） ①位置试验：测试受检者头体位相对于重力发生变化时或处于特定位置时是否出现眼震。应用 VNG 进行位置试验的优点在于方便观察记录眼震，可录像回放分析眼震。②温度实验：观察双侧前庭对温度刺激的反应，评估比较双侧水平半规管的功能。通过将冷、温水或冷、热空气注入患者外耳道内诱发前庭反应研究前庭重振与减振、固视抑制等，以鉴别周围性和中枢性前庭系统病变。测试前应仔细检查受检者外耳道有无耵聍、炎症损伤及鼓膜有无穿孔等，确保温度实验能有效进行。

2. 视眼动反射检查　①自发和凝视性眼震：受检者端坐头直位，检查在无前庭刺激、头位固定状态下凝视不同方向时有无眼震及眼震情况。②扫视试验：用于测试视眼动系统的快速跟踪定位目标能力，评估快速眼动功能。③平稳跟踪试验：测试受检者自主慢速平稳眼动功能，即跟踪连续慢速运动视觉目标的能力。④视动性眼震（optokinetic nystagmus，OKN）：评价视动眼系统对环境运动干扰物的反应。

五、前庭诱发肌源性电位

前庭诱发肌源性电位（vestibular evoked myogenic potential，VEMP）是前庭耳石器对强短声或振动刺激引起的肌电反应，包括球囊诱发的胸锁乳突肌肌源性电位（cervical VEMP，cVEMP）用于评价球囊与前庭下神经的功能，椭圆囊诱发的眼外肌肌源性电位（ocular VEMP，oVEMP）用于评价椭圆囊与前庭上神经通路的功能。需注意的是 VEMP 引出率、潜伏期、波幅、阈值等与年龄、体力、体位等有一定关系，分析时需要考虑这些因素。颈部疾病或活动受限患者不能进行 cVEMP，而失明患者无法进行 oVEMP 检查。

六、视频头脉冲试验

视频头脉冲试验（video head impulse test，vHIT）通过检测受检者在快速、高频、被动头动时的眼动反射评价前庭功能状态，代表较高频率的前庭眼动反射，可反映单个半规管功能状况，根据头动方向不同可分别检查 6 个半规管的功能。检测时需要确保瞳孔定标稳定并充分考虑到受检者的视力、注意力、配合程度、颈椎活动范围等因素。

第四节　影像学检查

影像学检查包括 X 线检查、CT 扫描和 MRI 检查。

一、X 线

颞骨 X 线检查是耳部疾病传统检查方法之一。常用 X 线投照位：乳突侧斜位（35°）可以显示鼓室、鼓窦入口、鼓窦及乳突气房等，岩部轴位可显示上鼓室及鼓窦入口，岩部斜位主要观察内耳道、内耳迷路、岩尖等部位，颞骨额枕位用于观察岩尖、内耳道及内耳。目前，X 线已基本被颞骨 CT 取代。

二、CT

颞骨高分辨薄层 CT 一般采取冠状位和轴位（水平位），扫描层厚可至 0.625mm。冠状位一般以耳蜗、前庭和面神经乳突段三个层面为代表，扫描层面与听管线（外耳道口与同侧眶上缘的连线）相垂直，从外耳道口前缘开始自前向后逐层扫描，冠状位显示中耳结构较好。轴位对中耳、内耳及内听道显示清晰。

颞骨高分辨薄层 CT 扫描能清晰地显示颞骨细微解剖结构，如外耳道、听小骨、面神经管、内听道、乙状窦、耳蜗导水管、耳蜗、前庭等，同时也能显示异常软组织阴影，对先天性耳畸形、颞骨骨折、中耳炎性病变、肿瘤等具有较高的辅助诊断价值（图 2-9，图 2-10）。

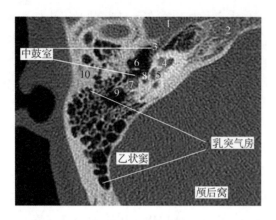

图 2-9　颞骨轴位高分辨率 CT 耳蜗平面

1. 中颅窝；2. 岩尖；3. 鼓膜张肌；4. 耳蜗；5. 圆窗；6. 锤骨；
7. 面神经垂直段；8. 鼓室窦；9. 鼓窦；10. 外耳道上壁

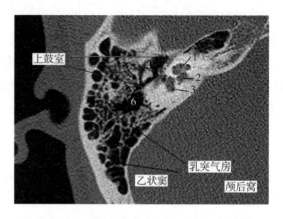

图 2-10　颞骨轴位高分辨率 CT 前庭平面

1. 耳蜗；2. 内听道；3. 前庭；4. 锤骨头；5. 锤骨；6. 鼓窦

三、MRI

颞骨为骨性结构，适合 CT 显示，但是 MRI 可显示内耳和内听道软组织结构（图 2-11）。在诊断中耳肿瘤、内耳迷路病变、听神经瘤等方面有重要作用，同时还能显示与颞骨病变有关的桥脑小脑角及颞叶、脑室等软组织解剖结构变化，如肿瘤、脓肿、出血等。目前内耳 MRI 水成像应用广泛。

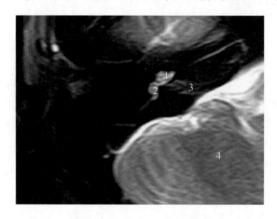

图 2-11　耳部磁共振扫描

1. 耳蜗；2. 前庭；3. 内听道；4. 小脑

目标检测

答案解析

一、选择题

1. 检查婴幼儿鼓膜时如何牵拉耳郭使外耳道变直（　　）

　　A. 向前上牵拉　　　　　　　　B. 向后上牵拉

　　C. 向前下牵拉　　　　　　　　D. 向后下牵拉

　　E. 向上牵拉

2. 温度实验主要用于评估（　）的功能

 A. 椭圆囊 B. 球囊   C. 半规管 D. 听骨链 E. 鼓膜

3. 耳声发射异常提示病变位于（　）

 A. 听骨链 B. 前庭窗 C. 耳蜗   D. 听神经 E. 中枢

4. 鼓室积液的典型鼓室导抗图表现为（　）

 A. A 型   B. As 型 C. Ad 型 D. B 型   E. C 型

5. 中耳通过（　）与外界大气压相通

 A. 鼓室   B. 咽鼓管 C. 鼓窦   D. 乳突   E. 气房

6. 关于纯音测听，不正确的说法是（　）

 A. 用于评估听阈

 B. 反映听见声音的能力

 C. 对于听力不好的患者，单纯进行纯音测听即可

 D. 常规听力检查的重要组成

 E. 对于进行听力检查的患者，纯音测听是常用的方法

7. 进行纯音听阈测定时，应选用（　）作为掩蔽声

 A. 言语噪声 B. 白噪声 C. 粉红噪声 D. 窄带噪声 E. 宽带噪声

二、简答题

1. 简述 CT 和 MRI 检查耳部疾病的优势和劣势。

2. 听性脑干反应（ABR）诊断的应用指征是什么？

3. 简要列举耳声发射的临床应用。

（赵　宇　郑永波）

书网融合……

   本章小结   题库

第三章 耳部症状学

📖 学习目标

1. **掌握** 耳部常见症状的原因、性质。
2. **熟悉** 耳聋及其分类；周围性眩晕的常见病因。
3. **了解** 耳鸣的病因；耳漏类型及其病因。
4. 学会评估耳部常见症状，具备掌握常见耳部疾病临床表现的能力。

第一节 耳 痛

耳痛是耳科疾病常见症状，包括原发性或耳源性耳痛（约占95%）、耳部邻近器官或其他器官疾病所致的继发性或牵涉性耳痛。耳痛程度与病变的严重程度可以不一致。

1. 炎症性耳痛 多较剧烈，耳周、外耳、中耳等处由于细菌或病毒感染引起的炎症均可导致不同程度的耳痛，如外耳道炎、急性化脓性中耳炎、耳郭化脓性软骨膜炎、外耳道疖肿等。由于耳郭和外耳道皮下组织少，耳郭软骨膜炎症时引起局部压力增高，疼痛剧烈；外耳道疖肿引起的耳痛也较剧烈，严重者可以影响睡眠，疖肿化脓破溃后耳痛迅速消退。由于舌咽神经有外耳道分支，故咽部疾病常有外耳道牵涉痛，如急性扁桃体炎、急性咽炎等。中耳炎症性疼痛多为钝痛，但婴幼儿耳痛剧烈，常在哭闹时合并摇头和挠耳等。

2. 创伤性耳痛 由于钝器、利器、火器损伤及烧伤、冻伤、气压伤、冲击波伤、爆震伤等损害耳部引起，常造成鼓膜穿孔。

3. 恶病质耳痛 一般为钝痛，如坏死性外耳道炎、外耳道癌及中耳癌等，常伴有外耳道流血或血性分泌物。

4. 神经性耳痛 表现为阵发性耳痛，如针刺样剧痛，触压不加重，耳部检查外观可无任何异常发现。Hunt综合征引起的耳痛剧烈，伴有耳甲腔充血和簇状或条状疱疹；三叉神经颞支神经痛常为外耳道针刺样痛，具有阵发和短暂的特点；舌咽神经痛为针刺样痛或刀割样痛，在口咽部可有触发点。

5. 牵涉性耳痛 由于牙、下颌关节、咽、喉、颈、呼吸道、消化道等处的某些疾病通过三叉神经、迷走神经、舌咽神经、枕小神经、面神经等引起的反射性耳痛。颞下颌关节紊乱的疼痛经常表现为外耳道钝痛、颞下颌关节处有压痛、紧闭牙齿时疼痛加重，张口时下颌有时运动错位，可能听到"咯吱"的关节运动声等。

对于耳痛患者首先要询问耳痛性质，如跳痛、胀痛、针刺样痛、刀割样痛、牵拉痛等。疼痛有轻有重，持续时间可长可短。有自发性痛，也有咀嚼吞咽时痛；有耳内深部痛，也有向同侧头颈部放射痛等。同时要注意耳痛伴随症状和体征。

第二节 耳 漏

液体从外耳道流出称为耳漏，可见于多种疾病。根据流出液体的性质、气味及颜色往往可判断某些疾病。

1. 脂性耳漏　外耳道内常有淡黄色、稀薄酱油色、褐色等黏稠油状物，俗称"油耳"，这是外耳道皮脂腺分泌过多的缘故，也称为脂溢性外耳道炎。此病常有家族性，多伴有腋臭症。

2. 浆液性耳漏　外耳道流出来的液体呈浆液性，皮肤呈红斑、丘疹或水疱样改变，可能为外耳道湿疹、变应性外耳道炎等。

3. 血性耳漏　常见于外耳道乳头状瘤、异物扎刺伤、外耳道癌、中耳癌、大疱性鼓膜炎等。

4. 黏液性耳漏　可见于慢性化脓性中耳炎，也可见于分泌性中耳炎、嗜酸粒细胞性中耳炎、鼓膜置管或穿刺后鼓室内黏液性分泌物流出。少见的情况有外耳道瘘。

5. 水样耳漏　如脑脊液耳漏。当头部外伤后外耳道内有清亮液体流出提示颞骨骨折所致外伤性脑脊液耳漏；当内耳发育畸形伴有脑脊液高压可有自发性脑脊液耳漏；颅底、中耳、内耳手术后可引起医源性脑脊液耳漏。

6. 脓性耳漏　如急性或慢性化脓性中耳炎、外耳道疖肿、弥漫性外耳道炎等。中耳化脓性炎症的分泌物常由黏性转为黏脓性，后再转变为脓性。

总之，耳漏的性质随发生的原因和病变而定。临床上一般按其量、颜色、气味、黏稠度、持续性或间歇性及微生物的种类等分析病变性质、程度与并发症。

第三节　耳　聋

听觉系统中传音、感音及听觉传导通路中的听神经和各级中枢发生病变引起听功能障碍，产生不同程度的听力减退，统称为耳聋。一般认为语言频率平均听阈在 25dB HL 以上时称为听力减退或听力障碍，也称为重听、听力下降等。

耳聋病因复杂，其中化脓性中耳炎是传导性耳聋中最常见的致聋疾病，分泌性中耳炎是儿童听力减退的主要原因。

按病变部位及性质可将耳聋分为传导性耳聋、感音神经性耳聋和混合性耳聋。

一、传导性耳聋

先天性畸形包括外中耳畸形、外耳道闭锁或鼓膜、听骨链、蜗窗、前庭窗发育不全等；后天性外耳道阻塞如耵聍栓塞、骨疣、异物、肿瘤、炎症等。中耳化脓或非化脓性炎症或耳部外伤使听骨链受损、中耳肿瘤或耳硬化症等使中耳传音结构破坏或活动障碍。

二、感音神经性耳聋

发病原因分为先天性和后天性。先天性耳聋包括非遗传性和遗传性：非遗传性包括孕期使用耳毒性药物、孕期病毒感染、梅毒、细菌感染、产伤、新生儿缺氧、新生儿高胆红素血症、噪声接触、放射线照射等；遗传性耳聋为遗传基因发生改变导致的，分为非综合征性遗传性耳聋和综合征性遗传性耳聋两大类。根据遗传方式可将非综合征性遗传性耳聋分为四种：常染色体显性、常染色体隐性、性连锁遗传（X - 连锁隐性遗传、Y - 连锁遗传）和线粒体突变母系遗传。综合征性遗传性耳聋指除了耳聋以外还存在眼、骨、肾、皮肤等部位病变。后天性耳聋的病因包括传染病源性聋、药物中毒性聋、老年性聋、外伤性聋、爆震性聋、噪音性聋及突发性聋等。传染病源性聋是由于各种急性传染病、细菌性或病毒性感染，如流行性乙型脑炎、流行性腮腺炎、化脓性脑膜炎、麻疹、猩红热、流行性感冒、耳带状疱疹、伤寒等损伤内耳而引起轻重不同的感音神经性耳聋。药物中毒性聋多见于氨基糖苷类抗生素，如庆大霉素、卡那霉素、多黏菌素、双氢链霉素、新霉素等，其他药物如奎宁、水杨酸、顺氯氨铂等也可导致感音神经性耳聋，耳药物中毒与机体的易感性有密切关系；药物中毒性聋多为双侧性，多伴有耳鸣，前庭功能也可损害。中耳长期滴用此类药物亦可通过蜗窗膜渗入内耳，应予注意。老年性聋多因血管硬化、骨质增生使供血不足，发生退行病变，导致听力减退。外伤性聋为颅脑外伤及颞骨骨折损伤内耳结构引起内耳出血或因强烈震荡引起内耳损伤导致感音神经性耳聋，有时伴耳鸣、眩晕，轻者可以恢复。耳部手术误伤内耳结构也可导致耳聋。爆震性聋系由于突然发生的强大压力波和强脉冲噪声引起的听觉急性损伤，鼓膜和耳蜗是最易受损部位，暴露于 80dB 以上噪声即可发生耳蜗损伤，若强度超过 120dB 以上则可引起永久性聋。噪声性聋是由于长期遭受 80dB 以上噪声刺激所引起的一种缓慢进行的感音神经性耳聋，主要表现为耳鸣、耳聋，纯音测听表现为 4000Hz 谷形切迹或高频衰减型。突发性聋是一种突然发生而原因不明的感音神经性耳聋，目前多认为急性内耳微循环障碍和病毒感染是引起本病的常见原因。自身免疫性感音神经性耳聋是由于自身免疫障碍致使内耳组织受损而引起的感音神经性的听力损失，这种听力损失可为进行性和波动性，可累及单耳或双耳，如为双耳其听力损失大多不对称。一些内耳先天畸形也可表现为后天性感音神经性耳聋。

三、混合性耳聋

当传音和感音结构同时存在病变时患者即出现混合性耳聋，如长期慢性化脓性中耳炎、耳硬化症晚期等。

诊断耳聋应仔细询问病史；检查外耳道及鼓膜；进行音叉检查及纯音听阈测试以查明耳聋的性质及程度。对儿童及不合作的成人还可进行主观行为测听和客观测听，如声阻抗测听、听性脑干反应测听及耳蜗电图等。

第四节　耳　鸣

耳鸣病因复杂、机制不清，可以是累及听觉系统的许多疾病不同病理变化的结果。主要表现为客观上无相应的外界声源或电刺激，而主观上在耳内或颅内有声音感觉，它是一类症状而非一种疾病，既是许多疾病的伴发症状，又是一些严重疾病的首发症状（如听神经瘤）。耳鸣呈多样性，可单侧或双侧，也可为头鸣，可呈持续性也可呈间歇性，声音可以为各种各样，音调高低不等。耳鸣患者可以伴有听力下降，也可听力正常，耳鸣与听力下降没有必然联系。

一、分类

根据患者听功能障碍部位可分为传导性耳鸣、感音神经性耳鸣、中枢性耳鸣；根据病因可分为生理性耳鸣、病理性耳鸣、与某些疾病相关的耳鸣、假性耳鸣。目前常分为客观性耳鸣和主观性耳鸣：客观性耳鸣是指真正的物理性声波振动存在，可被他人观察或利用仪器记录的耳鸣，包括血管源性和肌源性；主观性耳鸣是指没有真正的物理性声波振动存在，无法被外人察觉或用仪器记录的耳鸣。

二、病因

听觉通路上以及听觉通路附近任何部位发生病变均可引起耳鸣。

1. 听觉系统疾病　外耳道耵聍栓塞、肿物或异物、中耳炎症、耳硬化症、梅尼埃病、突发性聋、外伤、噪声性聋、老年性聋等。

2. 全身性疾病　心脑血管疾病、高血压、高血脂、动脉硬化、低血压、自主神经功能紊乱、精神紧张、抑郁、内分泌疾病、炎症（病毒感染）、外伤、药物中毒、颈椎病、颞下颌关节性疾病或咬合不良等。

长期耳鸣会引起患者产生烦躁、焦虑、紧张、害怕或者抑郁的情绪，而不良的情绪状态可加重耳鸣，造成耳鸣与不良情绪之间的恶性循环。心理因素在耳鸣发病的过程中起重要作用。

第五节　眩　晕

眩晕是平衡系统（视觉、本体感觉、前庭系统）功能障碍的一类复杂症状。

一、分类

根据病变部位和病因可分为前庭外周性眩晕、前庭中枢性眩晕和非前庭性眩晕。

1. 前庭外周性眩晕　包括迷路疾病（如梅尼埃病、迟发性膜迷路积水、迷路炎、良性阵发性位置性眩晕、耳硬化症等）和迷路外疾病（如前庭神经炎、外耳道耵聍栓塞、外耳道异物、颞骨骨折等）。

2. 前庭中枢性眩晕　包括血管性疾病（如锁骨下动脉盗血综合征、椎基底动脉短暂缺血性眩晕）、外伤、肿瘤、变性疾病（如桥脑小脑角肿瘤）和小脑损害等。

3. 非前庭性眩晕　包括眼性、颈性、全身疾病、心脑血管、血液病等。

二、良性阵发性位置性眩晕

良性阵发性位置性眩晕俗称耳石症，是由于半规管内耳石移位引起的位置性眩晕。耳石漂浮在半规管内，头位变化时耳石因重力作用直接或间接引起壶腹嵴迁移而出现眩晕等症状。发病原因可以是原发性，也可以是继发性，临床上以原发性多见。继发性常见于头部外伤后、梅尼埃病、耳部手术后。临床表现为体位变化时诱发短暂的、阵发性眩晕与水平型或旋转型眼震，眩晕持续时间一般小于 1 分钟。通常不伴有耳鸣、耳闷等症状。

三、梅尼埃病

梅尼埃病为常见的眩晕性疾病，发病机制目前认为可能是膜迷路积水。引起膜迷路积水的病因有多种学说，如内淋巴吸收障碍、免疫反应、自主神经紊乱、内淋巴生成增多、病灶及病毒感染以及内分泌障碍等。临床表现为反复发生的、突然发作的旋转性眩晕，开始时眩晕即达到最严重程度，头部活动及睁眼时加剧，多伴有倾倒，常伴有耳鸣、耳聋、耳胀满感、恶心、呕吐、面色苍白、脉搏缓慢、血压下降和眼球震颤、出冷汗，但患者意识清楚。眩晕持续 20 分钟至数小时不等，最长不超过 24 小时。眩晕呈间歇性反复发作，间歇数天、数月、数年不等。多次发作后随着患侧耳聋的加重眩晕反而减轻。

四、前庭性偏头痛

近年逐渐被重视，患者表现为发作性眩晕或不稳感，而这些患者在发病时或发病前同时具有偏头痛病史，可出现自发性或位置性眩晕、视觉性眩晕。头痛的部位和严重程度变幻多样。眩晕发生往往在偏头痛发作期，但也可发生在偏头痛间期或前期。畏光、畏声、恐嗅和视觉先兆是最常见的伴随症状，眩晕的患者出现偏头痛先兆更加证实诊断的确切性。可有轻度听力下降，并且十分短暂，在疾病的发展过程中无加重趋势，这一点可与梅尼埃病相鉴别。

⊕ 知识链接

周围性眩晕与中枢性眩晕的鉴别要点		
	周围性眩晕	中枢性眩晕
类型	突发性旋转性	旋转或非旋转性
程度	较剧烈	程度不定，较轻，可逐渐加重
相关变化	头位或体位变动时眩晕加重	与变动体位或头位无关
伴发症状	伴耳胀满感、耳鸣、耳聋及恶心呕吐	多无耳部症状，多伴中枢症状
意识状态	无意识障碍	可有意识丧失
自发性眼震	水平旋转或旋转性，与眩晕方向一致	粗大、垂直或斜行，方向多变
发作持续时间	持续数小时到数天，可自然缓解或恢复	持续时间长，数天到数月
前庭功能检查	可出现前庭重振现象	可出现前庭减振或反应分离

答案解析

目标检测

简答题

1. 耳聋可分为哪些种类？

2. 眩晕的常见分类有哪些？

3. 耳漏有哪些类型？请举例说明。

4. 先天性耳聋的发病原因有哪些？

5. 耳痛的原因有哪些？

（赵　宇　郑永波）

书网融合……

本章小结　　　　题库

第四章 外耳疾病 ⓔ微课

➡️ 案例引导

案例 患者，男，20岁，因"左耳痛3天"来门诊就诊，患者3天前无明显诱因出现左耳痛，逐渐加重，伴左耳闷，右耳无明显不适。患者发病以来无明显发热、肌肉酸痛等不适。患者否认高血压、糖尿病等慢性病史，否认手术外伤史。查体见左侧外耳道后壁软骨部一直径约0.5cm的圆锥形隆起硬结，硬结及周围皮肤红肿，中央区可见脓点形成，未破溃，触痛明显。血常规检查提示白细胞 $12.7 \times 10^9/L$。初步诊断：外耳道疖（左）。治疗：钩针挑破脓点排出脓液后患者耳痛明显缓解，局部活力碘消毒，告知患者注意保持耳道干燥，避免左耳进水，口服抗生素3天后患者症状完全消失，外耳道疖肿处完全愈合。

讨论 外耳道疖的临床特征有哪些？其治疗原则有哪些？

一、耳郭假性囊肿

耳郭假性囊肿（aural pseudocyst）系耳郭软骨间无菌性炎症渗出（图4-1）。

（一）诊断

1. 症状 大多无明显症状，多为无意间发现耳郭前上方局限性隆起，可能与局部机械性压迫有关。也有观点认为是先天性发育不良、胚胎发育期遗留潜在的组织腔隙。

2. 体征 隆起处多位于舟状窝、三角窝、耳甲腔，边界清晰，皮肤颜色正常，触之有囊性感。穿刺可抽出淡黄色清亮液或暗红色液体，发病时间较长者囊肿内可能机化。

（二）治疗原则

无菌环境下穿刺抽液并局部加压包扎。反复发作患者可行手术切除囊腔。也有报道将平阳霉素或其他硬化剂注入囊腔治疗。

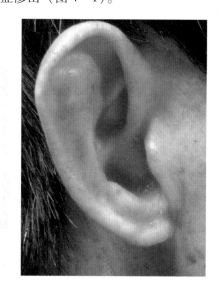

图4-1 耳郭假性囊肿

二、外耳道炎及疖肿

外耳道炎 （external otitis） 分为两类：一类为局限性
外耳道炎即外耳道疖 （furunculosis of external auditory meatus），多由葡萄球菌感染所致；另一类为弥漫性外耳道炎 （diffuse external otitis），常见致病菌为金黄色葡萄球菌、链球菌、铜绿假单胞菌等。

（一）临床表现

1. 外耳道疖　早期耳痛剧烈，可伴低热，堵塞外耳道时可有耳鸣及耳闷。查体可见外耳道软骨部疖肿，疖肿破溃后外耳道内可有脓血流出，此时耳痛减轻。外耳道后壁疖肿可使耳后沟及乳突区红肿，须与急性中耳炎鉴别。

2. 弥漫性外耳道炎　表现为耳痛、灼热，查体可见外耳道皮肤弥漫性红肿、外耳道变窄，可有分泌物黏附，耳周淋巴结肿痛。

3. 坏死性外耳道炎（necrotizing otitis externa）　是一种特殊类型的弥漫性外耳道炎，常引起外耳道骨髓炎和广泛的进行性坏死，甚至可引起多发性神经麻痹，固有"恶性外耳道炎"之称。

⊕ **知识链接**

坏死性外耳道炎

坏死性外耳道炎多见于老年糖尿病患者或免疫缺陷的患者，发病机制仍不清楚，多认为与微血管病变、局部低灌注等导致的免疫反应有关，一般为特殊致病菌感染，如铜绿假单胞菌、曲霉菌、念珠菌等。

（二）治疗原则

1. 全身使用抗生素。
2. 早期可局部热敷或超短波理疗。
3. 疖肿未化脓者局部涂抹鱼石脂软膏或抗生素软膏，成熟后可切开引流，弥漫性外耳道炎可滴抗生素或抗生素激素混合滴耳液。
4. 疼痛剧烈者需口服止痛药。
5. 对怀疑坏死性外耳道炎者需及时做细菌培养和药敏试验，及早使用敏感抗生素。

三、耵聍栓塞

耵聍为外耳道皮肤内耵聍腺的分泌物，少量耵聍具有保护外耳道皮肤及防止异物进入的作用，但如果耵聍过多、阻塞外耳道则称为耵聍栓塞。

（一）诊断

耵聍栓塞 （impacted cerumen） 可引起耳闷塞感和听力减退，压迫鼓膜时可引起耳鸣或眩晕。常于游泳或进水后耵聍膨胀、听力明显下降。若继发感染可引起耳痛。查体可见棕黑色或棕褐色耵聍块，质软如枣泥或质硬如石块。

（二）治疗原则

小块耵聍可用耵聍钩或角镊取出；若耵聍坚硬或嵌顿较紧时，需先用5%碳酸氢钠溶液浸泡使其充分软化后行外耳道冲洗；如合并外耳道感染需加用抗生素滴耳液，较难取出者可充分软化耵聍后在内镜下取出。

四、外耳道异物

外耳道异物（foreign bodies in external acoustic meatus）多见于儿童，儿童玩耍时喜将小物体塞入耳内。成人外耳道异物多为昆虫、挖耳遗留物体或飞溅物（如铁屑等）。

（一）诊断

1. 症状　根据病程长短、异物种类和异物位置可有不同表现，一般异物越大、越接近鼓膜，症状越明显。

2. 体征　多可在耳镜下直接窥及异物，少数铁屑等飞溅物需结合 CT 检查以明确诊断。

（二）治疗原则

1. 活昆虫类异物需用油类或局麻药物将其黏附、麻醉或杀死后取出。

2. 较浅异物可试行耵聍钩钩出，较小异物可行外耳道冲洗冲出。

3. 异物嵌顿较紧或患者不能配合者需全身麻醉下取出异物。

4. 合并感染时需积极控制感染。

五、外耳湿疹

外耳湿疹（eczema of external ear）是耳郭和（或）外耳道皮肤的变应性炎症（图 4-2）。以瘙痒、易复发为特征。外耳湿疹多因局部物理、脓液、药物等刺激引起。

（一）诊断

外耳湿疹表现为耳部瘙痒，若伴发感染可有红肿、疼痛等。急性期查体可见局部皮肤红肿、水疱、渗液和结痂，慢性期可见皮肤肿胀、增厚、脱屑和皲裂。严重者可致外耳道狭窄，部分累及鼓膜。

（二）治疗原则

去除病因，严禁挖耳，局部可用激素药膏或滴耳液治疗或用氧化锌软膏或硼酸滴耳液起到收敛作用，全身治疗可口服抗过敏药，伴发感染需加用局部或全身抗生素。

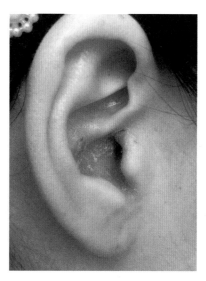

图 4-2　外耳湿疹（外耳道口、耳甲）

六、耳郭化脓性软骨膜炎

耳郭化脓性软骨膜炎（suppurative perichondritis of auricle）系指耳郭软骨膜急性化脓性炎症，可导致耳郭软骨坏死及耳郭畸形，多由外伤、挖伤、冻伤、手术等引起。

（一）临床表现

患者表现为明显耳痛，查体可见耳郭红肿、压痛。细菌培养多为铜绿假单胞菌，其次为金黄色葡萄球菌。

（二）治疗原则

1. 耳甲腔成形时避免耳甲软骨裸露。耳郭外伤软骨暴露时应在严格无菌环境下操作，仔细清创、冲洗消毒、缝合创面；全身使用足量有效抗生素。

2. 在全身使用敏感抗生素的基础上，局部可以注射庆大霉素冲洗炎症区。若有脓肿形成或经久不愈可行手术局部切开引流、刮除肉芽组织、清除坏死软骨、抗生素冲洗术腔，将皮肤创面对位，不予完全缝合，充分引流。术后加强换药。遗留严重畸形者可二期行整形修复手术。

七、大疱性鼓膜炎

大疱性鼓膜炎（bullous myringitis）是病毒感染引起鼓膜及邻近鼓膜外耳道皮肤急性炎症，多发生在儿童和年轻人。

（一）病因

一般认为流感病毒是主要致病原，常发生在流感之后，也可发生在其他呼吸道感染或脊髓灰质炎之后。

（二）临床表现

1. 耳深部剧痛，大疱破裂后耳痛缓解。
2. 耳闷胀感，可伴有听力下降。部分患者可出现耳鸣或眩晕。
3. 查体可见鼓膜表面、外耳道深部皮肤充血，有一个或数个血疱。
4. 血疱破裂会有血性分泌物自外耳道流出。

（三）治疗原则

1. 疼痛较重可给予镇痛药物。
2. 可口服抗病毒药物。
3. 保持外耳道清洁，透热疗法促进液体吸收，应用抗生素滴耳液预防感染。

八、真菌性外耳道炎

真菌性外耳道炎（otitis externa mycotica）是真菌在适宜条件下在外耳道内繁殖所致。挖耳、外耳道内进水、外耳道不适当用药、全身大剂量应用抗生素等均为易感因素。

（一）临床表现

1. 外耳道不适、肿胀或奇痒。
2. 真菌繁殖形成团块造成外耳道堵塞感、耳鸣，甚至眩晕。
3. 合并细菌感染会导致耳痛、外耳道肿胀及溢液。病变损伤范围较大可有局部疼痛。
4. 真菌可致坏死性外耳道炎。

5. 各型霉菌感染查体表现各异，查体多可见菌丝、外耳道皮肤潮红糜烂等。

（二）治疗原则

以局部治疗为主，清除外耳道污物，保持外耳道干燥，局部应用抗真菌药。

九、外耳道胆脂瘤

外耳道胆脂瘤（cholesteatoma of external acoustic meatus）是角化上皮在外耳道内堆积过多形成的。压力的物理作用及溶胶原酶的化学作用使得外耳道不断膨胀扩大。

（一）临床表现

1. 初期可无症状，随着体积增大可出现外耳道堵塞感、听力下降、单侧耳痛等。

2. 伴有感染时耳部胀痛或剧烈疼痛，溢液。

3. 查体多可见白色胆脂瘤样物堵塞外耳道，有时可见棕黑色或黑褐色样物，严重者伴肉芽，皮损及外耳道骨质破坏。

（二）治疗原则

彻底清除胆脂瘤，必要时在麻醉状态下取出。若为感染状态，可同时局部和（或）全身使用抗生素控制感染。

十、外耳道乳头状瘤

外耳道乳头状瘤（papilloma of external canal）好发于男性，反复挖耳造成乳头状瘤病毒感染。

（一）临床表现

早期症状为挖耳时易出血，当肿瘤充满外耳道时有阻塞感或听力减退。查体可见外耳道多发或单发、带蒂或无蒂、大小不等棕褐色桑葚样肿物，触之较硬。

（二）治疗原则

1. **激光治疗** 在局部麻醉下用 YAG 激光或者半导体激光气化肿瘤。

2. **冷冻治疗** 液氮冷冻具有切除肿瘤、创伤小的优点。

3. **手术治疗** 切除范围应包括肿瘤边缘正常皮肤 1mm 以上，切除肿瘤所在部位的骨膜可以防止肿瘤复发。

目标检测

答案解析

一、选择题

1. 具有外耳道奇痒症状的疾病是（ ）

　　A. 急性外耳道炎　　　　　　　　B. 慢性化脓性中耳炎

　　C. 外耳道胆脂瘤　　　　　　　　D. 耵聍栓塞

　　E. 外耳道真菌感染

2. 大疱性鼓膜炎的病因是（ ）

　　A. 细菌　　　B. 真菌　　　C. 病毒　　　D. 变应性反应　　　E. 支原体

3. 外耳道和鼓膜覆盖黄黑色或白色绒毛状物的多是（　　）

    A. 外耳道真菌感染　　　　　　　B. 外耳道疖

    C. 外耳道胆脂瘤　　　　　　　　D. 胆脂瘤型中耳炎

    E. 耳郭假性囊肿

4. 耳郭假性囊肿的治疗无效的是（　　）

    A. 穿刺抽液，局部压迫　　　　　B. 应用抗生素

    C. 平阳霉素注射加压包扎　　　　D. 手术治疗

5. 下列关于坏死性外耳道炎的描述，错误的是（　　）

    A. 常继发于糖尿病　　　　　　　B. 常引起颞骨骨髓炎和广泛进行性坏死

    C. 可并发多发性脑神经麻痹　　　D. 致病菌多为金黄色葡萄球菌

6. 下列有关耵聍栓塞与外耳道胆脂瘤的治疗，错误的是（　　）

    A. 栓塞之耵聍可用耵聍钩钩出

    B. 并发外耳道炎应予相应的抗炎处理

    C. 难以取出的耵聍可在5%碳酸氢钠滴耳后冲洗

    D. 难以取出的外耳道胆脂瘤可在5%碳酸氢钠滴耳后冲洗

7. 下列关于外耳湿疹的描述，正确的是（　　）

    A. 好发于耳甲腔、耳后沟及外耳道　B. 多发于一侧耳郭

    C. 只发生于外耳道软骨部　　　　　D. 以外耳道内1/3为重

8. 外耳道异物多见于幼儿玩耍时误将异物放入，下列关于不同类型异物入耳后的处理方法中，正确的是（　　）

    A. 可用钳子钳取表面光滑的钢珠

    B. 当豆类入耳后，可将温水适当灌入幼儿外耳道

    C. 小虫爬入外耳道，可让幼儿身处黑暗中并用手电照射外耳道诱使小虫自行爬出

    D. 当外耳道因被损伤而出血后无需处理，待幼儿自行恢复即可

二、简答题

1. 简述外耳道疖的临床表现和处理原则。

2. 简述外耳道异物的处理原则。

（肖红俊）

书网融合……

本章小结　　　　　　微课　　　　　　题库

第五章　中耳炎性疾病

学习目标

1. **掌握**　分泌性中耳炎的病因、机理、临床表现、鉴别要点及治疗。
2. **熟悉**　急性化脓性中耳炎的病因、病理、临床表现及治疗。
3. **了解**　儿童急性化脓性中耳炎及乳突炎的临床特点及治疗原则。
4. 学会中耳炎的问诊及查体要点，具备中耳炎的诊断及鉴别诊断能力。

案例引导

案例　患者，女，47 岁。主诉：右侧耳闷、听力下降 3 个月。无明显诱因，否认发热、耳痛、耳流脓。查体：体温 36.6℃，脉搏 86 次/分，呼吸 16 次/分，血压 126/86mmHg。右耳鼓膜完整，呈橙黄色，内陷，光锥变短。纯音测听示右侧传导性听力下降，声导抗鼓室图 B 型图。

讨论　结合患者症状及检查结果，可诊断为什么疾病？应如何治疗？

第一节　分泌性中耳炎

分泌性中耳炎（secretory otitis media）是以中耳积液和听力下降为主要特征的中耳非化脓性炎性疾病。分泌性中耳炎又称渗出性中耳炎、卡他性中耳炎、浆液性中耳炎、黏液性中耳炎和非化脓性中耳炎等。中耳积液的部位包括鼓室、鼓窦及乳突，积液的性质多为浆液性漏出液或渗出液，亦可为黏液，当中耳积液黏稠而呈胶状者又称胶耳（glue ear）。根据病程可分为急性分泌性中耳炎和慢性分泌性中耳炎，病程超过 3 个月者称为慢性。慢性分泌性中耳炎可因急性期未得到及时且恰当的治疗或由急性分泌性中耳炎反复发作、迁延所致。本病儿童及成人均可发病，儿童的发病率更高，分泌性中耳炎是引起小儿听力下降的常见原因之一。

（一）病因和发病机理

分泌性中耳炎发病机制复杂，主要病因包括咽鼓管阻塞、咽鼓管功能障碍、感染和免疫反应等。

1. 咽鼓管阻塞　是本病主要原因，可分为机械性阻塞和非机械性阻塞。引起机械性阻塞的常见疾病包括儿童腺样体肥大堵塞咽鼓管口、慢性鼻-鼻窦炎所致的鼻咽部炎症和分泌物阻塞、鼻咽癌等鼻咽部肿瘤压迫咽鼓管口、长期后鼻孔填塞等。非机械性阻塞是由咽鼓管周围肌肉薄弱、软骨发育不成熟、管内表面活性物质减少等各种原因引起的咽鼓管塌陷、管腔狭窄或闭塞或如腭裂所致的腭帆张肌、腭帆提肌解剖和功能异常等。

2. 咽鼓管功能障碍　咽鼓管通气功能异常、黏液纤毛输送系统功能受损、清洁和防御功能障碍可导致本病。复发性或慢性分泌性中耳炎可能与变应性鼻炎、慢性鼻咽炎引起的咽鼓管功能不良有关。

3. 感染　本病常继发于急性上呼吸道感染，有 1/3～1/2 的患者中耳积液的细菌培养呈阳性，主要为流感嗜血杆菌和肺炎链球菌等，因此认为本病或与细菌感染有关。中耳的轻型或低毒性的细菌感染可能是分泌性中耳炎的发病机制之一，细菌的毒性产物——内毒素在其病理生理过程中可能具有一定的作用。病毒感染如流感病毒、呼吸道合胞病毒、腺病毒等也可能是本病的致病微生物。

4. 免疫反应 中耳被认为是一个独立的免疫系统。本病在小儿发病率较高，可能与其免疫系统发育尚未成熟有关。中耳积液中细菌培养的阳性率较高，炎性介质——前列腺素存在，且能够检出细菌的特异性抗体和免疫复合物，提示慢性分泌性中耳炎可能是一种由感染介导的免疫过程。可溶性免疫复合物对中耳黏膜的损害即Ⅲ型变态反应可能是慢性分泌性中耳炎的致病原因之一。Ⅰ型变态反应与本病的关系尚不明确。

（二）病理

咽鼓管通过其软骨段管腔的开放和关闭来调节中耳气压，使其与外界大气压保持平衡，当咽鼓管功能不良时，空气不能进入中耳，中耳内气体被黏膜逐渐吸收，使中耳腔内形成负压，负压使中耳黏膜肿胀、毛细血管通透性增加。此时若负压及时解除，中耳黏膜能够逐渐恢复正常；若负压持续存在则中耳黏膜可继发一系列病理改变，表现为上皮增厚、上皮细胞化生、杯状细胞增多、分泌增加。上皮下形成病理性腺体样组织，固有层血管周围可见淋巴细胞及浆细胞为主的细胞浸润。恢复期腺体逐渐退化，分泌物减少，黏膜恢复正常。中耳积液多为漏出液、渗出液和黏液混合物。早期主要为浆液性，后期为黏液性。胶耳则多见于慢性分泌性中耳炎。

（三）临床表现

1. 症状 本病常见症状包括听力下降、耳闷堵感、耳鸣及耳痛，常继发于上呼吸道感染后或无明显诱因。听力下降可随头位变动而变化，可有自听增强。儿童听力下降常表现为注意力不集中或听声音反应差被家长发现；耳痛多于儿童急性分泌性中耳炎起病时；耳闷堵感是成年患者的常见症状；少数病例可出现耳漏。

2. 体征 早期表现为鼓膜内陷：光锥变短、变形或消失，锤骨短突突出，锤骨柄向后上移位，锤前、后皱襞显现明显。如鼓室出现积液则鼓膜呈淡红色或琥珀色，当积液未充满鼓室时，透过鼓膜可见弧形液平面，头位变动时此液平面保持水平位；部分患者可透过鼓膜见到液体中的气泡，称为气泡征（图5-1）。慢性分泌性中耳炎患者鼓膜增厚，色混浊、偏暗。鼓室积液伴有出血时可出现蓝鼓膜。鼓气耳镜检查可见鼓膜活动受限。

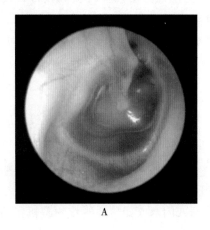 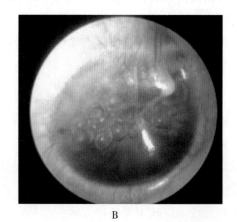

A   B

图5-1 分泌性中耳炎

A. 鼓膜内陷、可见液平，提示鼓室存在积液；B. 鼓膜内陷、颜色混浊、可见气泡征，提示鼓室存在积液

3. 听力学检查 纯音测听及音叉试验多显示患侧传导性听力下降，当积液较多影响圆窗和卵圆窗活动时，可伴有一定程度的骨导下降，表现为混合性听力下降。声导抗的鼓室图呈平坦型（B型）或高

负压型（C型）。

4. 影像学检查 中耳积液时颞骨CT可见鼓室、鼓窦和乳突内软组织影，部分气房或可见液平面。

（四）诊断和鉴别诊断

根据听力下降、耳闷堵等临床症状，查体见鼓膜内陷或典型的积液表现，结合听力学检查，可做出正确诊断。必要时可行诊断性鼓膜穿刺以明确鼓室积液情况。成人分泌性中耳炎尤其是单侧发病者务必要注意排查鼻咽部，以免漏诊鼻咽癌；儿童分泌性中耳炎则要注意是否伴有腺样体肥大、鼻窦炎、变应性鼻炎等疾病。本病需与其他类型鼓膜完整的传导性听力下降相鉴别，如中耳胆固醇肉芽肿、粘连性中耳炎、鼓室硬化等；对于有头部外伤史者或者中耳积液清亮者需鉴别脑脊液耳漏；对于有镫骨手术或气压损伤史的患者应鉴别外淋巴瘘。

（五）治疗

治疗原则为改善中耳通气引流、清除中耳积液及病因治疗。

1. 改善中耳通气引流

（1）药物治疗 鼻塞患者可给予鼻腔减充血剂（如1%麻黄碱液）及鼻喷激素。

（2）咽鼓管吹张 可采用捏鼻鼓气法、波氏球法或咽鼓管导管吹张法。注意该治疗在急性上呼吸道感染期禁止使用。

（3）咽鼓管球囊扩张 是在鼻内镜下导入球囊导管对咽鼓管软骨段进行扩张以期改善咽鼓管通气功能的新技术，为咽鼓管功能障碍的患者提供了一项新的治疗选择，对于慢性分泌性中耳炎迁延不愈、经常规药物和手术治疗无效的患者可以考虑本治疗，但确切疗效尚待大样本研究证实。

2. 清除中耳积液

（1）鼓膜穿刺术 利用针尖斜面较短的7号长针头自鼓膜前下方或下方刺入鼓室抽吸积液。需注意无菌操作以避免继发中耳感染。必要时可以反复穿刺抽液。

（2）鼓膜切开术与鼓膜切开置管术 如积液较黏稠或呈胶冻状或伴有粘连性中耳炎，穿刺难以抽出积液时可行鼓膜切开，利用吸引器自穿刺口吸出积液。慢性分泌性中耳炎反复鼓膜穿刺无效者或儿童分泌性中耳炎保守治疗3个月无效者，可行鼓膜切开置管术，即在鼓膜切开后使用吸引器尽量吸除鼓室液体，在切口处放置鼓膜通气管（图5-2）。成人和能够配合的大龄儿童可在局麻下进行鼓膜切开置管术，小儿在全麻下进行。鼓膜通气管的留置时间长短不一，可从数月至1~2年，待通过病因治疗使咽鼓管功能恢复后即可取出通气管。

3. 病因治疗

（1）积极治疗鼻咽或鼻腔疾病，解除咽鼓管口的机械性阻塞 如腺样体肥大的儿童行腺样体切除术或可同期行鼓膜切开置管术。慢性鼻窦炎伴鼻息肉者行功能性鼻内窥镜手术。

（2）抗感染治疗 急性分泌性中耳炎可使用全身抗生素预防或控制感染，同时控制鼻咽部或鼻窦炎症。

（3）类固醇激素 可短期使用地塞米松或泼尼松等药物口服。

（4）抗过敏治疗 对伴有变应性疾病如变应性鼻炎的患者可使用抗组胺药等抗过敏治疗。

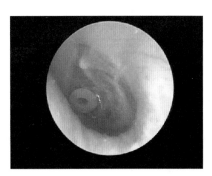

图5-2 鼓膜切开置管术

第二节　急性化脓性中耳炎

急性化脓性中耳炎（acute suppurative otitis media）是中耳黏膜的急性化脓性炎症。病变主要位于鼓室，亦可累及乳突等其他部位。成人和儿童均可发病，在儿童更为常见。

（一）病因和感染途径

本病由细菌感染引起，主要致病菌为肺炎链球菌、流感嗜血杆菌、乙型溶血性链球菌、葡萄球菌、铜绿假单胞菌等。细菌可循以下三种途径感染中耳。

1. 经咽鼓管　此途径最为常见。

（1）急性上呼吸道感染如急性鼻炎、鼻窦炎、鼻咽炎、急性扁桃体炎等，咽鼓管咽口及管腔黏膜充血、肿胀、纤毛运动障碍，致病菌经咽鼓管侵入中耳。小儿咽鼓管较短、平、宽，因而比成人更易经此途径发生感染。

（2）急性呼吸道传染病如猩红热、麻疹、百日咳等，病原体可通过咽鼓管途径进入中耳，急性化脓性中耳炎可为上述传染病的局部表现，病情严重时可引起坏死性中耳炎，但此型临床上并不常见。

（3）在不洁净的水中游泳或跳水、不适当的咽鼓管吹张、用力擤鼻等均可使细菌在压力作用下经咽鼓管侵入中耳。

（4）由于婴幼儿咽鼓管的解剖特点特殊，如哺乳位置不当、平卧吮奶时乳汁或呕吐物可经咽鼓管流入中耳。

2. 经外耳道、鼓膜　鼓膜外伤、鼓膜穿孔或行鼓膜穿刺、置管时无菌操作不严格则致病菌可经外耳道和鼓膜直接侵入中耳导致急性中耳炎。

3. 血行感染　极少见，可见于白血病、菌血症等患者。

（二）病理

鼓室黏膜早期充血肿胀、毛细血管扩张，鼓室内白细胞、红细胞渗出积聚逐渐形成脓液。脓液增多后压迫鼓膜致其缺血出现血栓性静脉炎，进而鼓膜局部破溃、穿孔，脓液自外耳道流出。炎症控制后鼓膜遗留永久性穿孔或自行愈合。病变严重累及骨质时可迁延为慢性化脓性中耳炎。

（三）临床表现

主要症状为耳痛、耳流脓和听力下降，可伴有耳鸣，全身症状轻重不一。婴幼儿常表现为发热、哭闹、抓耳摇头或出现呕吐、腹泻等胃肠道症状。在详细采集病史的基础上要仔细检查外耳道和鼓膜。根据病理过程不同，临床症状及体征亦有所变化，一般可分为四期。

1. 早期（卡他期）　病理：鼓室黏膜充血水肿、血管扩张，腺体分泌增加，鼓室内有浆液性渗出物。症状：耳闷、听力略下降和轻微耳痛，全身症状通常不明显，可伴有低热。体征：鼓膜松弛部充血、紧张部周边及锤骨柄表面可见放射状血管扩张，此期持续时间较短，小儿不易被觉察。

2. 中期（化脓期）　病理：鼓室黏膜炎症加重，渗出物为黏脓性及脓性。症状：剧烈耳痛，呈搏动性跳痛或刺痛，可向同侧咽部、牙齿及头部放射，听力显著下降；全身症状重，包括发热、畏寒、倦怠、食欲减退等；小儿表现为哭闹、拒食、精神差，严重者高热甚至惊厥。体征：鼓膜弥漫性充血、肿胀、向外膨出，自后上部逐渐累及鼓膜全部象

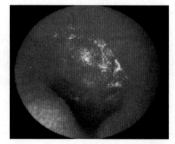

图 5-3　急性化脓性中耳炎化脓期
鼓膜充血、水肿、膨隆

限，鼓膜正常标志消失（图5-3）。听力检查示传导性听力下降。血常规示白细胞增多、中性粒细胞比例升高。

3. 晚期（穿孔期）　病理：鼓室积脓增加，毛细血管受压，局部坏死溃破致鼓膜穿孔。症状：鼓室脓液流出后局部和全身症状有所改善，如耳痛减轻、体温下降等；耳漏初为血水样，后为黏脓性或脓性。体征：鼓膜穿孔前局部先出现小白点；穿孔初期较小不易窥及，清除外耳道脓液后可见鼓膜穿孔处闪烁搏动的亮点，脓液自该处涌出，称为"灯塔征"。急性传染病并发的急性坏死性中耳炎表现为鼓膜大穿孔、脓液有臭味。听力检查示传导性听力下降。

4. 恢复期　病理：中耳炎症逐渐减轻、消退，鼓室黏膜恢复正常。症状：流脓逐步消失。体征：外耳道内脓性分泌物减少，鼓膜紧张部小穿孔、鼓室干燥或穿孔已愈合。

（四）治疗

治疗原则为控制感染、通畅引流、去除病因。

1. 全身治疗

（1）早期、足量、足疗程应用全身抗生素　多选用头孢类抗生素，使用至症状消退后数日停药。鼓膜穿孔后可取脓液做细菌培养及药敏试验，以便调整敏感抗生素。

（2）鼻腔治疗　可用1%麻黄碱液等鼻腔减充血剂滴鼻，减轻鼻腔及咽鼓管咽口的肿胀以利于中耳引流。

（3）对症支持治疗　注意休息、调节饮食。婴幼儿应注意观察生命体征和精神状态，如出现纳差、呕吐、腹泻等时给予补液治疗、避免电解质紊乱，必要时请儿科医生会诊、协同诊治。

2. 局部治疗

（1）鼓膜穿孔前　①1%~3%酚甘油滴耳：该药早期应用疗效好，可消炎止痛。鼓膜穿孔后禁止使用，因该药遇脓液可释放苯酚，对鼓膜及鼓室黏膜产生腐蚀。②鼓膜切开术：如全身和局部症状较重、鼓膜膨出明显、经前述治疗效果不佳或穿孔太小、脓液引流不畅或疑有并发症发生时，可行鼓膜切开术以促进中耳通畅引流。

（2）鼓膜穿孔后　①3%双氧水清洗外耳道并拭净外耳道内脓液及药液，以便其他药物进入中耳发挥作用。②局部抗生素滴耳：以抗生素水溶液为主，如0.3%氧氟沙星滴耳液，每日3~4次便于消肿、干耳。喹诺酮类抗生素如氧氟沙星在儿童全身使用属于禁忌，局部使用时应该酌情减量，并且严格按照相关的说明书要求使用。③急性感染控制后，若鼓膜穿孔长期不愈合可行鼓膜修补术。

3. 病因治疗　积极治疗诱发中耳炎的鼻部、咽部慢性疾病，如腺样体肥大、慢性鼻-鼻窦炎、慢性扁桃体炎等。

（五）预防

1. 预防和治疗上呼吸道感染，锻炼身体，提高抵抗力。
2. 推广各种传染病的预防接种工作。
3. 鼓膜穿孔或鼓膜置管者应注意保持耳道干燥，禁止游泳。
4. 婴幼儿正确喂养，注意哺乳时使婴儿头部竖直，避免婴儿卧位吸乳。

第三节　急性乳突炎

急性乳突炎（acute mastoiditis）是乳突气房黏膜及骨质的急性化脓性炎症，为急性化脓性中耳炎的并发症。多发生于气化型乳突，儿童及成人体弱者多见。乳突在5岁左右才发育完成，因此对于乳突气房尚未发育的婴幼儿，其炎症仅发生于鼓窦，称为鼓窦炎。

（一）病因及感染途径

急性化脓性中耳炎患者抵抗力差、细菌毒力较强、对抗生素不敏感或未及时应用足量抗生素治疗、中耳未得到充分引流均会导致本病发生。中耳急性炎症不能有效控制，进一步向鼓窦和乳突发展会累及乳突气房的黏膜和骨质。

（二）病理

当急性化脓性中耳炎鼓室引流不畅或鼓窦入口阻塞时，乳突气房的黏骨膜充血、水肿、脓液积聚、压力增高，出现血栓性静脉炎、黏骨膜坏死、脱落、气房积脓、房间隔广泛破坏、气房融合成大脓腔，其内充满脓液，称为"融合性乳突炎"。溶血性链球菌或流感嗜血杆菌感染时，乳突内可为血性渗出物，称为"出血性乳突炎"。若感染进一步发展破坏乳突及邻近骨壁，可引起中耳炎的其他颅内外并发症。

（三）临床表现

1. 症状 急性化脓性中耳炎恢复期（3~4周时）耳痛及听力下降加重或可出现头痛、耳流脓增多或突然减少、全身症状明显加重。儿童患者特点为：①全身症状更重，可有高热，体温达40°C以上，精神差甚至出现惊厥；②常伴有食欲不佳、呕吐、腹泻等消化道表现；③小儿岩鳞裂未闭并且在中耳黏膜与硬脑膜间有丰富的血管和淋巴交通，因此小儿急性化脓性中耳炎和急性乳突炎可刺激相邻硬脑膜而出现脑膜刺激征，称为"假性脑膜炎"；④病情严重者可引发颅内并发症，如化脓性脑膜炎等。

2. 体征 耳后乳突区红肿压痛、耳后沟消失，骨性外耳道后上壁充血肿胀、塌陷、鼓膜小穿孔，可见脓性分泌物。

3. 颞骨CT 乳突内软组织密度影，可见液平面、气房模糊、脓腔形成后房隔消失融合为一透亮区。

4. 血常规 白细胞增高、中性粒细胞比例上升。

（四）诊断与鉴别诊断

根据典型症状、体征及辅助检查即可诊断，本病应与外耳道疖相鉴别（表5-1）。

表5-1 急性乳突炎与外耳道疖的鉴别要点

	急性乳突炎	外耳道疖
病史	有中耳炎病史	有挖耳等外伤史
体温	体温可升高，小儿明显	一般正常
耳痛	耳深部痛，常伴同侧头痛	耳痛，咀嚼或张口时加重
压痛	乳突尖及鼓窦区压痛	耳郭有牵拉痛、耳屏压痛
听力	传导性耳聋	听力正常或轻度传导性耳聋
耳流脓	黏脓性、量多	纯脓、量少
鼓膜	充血、穿孔	无穿孔
耳郭后沟	可消失	存在
颞骨CT	乳突及鼓室内软组织影	正常

（五）治疗

早期治疗同急性化脓性中耳炎：早期足量、足疗程的全身抗生素治疗常可避免手术治疗。如在抗生素治疗后症状无好转或加重，乳突气房广泛融合、破溃、耳后蓄脓时，应积极施行单纯乳突切开术。

🌐 **知识链接**

单纯乳突切开术

单纯乳突切开术（simple mastoidectomy）是在保留外耳道壁完整的情况下清除乳突腔内全部病变的气房组织、不干扰鼓室内结构、保持原有听力的手术。本术式适用于急性乳突炎经保守治疗后症状无好转、已出现融合性乳突炎、耳后积脓或出现可疑并发症的患者。手术目的是清除病变、通畅引流、防止进一步并发症的发生。手术通常采用耳后切口，清除乳突内蜂房、鼓窦及鼓窦入口的炎性病变，建立乳突、鼓窦和鼓室的引流。术后在耳后切口处放置引流，待炎症消退后撤除引流，切口自行愈合或二期缝合。随着医疗条件的改善和抗生素的有效应用，急性化脓性中耳炎和急性乳突炎的患者多能够及时就医，炎症得到控制，因此近年来急性乳突炎需要单纯乳突切开者已不多见。

第四节　慢性化脓性中耳炎

慢性化脓性中耳炎（chronic suppurative otitis media）是细菌感染中耳软组织（黏膜、骨膜）或骨质后引起的慢性化脓性炎症，临床常见。本病的临床特征以外耳道反复流脓、鼓膜穿孔与听力下降为主，可伴有耳鸣，严重者可引起颅内、外并发症而危及生命。既往曾将慢性化脓性中耳炎分为单纯型、骨疡型和胆脂瘤型，近年来随着对疾病发病机制与临床特点的深入研究，目前认为胆脂瘤与其他类型中耳炎并非同类病变，因此将"中耳胆脂瘤"列为单独疾病（详见本章第五节），本节所述慢性化脓性中耳炎不包括中耳胆脂瘤。

（一）病因

1. 急性化脓性中耳炎迁延成为慢性　急性中耳炎延误治疗或治疗不当时容易发生，急性坏死性中耳炎罕见发展为慢性炎症。一般急性炎症病程超过6周即为慢性。

2. 中耳通气引流不良　各种原因引起的咽鼓管功能障碍影响中耳的正常通气引流功能，如患者鼻、咽部存在慢性病灶（慢性鼻-鼻窦炎、慢性鼻咽炎、慢性扁桃体炎等）会导致中耳炎易反复发作。

3. 细菌感染　常见的致病菌包括金黄色葡萄球菌、铜绿假单胞菌、变形杆菌等，以革兰阴性杆菌较多。近年来无芽孢厌氧菌的感染或混合感染逐渐受到重视。

4. 患者全身或局部抵抗力差　如营养不良、患有慢性全身性疾病等。

（二）病理及临床表现

慢性化脓性中耳炎根据病理特点及临床表现可以分为静止期和活动期。此外，还有一种较少见的类型，其临床表现隐匿，称为慢性化脓性中耳炎隐匿型。

1. 静止期　中耳感染得到控制、炎症吸收消退、流脓停止即为静止期，临床常见的鼓膜干性穿孔即属于静止期。上呼吸道感染发作时，细菌经咽鼓管侵入鼓室可导致再次流脓。此期炎症主要位于鼓室黏膜层：充血、增厚，圆形细胞浸润，杯状细胞及腺体分泌活跃。临床症状为间歇性流脓，性状呈黏液性或黏液脓性、量少、一般无臭味，上呼吸道感染时流脓增多。鼓膜穿孔多为紧张部中央型穿孔、大小不一，均可见残余鼓膜（图5-4）。鼓室黏膜粉红色或苍白，可轻度增厚。听力学检查提示轻度传导性听力下降，咽鼓管功能检查可正常或不良。颞骨CT检查显示中耳鼓室及乳突内可无异常或可见软组织密度影，但无明显骨质破坏。

2. 活动期　中耳炎症持续存在、耳内持续性流脓即为活动期。此期炎症不仅限于黏膜，还可累及骨膜和骨质，中耳乳突腔的黏膜上皮破坏、纤维肉芽组织或息肉形成。少数情况下可由急性坏死性中耳炎迁延而来，其组织破坏广泛，可致听小骨、鼓窦周围组织坏死。临床症状为持续性流脓，分泌物呈脓性，可伴血丝，常有臭味。鼓膜穿孔多为紧张部大穿孔或边缘型穿孔即累及鼓环（图 5-5）。鼓室内可见肉芽或息肉或可通过穿孔到达外耳道。部分病例可伴中耳黏膜上皮化生，形成继发性中耳胆脂瘤。听力学检查多为中至重度传导性听力下降。颞骨 CT 检查显示乳突多为硬化型或板障型，鼓室、鼓窦及乳突内可见软组织影伴有骨质破坏，听骨链结构可被破坏，伴有胆脂瘤的患者可出现相应的影像学特点。

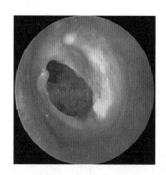

图 5-4　慢性化脓性中耳炎静止期
鼓膜紧张部中央型穿孔，鼓室黏膜略潮湿，
无明显炎性渗出及水肿，残余鼓膜可见钙斑

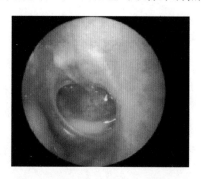

图 5-5　慢性化脓性中耳炎活动期
鼓膜紧张部边缘型穿孔，鼓室黏膜水肿，
鼓室内可见脓性渗出

（三）诊断和鉴别诊断

1. 诊断　根据反复耳流脓、听力下降病史结合鼓膜穿孔不难得出诊断。

2. 鉴别诊断　本病应注意与慢性鼓膜炎、中耳胆脂瘤、中耳癌、结核性中耳炎等疾病相鉴别。

（1）慢性鼓膜炎　也有反复长期耳流脓，但鼓膜无穿孔，表现为肥厚或肉芽形成。颞骨 CT 显示中耳腔内无明显异常。

（2）中耳癌　多见于中老年患者，亦有长期流脓史，可伴有血性分泌物、耳痛等，鼓膜检查可见鼓室内新生物突入外耳道，触之易出血。颞骨 CT 可见中耳骨质破坏，活检病理可明确诊断。

（3）结核性中耳炎　流脓稀薄，听力下降明显，鼓膜大穿孔，可见苍白肉芽组织。颞骨 CT 可见鼓室及乳突内骨质破坏及死骨，可伴有肺部等其他部位的结核病灶。确诊需行肉芽组织活检。

（4）中耳胆脂瘤　鉴别要点详见本章第五节。

（四）治疗

治疗原则为控制感染、通畅引流、清除病变、重建听力、去除病因、防治并发症。

1. 病因治疗　积极治疗上呼吸道慢性炎症性疾病，如慢性扁桃体炎、慢性鼻窦炎、腺样体肥大等。

2. 药物治疗　根据病变情况选用不同药物局部用药。①抗生素水溶液或抗生素与糖皮质激素混合液：如 0.3% 氧氟沙星滴耳液、0.25% 氯霉素液、氯霉素可的松液等，可用于鼓室黏膜充血水肿、有脓性或黏脓性分泌物时。②乙醇或甘油制剂：如 3% 硼酸乙醇、4% 硼酸甘油、2.5%～5% 氯霉素甘油等，适用于黏膜炎症逐渐消退、脓液少、鼓室潮湿者促进干耳。③粉剂：如硼酸粉、氯霉素硼酸粉等，仅用于穿孔大、脓液或黏液极少时，可促进干耳并有助于维持干耳。乳突术后换药时也可使用。

注意事项：①用药前先利用 3% 双氧水或生理盐水清洁外耳道、中耳内脓液，然后利用吸引器或棉签拭干再行滴药；②抗生素滴耳剂宜参照脓液细菌培养及药物敏感试验结果选择适当药物；③穿孔小、脓液多者忌用粉剂，选用的粉剂宜颗粒细腻、易于溶解，薄层喷粉覆盖鼓室即可；④应慎用耳毒性药物如氨基糖苷类抗生素（庆大霉素等），以免产生耳毒性；⑤药液应尽可能接近正常体温，以免引起眩晕。

3. 手术治疗 为获得长期干耳、改善听力，可行鼓室成形术。最佳手术时机是中耳急性炎症完全控制即干耳2~3个月且咽鼓管功能正常时进行。中耳长期流脓无法干耳的情况下，相对控制中耳炎症后也可考虑手术。术中清理中耳炎性病变组织如炎性肉芽等、清除炎性分泌物并予以反复清洗术腔，在此基础上修补鼓膜，必要时重建听力。颞骨CT或听力检查提示存在听骨链破坏或怀疑合并中耳胆脂瘤、中耳引流不畅或疑有并发症者等病情复杂者，应根据病变范围行改良乳突根治术或乳突根治术。为彻底去除病变，手术可以根据乳突气化程度、中耳病变范围和患者术后随访条件选择乳突根治的完壁式式（canal wall up）或开放式式（canal wall down）。重建听力可分一期或者分期行鼓室成形术。

（1）鼓室成形术 术中不开放乳突，在清理鼓室病变的基础上进行听力重建。根据《中耳炎临床分类和手术分型指南》，鼓室成形术分为Ⅰ~Ⅲ型。①Ⅰ型：即鼓膜成形术，手术修补鼓膜缺损但不涉及听骨链重建。主要适应证为鼓膜紧张部穿孔，听骨链、乳突、鼓窦、上鼓室、咽鼓管功能正常。手术方法包括外植法、内植法、夹层法等，修补材料以筋膜、软骨膜为主。②Ⅱ型：镫骨底板活动，镫骨板上结构存在，鼓膜紧张部穿孔。手术旨在建立鼓膜和镫骨底板之间有效的传音结构，在鼓膜或鼓膜移植物与镫骨头之间放置自体听骨或部分听骨赝复物（PORP）等。③Ⅲ型：镫骨底板活动，镫骨上结构完全缺如，鼓膜紧张部穿孔。在鼓膜或鼓膜移植物与活动的镫骨底板之间放置自体听骨或全听骨链赝复物（TORP）等。

（2）中耳病变切除术 以清除中耳乳突病变为主要目的，不考虑鼓膜与听骨链重建。①乳突切开术：主要适应证为乳突蓄脓、鼓室结构未受到侵犯或急性炎症需乳突切开者。②经典乳突根治术：主要应用于中耳黏膜病变广泛且咽鼓管完全封闭不适合鼓室成形术者，此手术不保留听力。③改良乳突根治术：适用于胆脂瘤病变累及上鼓室并向鼓窦、乳突发展而中鼓室良好、听骨链完整无需重建的病例。

（3）中耳病变切除＋鼓室成形术 此类手术是在彻底清理中耳、乳突病变的基础上同期或分期行鼓室成形术，主要根据术腔炎症情况、镫骨是否活动以及患者全身情况等因素决定。包括完壁式乳突切开＋鼓室成形术、开放式乳突切开＋鼓室成形术、完桥式乳突切开＋鼓室成形术和上鼓室切开重建＋鼓室成形术等。

（4）其他相关手术 该类手术为上述三类手术的配套或辅助手术，包括耳甲腔成形术、外耳道成形术、鼓室探查术、外耳道后壁重建术、乳突缩窄术等。

第五节 中耳胆脂瘤

胆脂瘤（cholesteatoma）并非真性肿瘤，而是鳞状上皮组织在中耳、乳突腔内生长形成的囊性结构。囊的内壁为复层鳞状上皮，囊内充满脱落上皮、角化物质及胆固醇结晶，囊性结构外侧以一层厚薄不一的纤维组织与其邻近的骨壁或软组织紧密相连。由于囊内含有胆固醇结晶故称胆脂瘤。本病的生成机制、病理及转归与慢性化脓性中耳炎不同，在疾病发展过程中可伴有细菌生长，形成慢性化脓性炎症，因此中耳胆脂瘤可与慢性化脓性中耳炎合并存在，其临床处理与中耳炎亦有相同之处。

（一）分类

中耳胆脂瘤分为先天性和后天性两类，本节主要介绍后天性胆脂瘤。

1. 先天性胆脂瘤 为胚胎期外胚层遗留的胚胎细胞形成的囊性结构，多发生于颞骨内，可以多部位同时发生。

2. 后天性胆脂瘤 又分为原发性和继发性两类。

（1）后天原发性胆脂瘤 既往无化脓性中耳炎病史，常由鼓膜内陷囊袋形成（见袋状内陷学说）。

（2）后天继发性胆脂瘤 继发于慢性化脓性中耳炎，常为鳞状上皮自鼓膜穿孔移行入中耳形成

（见上皮移行学说）。

（二）病因和形成机理

1. 袋状内陷学说 由于咽鼓管阻塞、功能障碍或鼓峡阻塞导致通气不良、中耳长期负压、鼓膜松弛部内陷形成囊袋凸入鼓室内，囊袋内上皮反复脱落不断堆积，囊腔扩大形成胆脂瘤，周围骨质遭到破坏。此为后天原发性胆脂瘤的主要形成机理。

2. 上皮移行学说 鼓膜大穿孔或边缘型穿孔时，外耳道及鼓膜上皮沿穿孔处向鼓室内移行生长，移入的上皮及角化物质脱落于鼓室及鼓窦内，逐渐聚积成团引起周围骨质吸收破坏形成胆脂瘤。此为后天继发性胆脂瘤的主要形成机理。

3. 基底细胞过度增生学说 鼓膜松弛部的上皮组织通过增殖形成上皮小柱，破坏基底膜而伸入上皮下组织，在此基础上产生胆脂瘤。此理论亦适用于原发性胆脂瘤。

4. 化生学说 正常中耳黏膜上皮在炎症刺激下转化为角化鳞状上皮组织，即为鳞状上皮化生。

多数中耳胆脂瘤在临床或组织学检查上可以利用上述前三种理论解释，而化生理论只是一种假说，迄今尚未得到证实。胆脂瘤对周围骨质的直接压迫或由于其基质及基质下方的炎性肉芽组织产生的多种酶（如蛋白酶、溶酶体酶、胶原酶等）和前列腺素等化学物质的作用引起周围骨质脱钙、骨壁破坏、炎症循破坏缺损的骨质向周围扩散，引起一系列颅内、外并发症。

（三）临床表现

1. 症状 长期间断性或持续性流脓伴听力下降，脓液有特殊恶臭，如听骨链被破坏听力下降程度可较重，可伴有耳鸣。如果胆脂瘤破坏半规管和前庭可出现眩晕、破坏面神经时出现面瘫。

2. 体征 鼓膜松弛部内陷、穿孔，紧张部内陷、增厚或鼓膜边缘穿孔，鼓室内可见胆脂瘤上皮或肉芽，常伴有脓性分泌物（图 5 - 6）。

3. 听力学检查 传导性耳聋或混合性耳聋，听骨链破坏中断时气骨导间距较大，甚至可以大于 40 ~ 50dB；部分患者胆脂瘤可起到传音桥梁作用而表现为听力损失并不严重；混合性耳聋的骨导下降通常是由于胆脂瘤破坏内耳所致，当内耳完全破坏时表现为全聋。咽鼓管功能检查可提示咽鼓管功能不良或正常。

4. 颞骨 CT 表现为鼓室、鼓窦及乳突内密度增高影，可伴有骨质的吸收破坏，通常表现为边缘锐利的骨质破坏，此乃胆脂瘤对周围骨质的压迫吸收破坏所致，听骨链结构可以部分破坏或完全消失（图 5 - 7）。

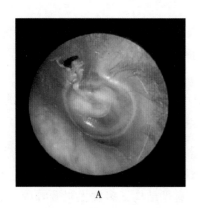 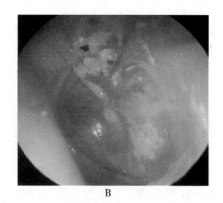

A B

图 5 - 6 中耳胆脂瘤

A. 表现为鼓膜松弛部前上穿孔，穿孔处可见白色胆脂瘤上皮，鼓膜紧张部可见钙斑；

B. 表现为鼓膜松弛部后上穿孔，穿孔处可见白色胆脂瘤上皮，鼓膜紧张部可见钙斑

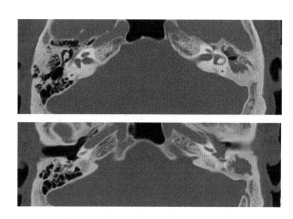

图 5-7　中耳胆脂瘤的颞骨 CT 表现

中耳的鼓室、鼓窦及乳突内可见软组织影，伴有骨质破坏，边缘锐利

（四）诊断和鉴别诊断

中耳胆脂瘤的诊断主要依据耳流脓、听力下降、鼓膜穿孔以及颞骨 CT 影像学特征。本病需注意与不伴有胆脂瘤的慢性化脓性中耳炎相鉴别（表 5-2）。

表 5-2　慢性化脓性中耳炎与中耳胆脂瘤的鉴别要点

	慢性化脓性中耳炎静止期	慢性化脓性中耳炎活动期（伴肉芽或息肉）	中耳胆脂瘤
流脓症状	间歇性	持续性	持续性，不伴感染者可不流脓
脓液性状	黏脓性，无臭味	脓性或黏脓性，可伴血性分泌物，味臭	脓性或黏脓性，可伴豆渣样物，味奇臭
鼓膜检查	紧张部中央型穿孔	紧张部大穿孔或边缘型穿孔，鼓室内可见肉芽或息肉	松弛部内陷、穿孔，或紧张部后上边缘型穿孔，少数为大穿孔，鼓室内可见白色上皮，可伴肉芽
听力	轻度传导性听力下降	传导性或混合性听力下降，听力损失较重	传导性或混合性听力下降，可轻可重
颞骨 CT	正常	中耳可见软组织影，可伴骨质破坏	中耳可见软组织影，伴骨质破坏，边缘锐利
并发症	一般无	可有	常有

（五）治疗

中耳胆脂瘤一经诊断应及早施行手术治疗，防止胆脂瘤破坏周围结构导致并发症。手术目的为彻底清除病变、预防并发症、获得干耳并尽可能提高听力。常用术式为改良乳突根治术或乳突根治术等。

第六节　特殊类型中耳炎

特殊类型中耳炎包括结核性中耳炎、AIDS 中耳炎、梅毒性中耳炎、真菌性中耳炎、坏死性中耳炎、放射性中耳炎、气压性中耳炎等。其中结核性中耳炎、AIDS 中耳炎、梅毒性中耳炎、真菌性中耳炎等是指在中耳乳突腔内培养出特异性致病原的中耳炎；坏死性中耳炎指中耳乳突腔内除上述特异性或非特异性中耳炎（多发生于急性传染病中）以外出现广泛的毁损及坏死性组织；放射性中耳炎为中耳乳突腔经过放射线照射后出现的无菌性放射性组织坏死；气压性中耳炎特指鼓膜内外气压急剧变化而咽鼓管不能及时平衡气压引起的中耳腔负压导致中耳结构物理性损伤，出现鼓膜充血、内陷、鼓室积液甚至鼓膜穿孔等。

第七节　中耳炎后遗疾病

中耳炎后遗疾病包括粘连性中耳炎、鼓室硬化、中耳胆固醇肉芽肿和隐匿性中耳炎等。

一、粘连性中耳炎

中耳内纤维组织增生或瘢痕形成导致鼓膜与鼓室黏膜及听骨结构粘连，严重者鼓膜与鼓岬黏膜融合上皮化的一种中耳炎后遗疾病。可由慢性分泌性中耳炎长期鼓室积液尤其是胶耳转化形成，也可由急、慢性化脓性中耳炎愈合不良转化而来，多数由于长期咽鼓管功能不良、中耳膨胀不全所致，也可以继发于鼓室成形术后咽鼓管功能不良。本病可与中耳胆脂瘤合并存在。以长期传导性听力下降为主要症状。耳镜检查可见鼓膜内陷粘连，严重者可见鼓膜紧张部贴附鼓岬及听小骨所表现的凹凸不平、松弛部内陷袋、咽鼓管功能不良。纯音测听表现为传导性听力下降为主，一般听力损失为中重度；颞骨CT检查可表现为鼓室空间消失、鼓室乳突内可存在密度增高影。

二、鼓室硬化

中耳经历炎症愈合过程中遗留的结缔组织退行性变即硬化灶的一种中耳炎后遗疾病。该病原发疾病以慢性化脓性中耳炎（静止期）居多，包括长期慢性炎症以及反复急性发作等情况，其他包括中耳胆脂瘤、粘连性中耳炎、隐匿性中耳炎等也可与其同时存在。主要病理表现为中耳黏膜下结缔组织的透明变性以及碳酸盐沉积形成钙化灶，少数可有新骨形成包括鼓膜纤维层、鼓岬黏膜、听骨表面黏膜层等部位。临床症状为传导性听力下降，鼓膜穿孔者可有耳流脓。耳镜检查可见鼓膜完整或穿孔、鼓膜钙化灶或鼓室黏膜钙化灶；听力学检查提示传导性听力下降，少数患者盖来试验可为阴性，咽鼓管功能检查可正常或不良；颞骨CT检查鼓室、乳突腔可见点片状高密度影。

三、中耳胆固醇肉芽肿

中耳胆固醇肉芽肿是发生于中耳、鼓窦或乳突的含有胆固醇结晶和多核巨细胞的肉芽肿，同样属于一种中耳炎后遗疾病，也有学者认为本病是一种独立疾病。原发疾病以分泌性中耳炎居多，亦可继发于各种慢性中耳炎或特发性血鼓室。咽鼓管功能不良为主要病因，主要病理机制为中耳乳突负压后黏膜毛细血管扩张破坏、红细胞渗出、含铁血黄素自细胞内溢出并在鼓室乳突腔内积存伴有肉芽组织增生。临床表现为听力下降，鼓膜穿孔者可有耳溢液，为淡黄色或血性。耳镜检查可见鼓膜多数完整，呈蓝黑色；听力学检查多为传导性听力下降、咽鼓管功能不良；颞骨CT检查鼓室、乳突腔可见密度增高影，听骨结构可能存在破坏，MR可表现为特征性的短 T_1 长 T_2 信号。本病的蓝鼓膜须与高位颈静脉球、颈静脉球体瘤或鼓室球瘤相鉴别。

四、隐匿性中耳炎

隐匿性中耳炎指鼓膜完整而中耳存在明显的感染性炎性病变的一种中耳炎后遗疾病。本病通常由分泌性中耳炎、慢性化脓性中耳炎等转化而来，临床无典型症状，部分听力下降。检查可见鼓膜完整；听力学检查可正常或存在气骨导间距，咽鼓管功能检查可正常；CT检查鼓室、乳突腔可见密度增高影，是诊断该病的主要依据。

知识链接

耳显微外科手术与耳内镜手术

20 世纪 50 年代手术显微镜问世后显微手术逐步开展，在中耳乳突手术中得到广泛应用，耳显微外科技术迅速发展。借助显微镜放大精细结构和立体视野的突出优势，术者可以充分地观察和处理位置深在、解剖复杂的颞骨内病灶。目前耳显微外科手术不但是治疗慢性化脓性中耳炎和中耳胆脂瘤的常用和有效技术，也广泛应用于面神经手术、眩晕外科手术、人工耳蜗植入、耳硬化症及侧颅底手术等。

20 世纪 90 年代随着高清内镜系统的发展，耳内镜技术得以推广。耳内镜通过外耳道自然腔道进入中耳，可在狭窄空间内进行广角观察。术者借助内镜可对深在隐蔽的区域抵近观察和操作。不过，耳内镜手术也有一定的缺点，如单孔视野、单手操作、术野出血容易污染镜头、内镜下磨骨困难等。学界专家积极尝试解决上述问题，但在目前大多数情况下这些问题仍然限制了内镜手术的适应证。

耳外科手术理念和技术的进步在很大程度上得益于手术设备的蓬勃发展。现阶段显微镜仍然是耳外科医生最重要的工具，适用于所有的耳科手术；耳内镜手术常用于单纯鼓膜修补、鼓室探查、听骨链重建术等；复杂侧颅底手术中耳内镜可作为显微镜的补充，观察显微镜视野无法到达的隐蔽部位，显微镜和耳内镜双镜联合手术可以充分利用两种不同成像系统的优势提高手术效率和效果。

目标检测

答案解析

简答题

1. 分泌性中耳炎的临床特点是什么？
2. 儿童分泌性中耳炎的特点是什么？
3. 分泌性中耳炎为何在儿童多发？
4. 简述急性化脓性中耳炎的治疗原则。
5. 简述急性乳突炎的临床表现。

（潘　滔　王　宇　鲁兆毅）

书网融合……

本章小结

微课

题库

第六章　耳源性颅内、外并发症

PPT

📖 学习目标

1. **掌握** 耳源性并发症的分类。
2. **熟悉** 耳源性并发症的病因、扩散途径。
3. **了解** 耳源性并发症的临床表现及处理原则。
4. 学会耳源性并发症的问诊及查体要点，具备判断耳源性并发症的临床思维。

⇒ **案例引导**

　　案例　患者，男，23 岁。主诉：右耳痛伴听力下降 1 个月，加重伴头痛 1 周，突发一过性意识丧失 1 天。查体：生命体征平稳，神清，精神差，双侧瞳孔等大等圆，对光反射灵敏，颈项强直，Kernig 征阳性，双侧 Babinski 征阴性。双侧面部运动基本对称，耳后无红肿，右侧外耳道深方充血，鼓膜弥漫性充血、膨隆，松弛部为著，松弛部前方可见少量脓液，可疑穿孔。左侧外耳道及鼓膜未见明显异常。纯音测听示右耳传导性听力下降，血常规示白细胞计数 12.41×10^9/L，中性粒细胞百分数 91.7%。颞骨 CT 示右侧乳突、鼓室、鼓窦内充满软组织影，鼓室天盖骨质不连续，右侧颞叶片状低密度影。颅脑核磁示右侧颞叶内长 T_1 长 T_2 信号影，大小约 5cm×3cm。

　　讨论　考虑患者可能存在哪些并发症？应如何治疗？

第一节　概　述

　　急（慢）性化脓性中耳炎、乳突炎及中耳胆脂瘤可产生多种颅内、外并发症，简称耳源性并发症（otogenic complication），重者危及生命，是耳科常见急重症之一。发病原因主要是由于中耳胆脂瘤或活动期中耳炎的急性发作，与中耳乳突骨质破坏严重、脓液引流不畅、机体抵抗力差、致病菌毒力较强或对抗生素不敏感具抗药性等因素有关。患者未及时就医或延误治疗也是导致并发症的常见原因之一。

一、传播途径

　　1. 经破坏缺损的骨壁　此途径最常见。胆脂瘤可破坏鼓室盖、乳突盖、乙状窦骨板等中、后颅窝骨质使中耳的化脓性感染直接向颅内蔓延；脓液穿破乳突外侧骨壁或乳突尖内侧骨壁进入耳周或颈部，在局部形成脓肿，气化型乳突更易发生。半规管、耳蜗或面神经骨管遭到破坏可导致迷路炎、感音神经性耳聋或面神经麻痹。

　　2. 经正常解剖途径或尚未闭合的骨缝　化脓性感染可经前庭窗、蜗窗侵犯内耳，导致骨导听力下降。化脓性迷路炎可循蜗水管、前庭水管、内听道等途径进入颅内。小儿尚未闭合的骨缝（如岩鳞缝）也可能为传播途径。

　　3. 血行途径　中耳感染可直接通过血流或随血栓性静脉炎蔓延至颅内或并发脓毒败血症引起远离

脏器的化脓感染，如肺炎、肺脓肿等，多见于糖尿病、免疫功能低下或全身体弱的患者。

二、分类

耳源性并发症一般分为颅外并发症和颅内并发症两类。

1. 颅外并发症　分为颞骨外及颞骨内并发症。

（1）颞骨外并发症　包括耳周骨膜下脓肿、颈部脓肿（包括 Bezold 脓肿及 Mouret 脓肿）。

（2）颞骨内并发症　包括迷路炎、周围性面神经麻痹、岩锥炎等。

2. 颅内并发症　包括硬脑膜外脓肿、硬脑膜下脓肿、脑膜炎、乙状窦血栓性静脉炎、脑脓肿、脑积水等。

第二节　颅外并发症

耳源性颅外并发症包括耳周骨膜下脓肿、颈部脓肿、迷路炎、周围性面神经麻痹和岩锥炎等。

一、耳周骨膜下脓肿

中耳胆脂瘤或慢性化脓性中耳炎急性发作时破坏乳突骨皮质，乳突腔内蓄积的脓液经乳突外侧骨皮质破坏处流入耳后骨膜下形成耳后骨膜下脓肿。脓肿穿破骨膜及耳后皮肤则形成耳后瘘管，长期不愈。如颞骨气化良好者破坏颧突根部气房则可造成颧部脓肿，又称耳前骨膜下脓肿。

临床表现为耳周皮肤红肿、疼痛，可伴同侧头痛及发热等全身症状。耳周肿胀、压痛明显，可触及波动感，耳后脓肿可使耳郭后沟消失，耳郭被推向前、外方。慢性化脓性中耳炎病史有助于诊断，抗生素控制感染行乳突根治术、脓肿切开引流术。

二、颈部脓肿

乳突尖部气房发育良好时其内侧骨壁一般甚薄，乳突内蓄脓可穿破该处骨质脓液循此流入胸锁乳突肌内面，在耳下、颈侧深部形成脓肿，称贝佐尔德脓肿（Bezold abscess）。若乳突尖骨质溃破区位于二腹肌沟处则脓液沿二腹肌向咽旁间隙扩散形成颈深部脓肿，称为 Mouret 脓肿。

临床表现同侧颈部疼痛、颈部运动受限，患侧颈部上方（乳突尖至下颌角处）肿胀、压痛明显，由于脓肿位置较深、故波动感不明显。颈部 CT 及 MR 有助于诊断及定位，亦可在 B 超引导下穿刺抽脓。抗生素控制感染行乳突根治术，同时行颈部脓肿切开引流。

三、迷路炎

迷路炎（labyrinthitis）即内耳炎，指迷路内的非化脓性或化脓性感染，是化脓性中耳乳突炎较常见的并发症。国内一般按病变范围及病理变化分为局限性迷路炎、浆液性迷路炎及化脓性迷路炎。

（一）局限性迷路炎

局限性迷路炎亦称迷路瘘管，多因胆脂瘤或慢性骨炎破坏迷路骨壁形成瘘管，使中耳与迷路骨内膜或外淋巴腔相通。多表现为阵发性眩晕，在头位或体位变动、压迫耳屏或耳内操作（如挖耳、洗耳等）时发作，偶伴有恶心、呕吐。听力有不同程度减退，多为传导性听力下降。发作时患侧迷路处于刺激兴奋状态，眼震多向患侧。向外耳道交替加减压力可诱发出眩晕和眼震即瘘管试验阳性，若瘘管被病理组织堵塞可为阴性。前庭功能一般正常。

（二）浆液性迷路炎

浆液性迷路炎是以浆液或浆液纤维素渗出为主的内耳弥漫性非化脓性炎症疾病或炎性反应。细菌毒素或感染经迷路瘘管、蜗窗、前庭窗等途径侵入或刺激内耳，产生弥漫性浆液性炎症。表现为眩晕，伴恶心、呕吐、平衡失调，患者喜卧向患侧，起立时向健侧倾倒。听力明显减退，为感音神经性或混合性听力下降。早期眼震多向患侧，晚期向健侧，瘘管试验可为阳性，前庭功能有不同程度减退。病变清除、炎症控制后症状可消失。

（三）化脓性迷路炎

化脓性迷路炎为细菌侵入内耳引起的迷路弥漫性化脓病变。多因中耳感染扩散或由浆液性迷路炎发展而来。本病内耳终器全被破坏，功能全部丧失。表现为严重眩晕、呕吐频繁，头部及全身稍活动加剧，听力完全丧失，可有耳深部疼痛。迷路破坏后自发性眼震向健侧，前庭功能检查患侧可无反应。一般3周后眩晕症状由于对侧前庭功能代偿逐渐消失。

不同类型迷路炎的临床特点及鉴别要点见表6-1。

表6-1　不同类型迷路炎的临床特点及鉴别要点

	局限性迷路炎	浆液性迷路炎	化脓性迷路炎
眩晕	发作性眩晕	持续性眩晕	严重持续性眩晕
听力	传导性听力下降	混合或感音神经性听力下降	全聋
眼震	发作时向患侧	多向患侧	向健侧
瘘管试验	+	+ / -	-
前庭功能	正常，少数亢进	减退	丧失

（四）治疗

足量抗生素控制感染；眩晕急性期适当应用前庭抑制剂或镇静剂等对症治疗；呕吐频繁可适当补液。抗生素控制感染，尽早行乳突根治术，清除病变时不宜扰动迷路瘘管内的纤维结缔组织以免感染扩散，瘘管口可覆盖颞肌筋膜等进行修补。化脓性迷路炎疑有颅内并发症时，应立即行迷路切开术以利通畅引流，防止感染向颅内扩展。

⊕ 知识链接

迷路修补术

迷路炎的手术处理包括迷路病灶的清除及迷路缺损的修补。根据临床经验，绝大多数情况下迷路病灶组织都可以完全清除。手术原则为先对迷路缺损以外区域彻底处理，冲洗术腔，最后处理迷路病变，以免周围区域的病灶进入迷路，进一步引起迷路炎。处理迷路时应尽可能保留迷路的骨内衣层，尽量减少局部刺激，避免膜迷路的损伤。迷路缺损的修补材料包括骨粉、颞肌筋膜、游离肌瓣、软骨、软骨膜等，修补方法有单纯筋膜阻塞、"三明治修补法"（颞肌筋膜-骨粉-颞肌筋膜）等。术中恰当处理病变，多数病例预后良好，骨导听力多数情况下能够保留。

四、耳源性面神经麻痹

耳源性面神经麻痹为化脓性中耳炎或胆脂瘤等耳源性疾病所造成的周围性面神经麻痹（面瘫），多由于急、慢性化脓性中耳炎的炎症侵袭引起面神经水肿或胆脂瘤破坏面神经骨管，直接压迫损伤面神经所致，中耳乳突手术损伤、中耳结核、中耳肿瘤亦可导致。

（一）临床表现

多为单侧，患侧面部运动障碍，致不能提额、皱眉，眼睑不能闭合，口歪向健侧，患侧口角下垂，鼻唇沟不显，不能鼓腮及吹口哨，饮水时外漏，日久可面部肌肉萎缩。

面瘫分级采用 House – Brackmann 分级；面神经电图及面肌电图检查可了解面神经变性、病损程度；溢泪试验、味觉试验和镫骨肌反射可定位受累节段；颞骨 CT 可见中耳乳突面神经管骨质破坏。

（二）治疗

急性化脓性中耳炎引起的面瘫多由神经炎性水肿所致，一般经保守治疗多能恢复，常用抗生素、糖皮质激素、神经营养药物等，配合理疗；胆脂瘤或骨质破坏所引起的面瘫应尽早行乳突根治术，清除病变并进行面神经探查及减压术。

第三节　颅内并发症

耳源性颅内并发症包括硬脑膜外脓肿、硬脑膜下脓肿、脑膜炎、乙状窦血栓性静脉炎、脑脓肿、脑积水等。

一、硬脑膜外脓肿

硬脑膜外脓肿（extradural abscess）是指硬脑膜与颅骨之间或乙状窦与骨板之间的脓肿，后者部位特殊，又称为乙状窦周围脓肿。

（一）临床表现

小脓肿多无明显症状，常在乳突手术中意外发现；较大脓肿可出现低热、患侧头痛、局部叩痛；个别大脓肿可出现颅内压增高症状。颞骨 CT 或 MR 检查可见硬脑膜外占位，可有骨质破坏。

（二）治疗

在乳突根治术中发现周围颅底骨板或乙状窦骨板破坏、脓液溢出时，应去除骨板直至暴露正常脑膜以利引流。围手术期应该使用可透过血脑屏障的抗生素。该病是耳源性颅内并发症中较轻的一种，如能早期发现、及时处理则预后良好，否则可能引起其他严重的颅内并发症。

二、乙状窦血栓性静脉炎

乙状窦血栓性静脉炎（thrombophlebitis of sigmoid sinus）是伴有血栓形成的乙状窦静脉炎。本病多由于中耳乳突感染或胆脂瘤直接侵蚀乙状窦骨板形成乙状窦周围炎，使血管内膜粗糙、血流变慢，纤维蛋白、红细胞及血小板黏附于内膜上形成窦壁血栓。血栓逐渐增大，上下扩展，上可至岩上窦、横窦水平部甚至海绵窦等，下可延至岩下窦、颈静脉球、颈内静脉。血栓中央坏死液化可导致栓子脱落进入血循环引起脓毒败血症，感染播散至远隔脏器引起其他器官化脓性疾病，如肺脓肿。感染被控制后小血栓可消退、自愈，大血栓可机化再通。

（一）临床表现

1. 全身症状　典型表现为弛张热，为脓毒血症表现，先畏寒、寒战，其后高热，体温可达 40℃ 以上，数小时后大汗，最后体温骤降至正常，症状缓解，上述症状每日发作 1~2 次。小儿可表现为稽留热。由于应用大量抗生素或及时治疗，也可只表现为低热甚至体温正常。病期较长、持续消耗可出现全身软弱、贫血、精神萎靡等。

2. 局部症状及体征 感染波及周围乳突导血管、颈内静脉及淋巴结时，可出现患侧耳后、枕部或颈部疼痛。查体可见乳突后方轻度水肿，颈部可触及索状肿块，压痛明显。

3. 辅助检查 影像学检查：颞骨 CT 可见乙状窦骨板破坏、部分窦内或周围积气；核磁共振静脉血管成像（MRV）可见乙状窦内充盈缺损。实验室检查：血常规示白细胞明显增高、中性粒细胞为主；寒战、高热时血培养阳性；脑脊液常规检查多无异常。腰椎穿刺：测量脑脊液压力可了解乙状窦是否闭塞即 Tobey – Ayer 试验：压迫颈内静脉后，正常情况下脑脊液压力迅速上升，可超出原压力的 1～2 倍；但乙状窦闭塞时脑脊液压力无明显改变或微升。眼底检查：可见视乳头水肿、视网膜静脉扩张。Crowe 试验：压迫颈内静脉时正常情况下眼底静脉可有扩张，若眼底静脉无变化提示颈内静脉闭塞。

（二）治疗

足量抗生素控制感染，并给予补液、静脉营养甚至输血等支持治疗。尽早行扩大乳突根治术并探查乙状窦，清除病灶、通畅引流，通常窦内血栓不必切开窦壁取出，如存在脓肿则应尽量清除窦内病变组织。如乳突术中彻底清除病灶后症状仍无明显减轻或颈部压痛明显或出现转移性脓肿时，应行患侧颈内静脉结扎术。

三、耳源性脑膜炎

耳源性脑膜炎（otogenic meningitis）是指由急性或慢性化脓性中耳乳突炎并发的软脑膜、蛛网膜的急性化脓性炎症。中耳感染可直接侵犯软脑膜和蛛网膜，亦可通过其他耳源性并发症（如化脓性迷路炎、硬脑膜外脓肿、乙状窦血栓性静脉炎、脑脓肿等）间接引起。

（一）临床表现

同一般化脓性脑膜炎。临床主要症状是高热、头痛、呕吐。起病时可有寒战，继而发热，体温可高达 40℃ 左右。有颅内压增高表现：剧烈头痛，为弥漫性全头痛，常以后枕部为重。呕吐常呈喷射状，与饮食无关。可伴有易激动、烦躁不安、抽搐等精神及神经症状，重者嗜睡、谵妄、昏迷。出现各种脑膜刺激征，轻者颈抵抗，重者颈项强直甚至角弓反张，Kernig 征及 Brudzinskin 征阳性。

辅助检查：腰椎穿刺提示脑脊液压力增高，脑脊液混浊、脓样，白细胞数增多，以中性粒细胞为主，蛋白增高，糖及氯化物降低，细菌培养可为阳性。血常规中白细胞升高，中性粒细胞为主。

（二）治疗

使用足量透过血脑屏障的抗生素控制感染以及补液等支持治疗；并尽早行扩大乳突根治术清除中耳及颅内病灶，除去骨板直至暴露正常脑膜为止；如患者全身情况较差可先行单纯乳突切开引流，待患者全身情况改善后再行乳突根治术。

四、耳源性脑脓肿

耳源性脑脓肿（otogenic brain abscess）为化脓性中耳乳突炎或胆脂瘤所并发的脑组织内的脓液积聚，是一严重、危险的并发症。脓肿多位于大脑颞叶及小脑。多由于胆脂瘤破坏中、后颅窝脑板，感染直接侵入脑组织或循静脉进入脑组织所致；少数因血行播散而形成多发性脑脓肿，且距原发灶较远。

（一）临床表现

脑脓肿的典型临床表现可分为 4 期。

1. 起病期 持续约数天，呈现早期局限性脑炎或脑膜炎的表现，如畏寒、发热、头痛、呕吐及轻度脑膜刺激征等。

2. 潜伏期 持续 10 天至数周不等，多无明显症状或有不规则头痛、低热以及嗜睡、抑郁、烦躁、少语等精神症状。

3. 显症期　历时长短不一，此时脓肿已经形成，可出现以下各种症状。

（1）感染中毒症状　体温可高可低，食欲不振、全身无力等。

（2）颅内压增高症状　①剧烈头痛，多呈持续性，常于夜间加剧；②与饮食无关的喷射性呕吐；③意识障碍，最初表情淡漠，进而嗜睡甚至昏迷；④脉搏迟缓有力，与体温不一致；⑤可有视乳头水肿；⑥其他，如打呵欠、常做无意识动作（挖鼻、触弄睾丸等）、性格与行为改变、惊厥等。

（3）局灶性症状　出现时间可早可晚，亦可不明显。

（4）颞叶脓肿　可有对侧偏瘫、对侧中枢性面瘫、对侧锥体束征、失语症、对侧肢体强直或痉挛、同侧偏盲或瞳孔散大等。

（5）小脑脓肿　可有中枢性眼震、同侧肢体肌张力减弱或消失、共济失调等。

4. 终末期　常因脑疝形成、脓肿破溃致脑室炎、暴发弥漫性脑膜炎等而死亡。

慢性化脓性中耳炎急性发作病程中如果患者出现剧烈头痛、呕吐、神志迟钝、表情淡漠、嗜睡、脉缓等表现，即使无定位体征也应高度警惕脑脓肿的可能。积极完善检查尽早确诊，及时请神经外科协同诊治。

（二）辅助检查

1. 影像学检查　颅脑 CT 和 MR 是最主要的影像学方法，可显示脓肿大小、位置等情况，对脑脓肿的早期定位诊断具有重要意义。MR 检查对脑组织及脓肿显影更佳。

2. 实验室检查　血常规可有白细胞升高，中性粒细胞为主。

3. 诊断性穿刺　部分可行脓肿诊断性穿刺，包括钻颅穿刺探查或经乳突腔穿刺。

4. 其他　眼底检查发现视乳头水肿可提示颅内压增高。腰椎穿刺并非必要检查，颅内压增高者易诱发脑疝。

（三）治疗

1. 药物及支持治疗　使用足量、敏感的透过血脑屏障抗生素类药物，开始可用广谱抗生素，以后参照细菌培养结果选用敏感抗生素。颅内压增高时合理应用脱水疗法，如 20% 甘露醇、50% 葡萄糖、25% 山梨醇和 30% 尿素等，酌情应用糖皮质激素类药物等。注意全身支持疗法及水、电解质平衡，病情危重时准备气管插管、呼吸循环支持等抢救措施。

2. 手术治疗　及时行乳突根治术清除乳突病灶，除去破坏的骨板直至暴露正常脑膜为止。颅脑 CT 监测颅内感染的进展，如果脑脓肿形成应及时行脓肿引流，包括自乳突术腔穿刺抽脓或切开排脓。若有脑疝危象时，可先由神经外科钻颅穿刺抽脓或行侧脑室引流术，降低颅内压后再行乳突手术。经反复穿刺抽脓无效或多房性脓肿等宜请神经外科行开颅手术，摘除脓肿。

目标检测

答案解析

一、选择题

1. 最常见引起颅内、外并发症的中耳炎类型为（　　）

　　A. 中耳胆脂瘤　　　　　　　　　　B. 分泌性中耳炎

　　C. 急性化脓性中耳炎　　　　　　　D. 慢性化脓性中耳炎

2. 下列关于耳源性脑脓肿的临床表现描述，错误的是（　　）

　　A. 起病期临床表现不同于早期局限性脑炎

　　B. 潜伏期多无明显症状

　　C. 显症期出现中毒性症状

　　D. 终期常因脑疝形成等原因而死亡

3. 有助于诊断乙状窦血栓性静脉炎的辅助检查包括（　　）

　　A. Tobey - Ayer 试验　　　　　　　B. Crowe 试验

　　C. Gelle 试验　　　　　　　　　　D. Dix - Hallpike 试验

二、简答题

1. 耳源性颅内、外并发症的感染传播途径有哪些？其中最常见的是哪种？

2. 耳源性颅外并发症有哪些？

3. 迷路炎包括哪些临床类型？

4. 不同类型的迷路炎在临床表现上有何区别？

5. 耳源性颅内并发症有哪些种类？

（潘　滔　王　宇　鲁兆毅）

书网融合……

本章小结

题库

第七章 耳 聋

📖 学习目标

1. **掌握** 耳聋的分级；传导性耳聋、感音神经性耳聋、混合性耳聋的病因、临床表现、诊断；人工耳蜗植入的基本原理和适应证。
2. **熟悉** 耳聋的分类原则；传导性耳聋的分类；BAHA 和振动声桥的基本原理、适应证。
3. **了解** 传导性耳聋、感音神经性耳聋、混合性耳聋的治疗原则。
4. 学会根据听力检查结果判定耳聋性质与程度，具备选择耳聋治疗方案的能力。

➡️ 案例引导

案例 患者，女，49 岁。发现右耳听力下降 30 余年，自觉在喧闹环境中较安静环境下听力为好。经专科查体和辅助检查初步诊断为混合性耳聋、传导性耳聋为主（右）。考虑鉴别诊断：先天性听骨链畸形、耳硬化症、鼓膜完整的鼓室硬化症、先天性中耳胆脂瘤、隐匿性中耳炎、外伤性听骨链中断、上半规管裂综合征等。可以基本排除后六种疾病导致的传导性耳聋。

讨论 该患者应如何治疗？

第一节 概 述

听觉系统中传音、感音及其听觉传导通路中的听神经和各级中枢发生病变引起听功能障碍，产生不同程度的听力减退，统称为耳聋（deafness），也称听力减退（hearing impairment 或 hearing loss）。

人类可以听到的声音频率范围在 20~20000Hz，日常言语频率范围以 0.5~3kHz 为主，其中 0.5~2kHz 最重要。一般认为语言频率平均听阈在 26dB 以上时称为听力减退或听力障碍。根据听力减退的程度不同，又称为重听、听力障碍、听力减退、听力下降等。

（一）耳聋分级

耳聋分级标准各国并不一致，目前多采用 1964 年国际标准化组织推荐的标准，1980 年世界卫生组织（WHO）也制定了类似的标准（表 7-1），该标准按语言频率 0.5、1 和 2kHz 听阈的平均值计算平均听阈（pure tone average，PTA）。

表 7-1 世界卫生组织（WHO 1980）听力损失分级标准

分级	损失程度	0.5、1 和 2kHz 听阈均值（dB）
I	轻度	26~40
II	中度	41~55
III	中重度	56~70

续表

分级	损失程度	0.5、1 和 2kHz 听阈均值（dB）
IV	重度	71~90
V	极重度	91 以上

在此基础，上 1997 年 WHO 推荐了新的听力减退分级标准，即采用 0.5、1、2、4kHz 听阈的平均值计算平均听阈，并据此将听力减退分为 4 级（表 7-2）。

表 7-2　世界卫生组织（WHO 1997）推荐的听力损失分级标准

分级	损失程度	0.5、1、2、4 kHz 听阈均值（dB HL）
0		25 或更小
1	轻度	26~40
2	中度	41~60
3	重度	61~80
4	极重度	81 或大于 81

目前，包括我国在内的大多数国家临床工作中还在采用世界卫生组织（WHO 1980）听力损失分级标准，但在听力评残中更多参照了 WHO 1997 的分级标准。

在 1997 年分级标准的基础上，世界卫生组织（WHO 2021）采用了新的听力分级建议，形成最新听力损失分级标准：继续采用 0.5、1、2、4 kHz 听阈的平均值计算平均听阈，在原有的分级基础上又进一步细化，将听力减退分为 7 级，轻度听力损失的标准由 25dB 降低到 20dB；程度分级增加了中重度，每 15dB 为一级；分别诠释了极重度听力损失和全聋的定义；并增加了单侧听力损失的标准；更关注到听力损失在安静和噪声环境下的不同反应（表 7-3）。

表 7-3　世界卫生组织（WHO 2021）推荐的听力损失分级标准

分级	好耳的听力阈值（dB）	多数成年人在安静环境下的听力体验	多数成年人在噪声环境下的听力体验
正常听力	<20	听声音没有问题	听声音没有或几乎没有问题
轻度听力损失	20 至 <35	谈话没有问题	可能听不清谈话声
中度听力损失	35 至 <50	可能听不清谈话声	在谈话中有困难
中重度听力损失	50 至 <65	在谈话中困难，提高音量后可以正常交流	大部分谈话都很困难
重度听力损失	65 至 <80	谈话大部分内容都听不到，即便提高音量也不能改善	参与谈话非常困难
极重度听力损失	80 至 <95	听到声音极度困难	听不到谈话声
完全听力损失/全聋	>95	听不到言语声和大部分环境声	听不到言语声和大部分环境声
单侧聋	好耳 <20　差耳 >35	除非声音靠近较差的耳朵，否则不会有问题。可能存在声源定位困难	可能在言语声、对话中和声源定位存在困难

（二）耳聋分类

耳聋有不同的分类方法和名称。

1. 按照耳聋出现的时间分类　分为先天性聋和后天性聋。

2. 按照耳聋和言语功能的发育时间关系分类　分为语前聋和语后聋。

3. 按病变的性质分类　分为功能性聋和器质性聋。功能性聋又分为精神性聋和伪聋。器质性聋又分为传导性耳聋、感音神经性耳聋和混合性耳聋，其中，感音神经性耳聋又根据病变部位分为感音性耳聋、神经性耳聋和中枢性耳聋。

第二节　传导性耳聋

外耳和中耳病损不同程度地影响传音及增益功能，使到达内耳的声能减弱，从而引起的听力下降称为传导性耳聋（conductive deafness）。

（一）病因

1. 按照疾病种类分类　外耳或中耳的炎症、外伤、畸形或肿瘤等都可能造成传导性耳聋。

2. 按照发病部位分类　发生在外耳道、鼓膜、听骨链、前庭窗和（或）蜗窗的病损都可能造成传导性耳聋。

根据以上分类，常见的引起传导性耳聋的疾病包括外耳道先天性或后天性闭锁、各种原因引起的外耳道堵塞（耵聍栓塞、外耳道炎症、疖肿、异物、肿瘤等）、鼓膜穿孔、鼓膜炎症、各种急（慢）性中耳炎及其后遗症、耳硬化症、听骨链中断或脱位、中耳肿瘤、中耳畸形、前庭窗或蜗窗发育不全等。

（二）诊断

传导性耳聋的诊断包括临床表现、听力检查和病因诊断，其中病因学诊断部分详见各章节。

1. 临床表现　症状：不同程度的听力下降，可以伴随耳闷堵感或耳鸣；一般患者讲话时音量正常或降低，听声时音量增加后可以听清，对患者的言语发育和言语清晰程度无影响或者影响程度较轻。专科检查：根据原发疾病不同可以有不同体征。

2. 辅助检查

（1）音叉检查　Rinne test：骨导 > 气导（阴性）。Weber tes：偏向患侧。Schwabach test：骨导延长。Gelle test：耳硬化症或听骨链固定时声音无变化（阴性）。

（2）纯音测听检查　气导听阈提高（表现在听力图上为气导曲线下降）；骨导听阈正常，骨-气导差 >10dB。一般情况下，如果骨-气导差 >60dB 则应考虑前庭窗和蜗窗闭锁的可能性。此外，前庭导水管扩大综合征者纯音测听检查经常会出现低频部分明显的骨-气导差，而分泌性中耳炎常因中耳积液的影响造成高频骨-气导差减小，需要予以关注。

（3）声导抗测试　根据病因不同，鼓室导抗图可以表现为 B、C、D、A、Ad、As 等型。常无法引出声反射。

（4）ABR 检查　气导耳机给声时，ABR 可以出现 I 波潜伏期延长、V 波潜伏期-强度曲线后移、ABR 阈值升高。骨导耳机给声时，ABR 检查表现正常。

（5）耳声发射检查　通常无法引出。

（6）影像学检查　目前普遍采用的是高分辨颞骨薄层 CT 影像学的方法用于了解耳部结构和疾病，特别是通过多平面重建（MPR）和三维重建技术可以更好地判断疾病部位和性质。

根据临床表现、耳科检查和听力检查诊断传导性耳聋比较容易，但临床上在病因明确时一般直接诊断相应疾病，只有在原发病因尚不确定时才诊断为传导性耳聋。按照 WHO 2021 标准，建议根据 0.5、1、2、4 kHz 骨导和气导听阈的平均值分别计算，平均听阈气导听阈 > 20dB、同侧骨导听阈正常（≤20dB）并且气-骨导差值 > 10dB 者属于传导性耳聋。

（三）治疗

1. 针对传导性耳聋的病因进行相应治疗。

2. 通过耳外科手术（显微镜下和/或耳内镜下）进行相应的鼓室探查、成形和听骨链重建手术。

3. 配戴助听器或通过手术安装助听装置。无需手术即可验配的各种助听器包括普通助听器（耳背式、耳道式或深耳道式）、骨导助听器（眼镜式、发卡式、牙传导式）、骨锚式助听器（软带连接）；需要通过手术安装的有骨锚式助听器（BAHA 或 BAHA Attract）、振动声桥（vibrant sound bridge，VSB）、骨桥（Bone bridge）等。

第三节　感音神经性耳聋

由于耳蜗毛细胞、听觉传导径路各级神经元受损害导致声音的感受与神经冲动传递障碍以及听觉中枢功能缺如者称感音性或神经性或中枢性耳聋。临床上习惯性统称为感音神经性耳聋（sensorineural hearing loss）

（一）分类及病因

根据不同的分类原则可以有多种分类方式，按照发病时间可分为先天性聋和后天性聋，而后天性聋又可以按照临床常用的命名习惯进行分类。

1. 先天性聋　系出生时就已存在的听力障碍。依其病因可分为遗传性聋（hereditary deafness）和非遗传性聋两大类。

（1）遗传性聋　指来自亲代的致聋基因或新发生的突变基因所导致的耳发育异常或代谢障碍，以致出现听功能不良，其中感音神经性耳聋在遗传性耳聋中占有重要的位置。遗传性聋又分为综合征性聋（30%）及非综合征性聋（70%）两大类，两者再根据病变部位和性质不同分成很多类型。

（2）非遗传性聋　患儿在胚胎发育期、围产期或分娩时受到母体的炎症、感染、中毒或外伤等病理因素的影响所致的耳聋。这种耳聋在出生时即已存在，新生儿中先天性耳聋的发病率约为1/1000，其中50%以上由遗传因素引起。

2. 老年性聋　听觉系统老化所致的耳聋，是人体老化过程在听觉器官中的表现，故将在老年人中出现的、并可排除其他致聋原因的耳聋称为老年性聋，在老年人群中发病率为30%~60%。听觉器官的老年性退行性改变涉及听觉系统的所有部分，其中以内耳最明显。老年性聋的病理变化比较复杂，Schuknecht（1974）根据老年性聋的病理变化将本病细分为老年感音性、神经性、血管纹性（代谢性）与耳蜗"传导"性（机械性）聋4类。临床表现的共同特点是不明原因的双侧对称性感音神经性耳聋，起病隐匿，由高频向语频缓慢进行性加重，伴高调持续耳鸣，言语识别率明显降低。

3. 耳毒性聋　接触某些药物或化学制品所致的耳聋。常见耳毒药物有氨基糖苷类抗生素，如链霉素、卡那霉素、庆大霉素等；水杨酸类止痛药；奎宁、氯奎等抗疟药；某些抗肿瘤药，如长春新碱、氮芥、顺铂、卡铂等；呋塞米等袢利尿药；抗肝素化制剂保兰勃林；铊化物制剂、沙利度胺等。另外铜、磷、砷、苯、一氧化碳、二硫化碳、四氯化碳、酒精、烟草等中毒也可致耳聋。药物对内耳的损害机制尚未彻底查明；除取决于药物毒性、剂量、疗程外，与个体敏感性关系颇大，后者有某些家族遗传性。我国最常见的药物致聋原因为氨基糖苷类药物，同时其易感性与遗传因素有关。临床上耳聋、耳鸣与眩晕、平衡紊乱共存。耳聋呈双侧对称性感音神经性，多由高频向中、低频发展。临床上均有耳鸣、耳聋与眩晕，一般为暂时性，少数为永久性。

4. 感染性聋　致病微生物（如病毒、细菌、真菌、螺旋体、衣原体、支原体等）感染直接或间接地引起单耳或双耳不同程度的感音神经性耳聋，近年来发病率逐渐下降。继发于细菌性脑膜炎的感染性聋，易造成内耳不可逆的纤维化和骨化，为感音神经性耳聋的主要原因之一。

5. 特发性突聋　突然发生的，可在数分钟、数小时或 3 天以内原因不明的感音神经性听力损失，至少在相连的 2 个频率听力下降 20dB 以上。多认为本病的发生与内耳供血障碍或病毒感染有关，但多数患者病因不清。临床上以单侧发病多见，偶有两耳同时或先后受累者。突发性耳聋的发病率为（5 ~ 20）/10 万。一般在耳聋前先有高调耳鸣，约半数患者有眩晕、恶心、呕吐及耳周围沉重、麻木感等。听力损害多较严重，曲线呈高频陡降型或水平型，可有听力曲线中断。前庭功能正常或减低。有自愈倾向，但多数病例不能获得完全恢复。

6. 噪声性聋　是由于长期遭受噪声刺激所引起的一种缓慢进行的感音神经性耳聋。主要表现为耳鸣、耳聋，纯音测听显示为 4kHz 谷形切迹或高频衰减型，亦可出现头痛、失眠、易烦躁和记忆力减退等症状。其耳聋程度主要与噪声强度、暴露时间有关，其次与噪声频谱、个体差异亦有一定关系。

7. 自身免疫性聋　是由自身免疫病累及耳蜗及蜗后结构所致。此类患者机体产生了抗内耳组织抗体或内耳组织的抗原发生了改变，机体免疫系统对内耳组织产生异常免疫反应造成耳蜗感觉及神经结构的变化，导致感音神经性耳聋。既可表现为器官特异性（无其他器官受累）的原发性内耳损伤，又可以是伴随某些系统性自身免疫病而出现的内耳受累症状。多发于青壮年，主要为进行性、波动性听力减退，可以是蜗性也可以是蜗后性，可双耳发病亦可单耳发病，双耳可同时或先后发病。患者常合并有其他自身免疫病。

8. 创伤性聋　由外伤或医源性因素造成耳蜗及蜗后损伤引起。临床表现为双侧重度高频神经性或混合性耳聋，伴高调耳鸣及眩晕、平衡紊乱等。症状多能在数月后缓解，但难以完全恢复。颞骨横行骨折时，骨折线常跨越骨迷路或内耳道使其内含诸结构受伤害，发生重度感音神经性耳聋以及眩晕、眼震、面瘫和脑脊液耳漏等。潜水人员由于上升出水时减压过快，耳蜗微循环障碍、代谢紊乱，继之累及听和前庭感觉上皮导致潜涵聋（caisson deafness）。爆炸时强大的空气冲击波引起中耳和内耳各种组织结构的损伤，引起眩晕、耳鸣与耳聋（爆震性聋）。此外，常与可听声混在一起的次声（infra sound）、放射线和微波辐射等物理因素也可使中耳和（或）内耳致伤，引起感音神经性或混合性耳聋。

9. 听神经病　一般认为是由听神经纤维、内毛细胞或听神经与内毛细胞之间的突触病变所导致而外毛细胞功能表现正常的听力障碍，是一种表现为声音可以通过外耳、中耳正常的进入到内耳但是声音信号不能同步地从内耳传输到大脑的一种听功能异常性疾病。表现为诱发性耳声发射正常、听性脑干反应严重异常的一组听功能障碍综合征。多于婴幼儿或青少年期起病，发病率无性别差异，在高危婴幼儿中的发病率约为 0.23%。病因尚不明确，目前研究认为病因中遗传因素占 58%，环境因素占 42%。临床上可分为独立发病的非综合征性听神经病以及伴有其他系统障碍的综合征性听神经病。

10. 全身系统疾病引起的感音神经性耳聋　某些全身及其他系统与器官的疾病可以造成感音神经性耳聋，包括高血压与动脉硬化、慢性肾功能不全、糖尿病、甲状腺功能低下、白血病、红细胞增多症、镰状细胞贫血、巨球蛋白血症、结节病、组织细胞病、多发性结节性动脉炎等多种疾病都可能导致感音神经性耳聋。临床表现为双侧对称性高频感音性聋伴持续性高调耳鸣。

11. 其他原因造成的感音神经性耳聋　梅尼埃病、耳硬化症、桥小脑角肿瘤、多发性硬化等。

12. 原发性感音神经性耳聋　尚未查出致病原因和发病机制者统称为原发性感音神经性耳聋。

（二）临床表现

充分了解病因、发病过程、全身情况、相关疾病、家族史等多方面情况，分析可能原因以及有无复合因素将对于感音神经性耳聋的诊断有重要作用。

1. 症状　不同程度的听力下降。先天遗传性聋、老年性聋、耳毒性聋多表现为双侧对称性听力下降，其他类型可以表现出单侧或双侧的感音神经性听力下降。可以是高频听力下降或全频听力下降，当有复合因素存在时，听力下降的表现会更加复杂。不同类型的感音神经性耳聋可以伴随不同程度的耳鸣、言语分辨能力减退和眩晕。此外，根据其致病原因不同还可以伴随原发疾病的有关症状。

2. 体征　根据原发疾病不同可以有不同体征。如果不合并其他疾病，感音神经性耳聋患者外耳道和鼓膜多为正常。

3. 音叉检查　Rinne test：骨导＜气导（阳性）或无法引出。Weber test：偏向健侧。Schawbach test：骨导缩短。

4. 纯音测听检查　气导和骨导听力一致性降低，一般没有气 – 骨导差。

5. 声阻抗检查　多数是 A 型鼓室曲线，可以引出镫骨肌反射，可以出现重振现象（镫骨肌反射阈与纯音听阈差值＜60dB）。

6. ABR 检查　可以出现波 I 和（或）波 V 潜伏期延长，也可以出现 I ～ V 间期正常、缩短或延长，听力下降超过一定程度或听神经病时 ABR 可以无法引出。

7. 耳声发射检查　在中度以下听力损失时可以引出 DPOAE，如果听力损失超过 40dB 多数无法引出 DPOAE，罹患听神经病时 DPOAE 可以引出。

8. 40Hz 相关电位检查　有助于判断客观中至低频的听阈。重度或极重度听力损失时可以无法引出。

9. 听觉多频稳态诱发电位检查　适用于镇静状态下的儿童和婴幼儿，有助于判断不同频率的客观听阈。

10. 影像学检查　通过高分辨率颞骨 CT 检查、颅脑 MRI、内耳 MRI 水成像、听神经成像等技术有助于了解耳及颅脑结构。

11. 基因检查　通过现代分子生物学和分子遗传学的方法检查耳聋相关基因有无致病突变，并可以用于生育指导。

（三）诊断

根据临床表现、专科检查和听力检查诊断感音神经性耳聋比较容易，但需要进一步检查以进行病因诊断。对于病因明确者可以按照感音神经性耳聋的分类进行分型；对于复合因素致病者应分析其主要的致病原因进行归类；对于尚不能明确病因者可以先归入原发性感音神经性耳聋。按照 WHO 2021 标准，建议根据 0.5、1、2、4kHz 骨导和气导听阈的平均值分别计算平均听阈，同侧气骨导听阈均＞20dB，并且气 – 骨导差值≤10dB 属于感音神经性耳聋。

（四）治疗原则

1. 病因诊治　针对引起感音神经性耳聋的原因进行治疗。

2. 药物治疗　对于特发性突聋、感染性聋、噪音性聋和药物性聋患者在针对病因治疗的同时尽早联合使用扩张内耳血管、营养神经药物及糖皮质激素类药物等，尽量挽救残余的听力。

3. 助听器　对于感音神经性耳聋听力损失造成交流困难、语频平均听力损失 35～80dB 者，均可以选择配戴助听器以提高言语交流能力，根据听力损失程度选择合适功率的助听器。单侧耳聋一般不需配用助听器。针对不同患者可以选择耳背式、耳内式或深耳道式助听器。

4. 手术治疗　目前针对感音神经性耳聋的外科治疗手段是通过植入各种听觉辅助设备以增加有效的耳蜗、蜗后刺激，并利用中枢的代偿作用从而达到改善言语交流的目的。现有应用较广泛的包括人工耳蜗、振动声桥和骨锚式助听器（BAHA）等，正在不断完善的植入式听觉辅助设备包括听觉脑干植入、声电联合刺激、骨桥等。感染性聋导致的耳蜗骨化或纤维化会造成人工耳蜗植入困难，应该早期干预。突发性聋患者如果对侧耳听力差或者出现双侧突发性聋，在病情稳定后（一般认为 3 个月）可以根据情况选择助听器或者人工耳蜗植入，多数可以获得满意效果。

5. 听觉康复和语言训练 对改善感音神经性耳聋，特别是重度和极重度感音神经性耳聋患者的生活质量和避免因聋致残有重要作用。

6. 病因诊治 包括基因诊断技术和干细胞治疗研究。针对遗传性聋的聋病基因诊断技术（GJB2、GJB3、PDS 基因），对常见的遗传性聋的病因进行诊断的同时可以进行有效的遗传咨询和优生指导，并已经用于产前诊断。

第四节 混合性耳聋

耳的传声系统和感音神经系统都存在病损（不论是受同一疾病还是不同疾病所致），所导致的听力下降称为混合性耳聋（mixed deafness）。

（一）病因

根据是否由同一种疾病所导致进行分类。

1. 由同一疾病导致 慢性化脓性中耳炎合并迷路炎、中耳炎后遗症、晚期耳硬化症等。

2. 由不同疾病导致 感音神经性耳聋合并慢性中耳炎等。

（二）诊断

根据传声系统和感音神经系统受损的程度不同可以表现出以传导性耳聋为主或以感音神经性耳聋为主，据此产生相应的临床症状，在专科检查、音叉检查及听力学检查中可以有相应的表现。

根据听力学检查（特别是纯音测听检查），气导和骨导听阈皆提高，但气导和骨导之间存在差值，不论差值仅限于几个频率还是全部频率，都可以诊断为混合性耳聋。按照 WHO 2021 标准，建议根据 0.5、1、2、4kHz 骨导和气导听阈的平均值分别计算平均听阈，同侧气导骨导听阈均 > 20dB 并且气 – 骨导差值 > 10dB 属于混合性耳聋。

影像学检查：采用高分辨颞骨薄层 CT 影像学可了解耳部结构和疾病，必要时通过 MRI 检查以进一步判断病损部位和程度。

（三）治疗

针对造成混合性耳聋的相应病因进行相应治疗，可能需要采用多种治疗方法。在治疗方案的选择上应该考虑一旦最终出现重度或极重度感音神经性耳聋时的后续治疗需要。

第五节 功能性聋与伪聋

（一）功能性聋

功能性聋（function hearing loss）又称精神性聋、心理性聋、癔症性聋、假性耳聋等，这种耳聋与精神因素有关。耳聋为突发性，耳聋程度比较严重。强烈爆炸、强大音响刺激会引起皮层中枢的精神创伤，从而产生听功能抑制，造成此病，家庭纠纷或工作中的差错事故等产生盛怒、惊恐，也能引起此病，有癔症倾向的人容易患此病。

多为双耳发病，也可单耳发病。发病前多有精神心理创伤或挫折诱因，可伴外耳麻木，睡眠时耳聋继续存在，而且语言音量不会因为耳聋而改变。检查时回答问题刻板、缓慢，耳蜗瞳孔反射和耳蜗眼睑反射消失。纯音测听多为重度聋或全聋，但声导抗测试、耳声发射、ABR 等客观测听多无异常。

（二）伪聋

伪聋（malingering）又称装聋，是有意识地、蓄意地为满足个人利益或达到某种目的而装聋或夸大其听力损失的程度。

多有所企图，特别是外伤后常见。多表现为全聋，近年来以单耳伪聋更为常见，还可有自伤耳部行为。纯音测听多为全聋，客观测听检查完全正常或与纯音测听严重不符合。

（三）诊断

随着客观测听检查技术的普及和进步，完全可以准确判断听力有无下降及下降程度，因此对于功能性聋和伪聋的诊断和鉴别更多地要依靠临床特点进行判断。

（四）治疗

功能性聋一般采用暗示治疗，对于难治者可以配合模拟手术暗示、催眠法或麻醉法等。

第六节　噪声性聋

噪声性聋（noise induced hearing loss）是由于长期遭受噪声刺激所引起的一种缓慢进行的感音神经性耳聋。主要表现为耳鸣、耳聋，亦可出现头痛、失眠、易烦躁和记忆力减退等症状。纯音测听显示为 4kHz 谷形切迹或高频衰减型。

噪声既是指频率和强度上随机组合、无规律的声音，也指人们不喜欢或者有害身心的声音。噪声对听力的损害主要与噪声强度、暴露时间有关，其次与噪声频谱、个体差异亦有一定关系，研究发现 2 ~ 4kHz 的噪声最易导致耳蜗损害。

（一）致病机制

噪声对听觉系统的损害主要表现在听敏度下降、听阈升高，可以造成暂时性阈移和永久性阈移。噪声性聋早期典型的听力曲线为 4kHz 处呈 V 形下降；随着病情加重，相邻频率逐渐受累，3 ~ 6kHz 或 2 ~ 8kHz 之间的听力亦下降，听力曲线呈 U 形；晚期出现全频率下降，但高频区仍甚于低频区，听力曲线呈下降型。

噪声可以通过机械、生理、生化和代谢等机制对听觉器官（特别是耳蜗螺旋器）造成损害，引起听力下降。

（二）临床特点

不同个体对噪声的敏感度不同，临床表现差异很大。

在噪声暴露后可以出现耳鸣、听力下降，特别是高频听力下降。长期噪声暴露还可以造成前庭功能异常、头昏、头痛、反应迟钝、血压高、心悸等症状。

听力学检查常表现为双侧对称性感音神经性耳聋，高频更明显。早期听力图常为 4kHz 的 V 形下降曲线，随着听力进一步下降，可以导致严重的感音神经性耳聋。

（三）诊断

根据明确的职业噪声接触史，自觉听力损失、耳鸣等症状，纯音测听为感音神经性耳聋，结合动态观察资料、现场卫生学调查并排除其他原因所致的听力损失，方可诊断为噪声性聋。

按照职业劳动卫生保护的相关规定，需要由具有相关资质的职业病防控机构进行噪声性聋的诊断。

（四）预防和治疗

1. 重在预防　加强噪声管控，减少噪声来源，通过提高个人防护手段减少噪声暴露。

2. 治疗　在听力损害早期及时发现，通过减少噪声暴露的方法有助于改善预后；晚期的治疗主要是通过人工助听和听力康复的方法来改善生活质量。

第七节　助听器验配

助听器（hearing aid）是通过提高声音强度的装置，帮助某些听力异常者充分利用残余的听力，进而补偿聋耳的听力损失，是聋人提高听觉的重要工具之一。

（一）发展历程

助听器经过非电性、电放大、真空管、晶体管和数字处理技术等几个阶段。目前数字式助听器已经大幅取代模拟线路助听器，将来将进一步向小型化、个性化和智能化方向发展。要想进一步提高助听质量（比如清晰度）就必须使助听器具备记忆能力、重新编码能力等"智能"，如抗噪声、声源定向定位、音质定位等各种耳蜗性能。此外，自20世纪30年代就开始利用通过颅骨振动传导声音这一原理开发应用骨导助听器。

（二）类型和结构原理

1. 主要分类方法

（1）按照放置部位　分为盒式、眼镜式、耳背式、耳甲腔式、耳道式和深耳道式等。

（2）按照声波传导途径　分为气导助听器和骨导助听器。

（3）按照声信号处理方式　分为模拟线路和数码技术。

此外，还有远距离使用的调频助听器和红外助听器等。近年来骨导助听器发展迅速，在传统发卡式、眼镜式的基础上进一步推出了牙传导、骨锚式助听器等。

2. 基本工作原理　就是声音放大器，将声音信号转换成电信号，处理和放大后再转换为声能。包括5个基本部分：话筒、放大器、接收器、电源和音量开关。助听器的主要评价指标包括：最大声输出、最大声增益、频响曲线、失真和等效输入噪声等，通过对这些指标的评判选择性能更加优越的助听器。

（三）选配适应证

凡期望改善言语交流能力的任何性质的耳聋患者均可以选配相应的助听器。

一些特殊情况下需要慎重考虑：单侧耳聋患者；重振明显患者；化脓性中耳炎、外耳道炎尚未治愈的患者可以考虑选配骨导助听器。

（四）选配原则

结合患者具体情况，就单耳或双耳助听、助听器种类、性能、价格等进行分析，选择操作方便、佩戴舒适、增益合适的助听器。助听器验配的专业性非常强，需要有良好的耳科学、听力学、声学、医学工程学、心理学基础等，并需要良好的交流沟通能力和一定的社会生活经验。

（五）选配过程

1. 通过病史采集和专科检查、听力学检查对患者的耳病进行诊断，判断是否需要佩戴助听器。

2. 针对患者的病情选择气导助听器或者骨导助听器。

3. 针对患者的需求选择合适参数范围的助听器进行初选、试戴和调试。

4. 确定助听器型号，并对患者培训和调试助听器，使患者能够正确地使用、维护助听器并不断地通过佩戴助听器得到更好的感受。

第八节　人工听觉植入技术

对于无法通过药物治疗、佩戴助听器、手术治疗而提高听力的患者，听觉植入技术已成为无可替代的选择。随着电子技术和微芯片技术的飞速发展，听觉植入装置和手术技巧也不断完善和成熟，成为治疗耳聋最成功的技术之一。

临床常用的听觉植入技术包括人工耳蜗、振动声桥和骨锚式助听器等，听觉脑干植入也已经开始应用于临床。而全植入式人工耳蜗、听觉中脑植入、光学刺激人工耳蜗植入及全植入式中耳植入装置等听觉植入技术正处在临床前期或临床研究阶段。

（一）分类和临床应用

1. 人工耳蜗（CI）　是目前运用最成功、最广泛的神经生物医学工程技术，它将声音信号转换为电信号，通过在耳蜗内植入的电极越过受损的毛细胞，直接电刺激耳蜗螺旋神经节细胞，产生的神经冲动沿听觉通路传至各级听觉中枢，最后在大脑皮层引起听觉，从而使重度或极重度感音神经性耳聋患者获得听觉。

2. 振动声桥（VSB）　属于中耳部分植入式装置，由体外的听觉处理器和体内的听骨链振动假体组成。植入体接收到信号后，驱动漂浮传感器 FMT 产生振动，再带动听骨链振动或者直接把振动通过圆窗或卵圆窗传到内耳。

3. 骨锚式助听器（BAHA）　是通过骨传导方式改善听力效果的一种助听设备，包括声音处理器、钛质桥基和植入体三部分，并在此基础上发展出 BAHA attract 和骨桥（Bone Bridge）等。其工作原理是声音处理器通过麦克风收集环境中的声音，换能器通过桥基将声音引起的振动通过颅骨和颌骨传导到内耳，引起耳蜗内淋巴液波的振动，刺激毛细胞并将振动的动能转变为电脉冲，通过听觉神经传到听觉中枢，产生听觉。

（二）适应证

1. 人工耳蜗植入手术适应证　世界各地人工耳蜗植入的适应证都不尽相同，但基本原则一致。2013 年我国对人工耳蜗植入指南进行修订，针对临床常见的语前聋和语后聋的不同情况制定了相应的适应证。

（1）语前聋患者　双耳重度或极重度感音神经性耳聋；儿童的听力损失范围在 1kHz 及更高频率的听阈在 90dB 以上。病变部位定位于耳蜗，对于多数内耳畸形包括 Mondini 畸形、共同腔畸形、大前庭导水管畸形等仍然是人工耳蜗植入的适应证，但要有合理期望值。耳聋发生时间：至少 3 个月以上听力变化稳定。最佳年龄应为 12 个月～5 岁，大于 5 岁需要有一定的听力语言基础。助听器选配后听觉能力无明显改善、配戴合适的助听器经过听力康复训练 3～6 个月后听觉语言能力无明显改善。具有正常的心理智力发育，家庭和（或）植入者本人对人工耳蜗有正确的认识和适当的期望值，有听力语言康复教育的条件，无手术禁忌证。

（2）语后聋患者 双耳重度或极重度感音神经性耳聋；成人听力损失范围在1kHz及更高频率的听阈在70dB以上。各年龄段的语后聋患者；高龄人工耳蜗植入候选者需要对人工耳蜗有正确的认识和适当的期望值。耳聋发生时间：对于新近发生的听力下降需要观察至少3个月以上听力变化稳定。助听器选配后言语识别能力无明显改善，具有正常的心理、精神状况及患者对人工耳蜗有正确的认识和适当的期望值，无手术禁忌证。

（3）禁忌证 目前情况下人工耳蜗植入存在一些禁忌证，随着技术的进步，相对禁忌证有一些突破。目前明确禁忌证包括：内耳严重畸形如Michel畸形或耳蜗缺如；听神经缺如；严重精神疾病；中耳乳突化脓性炎症尚未控制者。相对禁忌证包括：伴随疾病导致全身情况差；不能控制的癫痫；脑白质病变患者不属于人工耳蜗植入禁忌证，但是需向患儿家长告知特殊的风险以及家长具有合理的期望值；分泌性中耳炎和胶耳并非手术禁忌证；慢性中耳炎伴有鼓膜穿孔者，如果炎症得到控制，可选择一期或分期手术。

2. 振动声桥植入手术适应证 振动声桥最初是为解决中重度感音神经性耳聋的患者所设计的，其适应证逐步扩展到传导性耳聋和混合性耳聋，而且术后效果得到肯定。中重度感音神经性耳聋包括双侧中重度感音神经性耳聋、双侧高频中重度感音神经性耳聋；传导性耳聋与混合性耳聋包括双侧先天性外、中耳畸形，中耳炎，中耳胆脂瘤等。手术方式包括砧骨振动成形术、镫骨振动成形术（正向和反向）、圆窗（卵圆窗）振动成形术、PORP或TORP振动成形术以及第三窗振动成形术等。

3. BAHA Attract和Bone Bridge（骨桥）适应证 适用于不能或不愿佩戴常规耳内或耳背式助听器的传导性耳聋、单侧感音神经性耳聋、混合性耳聋、先天性耳畸形和其他难治的慢性中耳疾病患者。BAHA有2种佩戴方式：一种是通过手术将植入体经皮植入并固定在颞侧颅骨上，使其与颅骨通过骨融合的方式成为一体，术后通过磁铁固定声音处理器；另一种是对于年龄较小患儿，因颅骨的厚度不够、植入体不稳定，可直接将声音处理器通过带有基座的头带固定在头部。

（三）专科术前准备

1. 专科检查 包括音叉检查。

2. 听力学检查评估 纯音测听、声阻抗检查、听性脑干反应潜伏期和阈值检查（ABR）、40Hz相关电位检查（40Hz AERP）、耳声发射检查（TEOAE或DPOAE）、多频稳态检查（ASSR）。

3. 影像学评估 颞骨CT平扫、颅脑磁共振检查、内听道水成像检查。

4. 其他 心理智力评估、家庭评估、期望值评估。

（四）开机调机和康复训练

一般人工耳蜗术后1~4周开机；振动声桥术后6~8周开机；BAHA Attract和Bone Bridge需要等待骨融合完成后开始使用。

按照手术时间和听声习惯变化情况进行调机。

人工耳蜗植入后，对于语前聋患者必须进行有关的听觉言语康复训练；对于语后聋患者，听觉康复训练对于患者良好的康复是必要的，但其听觉康复训练的时间和形式受个体差异的影响较大。

振动声桥、BAHA Attract和Bone Bridge通过听觉康复训练，康复效果更佳。

⊕ **知识链接** ────────────────────────────────────

人工耳蜗术后注意事项

1. 植入体和语言处理器（体外机）均要防撞击。

2. 言语处理器要防水（个别经过防水处理的型号例外）、防丢失、防损坏配线。

3. 静电常造成言语处理器程序故障，多可通过调机恢复。但严重时会造成植入体损坏。在避免塑料制品游乐场、穿脱化纤衣物、上下车、接触荧光屏、摩擦气球等可能场所要特别注意防静电。

4. 在户外雷雨区要取下言语处理器。

5. 电磁波可能干扰言语处理器，但一般不会造成人工耳蜗的损坏。

6. 不能烫发。

7. 安检系统可能会造成言语处理器程序故障，经过时要关机。植入体可能启动金属检查仪报警，应带植入人工耳蜗的医学证明与使用说明书。

8. 避免进行颅神经刺激检查，避免癫痫放电治疗。避免短波或微波加热理疗，避免接近核磁共振检查，必要时参考说明书。

9. X 光检查或超声波检查或治疗时言语处理器关机。

10. 外科手术中凡是使用带电的手术器械均需谨慎，要和医生事先沟通并参考厂方说明。不可使用单极电刀或电凝，而双极电刀或电凝不可以在靠近植入体2cm的区域使用。

11. 在就医时对接触的医疗仪器不确定时，应事前与医师联络。

目标检测

答案解析

选择题

【A 型题】

1. 非综合征性聋在遗传性聋中所占的比例约为（　　）

　　A. 30%　　　　　　B. 50%　　　　　　C. 60%　　　　　　D. 70%　　　　　　E. 90%

2. 人工耳蜗电极刺激的部位是（　　）

　　A. 内毛细胞　　　　　　　　　　　B. Corti 器

　　C. 基底膜　　　　　　　　　　　　D. 螺旋神经节细胞

　　E. 内毛细胞和螺旋神经节细胞

3. 卡哈切迹主要见于（　　）

　　A. 噪声性聋　　B. 老年性聋　　C. 耳硬化　　D. 药物性聋　　E. 听神经病

4. 患儿，女，5月龄，出生时听力筛查未通过，复筛时听力筛查仍未通过。患者母亲孕早期检查巨细胞病毒抗体阳性。目前患儿最可能的诊断是（　　）

　　A. 先天性聋　　　　　　　　　　　B. 先天性遗传性聋

　　C. 先天性非遗传性聋　　　　　　　D. 药物性聋

　　E. 感染性聋

5. 患儿，女，6岁，半年前发现双耳听力波动性下降，颞骨 CT 发现左侧岩骨后缘外口扩大，呈三角形缺损，内端和总脚相通，则诊断考虑为（　　）

A. 耳硬化　　　　　　　　　　　　B. 听神经瘤

C. 大前庭水管综合征　　　　　　　D. 上半规管裂综合征

E. 外淋巴漏

【X 型题】

6. 下列关于耳聋的描述，错误的是（　　）

A. 先天性聋是指出生时即已存在听力障碍

B. 遗传性聋是由于基因或染色体异常所致

C. 遗传性聋都属于先天性聋

D. 先天性聋都属于遗传性聋

E. 综合征性遗传性聋伴有其他系统或器官的异常

7. 患儿，女，6岁，半年前发现双耳听力进行性下降，无耳痛、无耳溢液，不伴眩晕、耳鸣。下列检查有助于明确诊断的是（　　）

A. ABR　　　　　B. 声导抗　　　　　C. DPOAE　　　　　D. ASSR　　　　　E. 颞骨 CT

8. 患儿，男，13岁，左耳听力突然下降 3 天就诊，伴有眩晕、行走不稳、恶心、呕吐，无头痛、发热。耳镜检查双侧外耳道通畅，鼓膜完整，纯音测听：左耳极重度感音神经性耳聋，右耳轻度感音神经性耳聋。进一步完善病史需要了解（　　）

A. 外伤史　　　　　　　　　　　　B. 全身系统性疾病史

C. 家族遗传性疾病史　　　　　　　D. 前期上呼吸道感染病史

E. 耳毒性药物使用史

9. 患儿，女，5 月龄，出生时听力筛查未通过，复筛时听力筛查仍未通过。询问病史得知，患儿外婆、母亲均有双耳听力进行性下降，发病年龄不等，下列措施有利于疾病诊断的是（　　）

A. 耳聋家系调查　　　　　　　　　B. 询问用药史

C. 染色体基因检查　　　　　　　　D. 线粒体基因检查

E. 血药浓度检查

（赵　辉）

书网融合……

本章小结

题库

第八章　耳　鸣

📓 学习目标

1. **掌握**　耳鸣的定义。
2. **熟悉**　耳鸣的分类。
3. **了解**　耳鸣的病理生理、诊断和诊治原则。
4. 学会耳鸣的分类及诊治，具备鉴别耳鸣与幻听的能力。

⇒ **案例引导**

　　案例　患者，男，25 岁，因头部外伤后右侧耳鸣 20 余天就诊。耳鸣为持续性，有滋滋声，安静时明显，影响睡眠、烦躁，自觉无听力下降。查体：双侧鼓膜完整，标志清。

　　讨论　1. 患者耳鸣的病因可能是什么？

　　　　　　2. 应进一步行哪些检查和评估？

　　　　　　3. 该患者耳鸣应如何治疗？

第一节　概　述

　　耳鸣（tinnitus）是指无外界声源刺激而主观上耳内或颅内有声音感觉的一种症状。耳鸣病因复杂、机制尚未完全阐明，既可以是许多疾病的伴发症状，也可以是一些严重疾病的首发症状（如听神经瘤），还有部分耳鸣无明确病因。耳鸣是耳科临床最常见的症状之一，据报道 17% 的人曾有不同程度的耳鸣，其发病率随年龄而增长，老年人耳鸣发生率可达 33%。耳鸣可影响人们的学习、生活、工作等，严重者常伴随听觉过敏（hyperacusis）和情感疾病，如恐声（phonophobia）、抑郁（depression）甚至导致自杀。

　　耳鸣和幻听均为无外界声源的情况下感知到声音，但耳鸣不同于幻听。耳鸣是无意义的声音，幻听是有意义的声音如音乐、言语等，发生在精神分裂症、颞叶疾病、服用特定药物后等。主观性耳鸣和幻听均为幻想的声音，而客观性耳鸣是人体内部存在声源。

　　耳鸣患者可以出现听力下降，但也可能听力正常。长期耳鸣会引起患者产生烦躁、焦虑、紧张、害怕或者抑郁的情绪，而不良情绪状态可加重耳鸣，造成耳鸣与不良情绪之间的恶性循环，心理因素在耳鸣发病过程中起重要作用。

第二节　分　类

（一）根据耳鸣产生部位

1. 耳源性耳鸣　产生耳鸣的病变部位在听觉系统内，大多指感音神经性耳鸣或主观性耳鸣。

（1）外耳病变　外耳道耵聍栓塞、肿物或异物等。因阻塞外耳道而妨碍声波传入中耳，由于环境噪声受到隔绝减弱其对体内生理性杂音的掩蔽作用，使体内产生的微弱声音相对增强而造成耳鸣。

（2）中耳病变　各种中耳炎、咽鼓管阻塞、耳硬化症等。病变常引起不同程度的传导性耳聋，同时减弱了环境噪声对体内生理性杂音的掩蔽作用。

（3）耳蜗病变　耳蜗病变所致耳鸣的机制尚不清楚，多认为这种耳鸣是病变部位自发性放电活动所致。

（4）蜗后病变　包括内耳道和小脑脑桥角病变，如听神经瘤、脑膜瘤、胆脂瘤、炎症或血管异常等。病变压迫听神经造成机械性刺激，产生异常神经冲动而导致耳鸣。

（5）中枢听觉路径病变　包括脑干和听觉皮层病变，如多发性硬化、肿瘤、血管病变、感染病灶累及蜗核与听皮层间的传入或传出神经纤维等，皆能对听觉传导路径反射弧造成干扰导致耳鸣，称为中枢性耳鸣。

2. 非耳源性耳鸣　耳鸣起源于听觉系统以外的部位，多指体声。

（1）血管源性　颈动脉或椎动脉系统的血管病变，包括颅内和颅外血管病变皆可引起耳鸣，如动静脉瘘和动脉瘤等。

（2）肌源性　腭肌痉挛是客观性耳鸣最常见原因，多由精神因素引起，也可由神经系统病变如小脑或脑干损害引起。此外，镫骨肌痉挛亦可产生典型节律的咔嗒声，利用声导抗仪进行检查可发现耳鸣的发生与声导抗的改变同步。

（3）咽鼓管异常开放　咽鼓管周围脂肪组织消失或其他原因导致其异常开放，患者可听到与呼吸节律同步的耳鸣声。

（4）颞下颌关节病　牙齿咬合不平衡或颞下颌关节炎可引起耳鸣。

（二）根据耳鸣产生病因

1. 躯体疾病　如甲状腺功能异常、糖尿病、颈椎病、多发性硬化、Paget 病、碘或锌缺乏、贫血、偏头痛、高血压、高血脂、肾病、自身免疫病等。

2. 精神心理因素　有癔症倾向者突然受到重大精神打击时易发生癔症性耳鸣；各种心理疾病如焦虑症、抑郁症或精神分裂症等合并的耳鸣等。临床上还存在一种不明原因的主观性耳鸣，通过目前的检查手段进行全面检查（包括耳科和全身体格检查、听力学、影像学及实验室检查等）均未发现异常或异常结果与耳鸣无明确相关性，称为特发性耳鸣。

（三）根据耳鸣声能否被人感知

根据耳鸣声能否被他人听及分为主观性耳鸣和客观性耳鸣，临床上以主观性耳鸣最常见。

1. 主观性耳鸣　并无客观声源存在，只有患者本人可感觉到耳鸣。

2. 客观性耳鸣　人体内部生物源性的真实声音通过人体自身组织传到耳内，声源包括血管搏动、肌肉痉挛、咽鼓管开闭、软腭运动等，检查者在耳边可能听到耳鸣声，故又称他觉性耳鸣。

（四）其他分类

1. 根据耳鸣的病理生理特点分类　可分为生理性耳鸣和病理性耳鸣。正常安静环境中，活动或者侧卧位时可感受到的耳鸣称为生理性耳鸣；由炎症、肿瘤、外伤等疾病导致的耳鸣称为病理性耳鸣。

2. 根据耳鸣的病程分类　可将耳鸣分为急性耳鸣（＜3 个月）、亚急性耳鸣（4 个月至 1 年）和慢性耳鸣（＞1 年）。

3. 根据耳鸣对患者造成的影响分类　分为代偿性耳鸣和失代偿性耳鸣。

Jastreboff（1990）提出，耳鸣产生于皮质下听觉中枢对末梢微弱的神经活动的信号处理过程，最后被大脑颞叶皮质察觉而表现为耳鸣。在听觉传导通路各级皮质下中枢对该信号进行处理的过程中，焦虑、恐惧等因素可通过边缘系统增强自主神经系统对耳鸣察觉的反应，通过正反馈加重耳鸣，由此提出耳鸣的神经生理学分类（图8-1）。

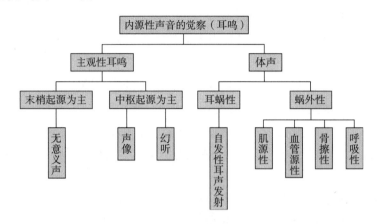

图 8-1　耳鸣的神经生理学分类

第三节　病理生理机制

鉴于主观性耳鸣特别是特发性耳鸣的发生机制尚未完全阐明，目前比较一致的观点认为耳鸣是一种以外周和中枢病变为主，多种因素共同参与的涉及多个神经系统的临床症状。耳鸣的中枢调控机制涉及听觉系统、边缘系统、自主神经系统等，异常神经电活动在不同层面参与耳鸣的发生发展过程。产生耳鸣的可能机制如下：①相邻的受影响神经元产生与兴奋性神经元神经兴奋性同步排放；②感觉毛细胞自发性过量，钾离子和钙离子内流引起其全部突触同步释放神经递质。

Jastreboff（1990）提出，耳鸣产生于皮质下听觉中枢对末梢微弱的神经活动的信号处理过程中，与自主神经系统和边缘系统密切相关。在耳鸣产生机制中，耳蜗、听皮层下核团、自主神经系统、边缘系统及皮层区的相互作用见图8-2。

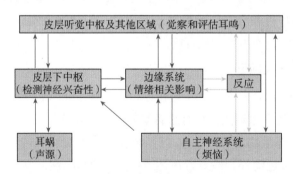

图 8-2　耳鸣神经生理学机制示意图

第四节　检　查

（一）体格检查

①全身查体；②专科检查，包括常规检查、颈部检查和颞下颌关节功能检查；③神经系统检查，有

助于中枢及周围神经系统病变的诊断及定位。

（二）辅助检查

1. 听功能检查　包括纯音测听、声导抗、耳声发射等，对于未发现听阈改变者扩展纯音听阈测试或可有异常发现。

2. 耳鸣测试　包括耳鸣音调频率或频谱匹配、耳鸣响度匹配、耳鸣可掩蔽性测定、耳鸣残留抑制测定等。

3. 前庭功能检查　包括平衡功能、协调试验、眼动检查等。

4. 影像学检查　包括颞骨及颅脑 CT、MRI 检查等，对于怀疑血管来源的搏动性耳鸣可考虑行颞骨双期增强 CT，必要时行数字减影血管造影（digital subtraction angiography，DSA）查找病因。

5. 其他检查　根据待鉴别疾病选择相应的实验室检查。

第五节　诊　断

耳鸣诊断不易，病因复杂、影响因素众多，部分患者即使通过详尽检查也无法找到明确病因。因此对于耳鸣的诊断应力求达到定位、定因、定量，需结合详细的病史、检查和精神心理评估结果来进行。

（一）病史

1. 耳鸣发生情况　包括耳鸣出现的时间、持续时间、变化过程、诊断及治疗过程、目前现状等。

2. 耳鸣声特征　判定主观性耳鸣还是客观性耳鸣；耳鸣部位是发生于单耳、双耳还是颅内；耳鸣音调性质是低调、中调还是高调，中耳、内耳病变常引起低调、中调耳鸣，神经性和中枢性耳鸣常为高调；耳鸣是单音调还是多音调；耳鸣是持续性还是搏动性，持续性耳鸣常为主观性耳鸣，搏动性常为客观性耳鸣。

3. 耳鸣响度　可与环境声或生活声比较。

4. 是否合并其他耳部症状　如耳聋、眩晕、头痛及听觉过敏等，症状出现先后顺序。

5. 耳鸣严重程度　对生活、工作影响的严重程度，是否合并睡眠及情绪方面的障碍。目前尚无可客观评价耳鸣严重程度的方法，通常通过量表进行评估，包括耳鸣致残量表（tinnitus handicap inventory，THI）、耳鸣问卷（tinnitus questionnaire，TQ）、耳鸣严重程度指数量表（tinnitus severity index，TSI）等，其中 THI 是目前最常用、最流行的量表。根据耳鸣的严重程度通常将耳鸣分为 5 级。

6. 耳鸣可能原因　既往耳科病史、外伤、炎症、肿瘤、耳毒性药物应用及噪声损伤等病史；高血压、糖尿病、偏头痛、OSAS、胃食管反流、过敏性疾病及免疫系统疾病等。

7. 耳鸣加重或缓解因素　包括与听力损失的关系，环境声对耳鸣的影响，失眠、疲劳的影响，头位及体位变化的影响和心理状态的影响等。患者控制或减轻耳鸣的方法有听音乐、散步等。

8. 家族史　特别是与耳鸣相关的疾病史。

（二）精神心理学评价

由于耳鸣与焦虑互为因果，故应对耳鸣患者做出精神心理学评价，包括睡眠障碍、焦虑及抑郁水平等。

（三）检查

通过查体和辅助检查为耳鸣诊断提供依据，具体检查如上所述。

第六节　治　疗

目前针对急性耳鸣可参考突发性聋的治疗方案，绝大多数患者经过规范合理的治疗后耳鸣可得到有效控制，不影响患者生活。针对慢性耳鸣目前尚无治愈办法，主要以去除病因和影响因素、促进耳鸣代偿为治疗原则，应针对耳鸣患者制定个性化的治疗方案。耳鸣治疗包括以下方法。

（一）病因治疗

耳鸣治疗首先是对因治疗。由于引起耳鸣的原因众多，部分患者无明确病因，对因治疗只适合部分病因明确的耳鸣。耳鸣的病因治疗包括：①由全身性疾病如肾病、肝胆疾病、糖尿病、结核病、慢性支气管炎等导致的耳鸣症状应积极对原发疾病进行药物治疗；②由耳部疾病引起的耳鸣如颈动脉瘤、动静脉瘘、耳硬化症、慢性化脓性中耳炎等可行手术治疗，部分患者术后耳鸣症状可明显减轻或消失；针对外耳道耵聍栓塞、分泌性中耳炎、梅尼埃病等应给予相应处理；③由药物不良反应引起的耳鸣应立即停药。

（二）耳鸣习服治疗

耳鸣习服治疗（tinnitus retraining therapy，TRT）是根据 Jastreboff 的耳鸣神经生理学学说而提出的综合治疗方法，也是目前应用较广且疗效较好的治疗方法之一。旨在通过长期习服训练让神经系统（听觉系统、边缘系统和自主神经系统）重新训练或编码以降低中枢的敏感性、增加中枢抑制或滤过功能、打破耳鸣与不良情绪之间的恶性循环、放松对耳鸣的警戒，从而减轻或消除耳鸣及相关症状，包括耳鸣咨询、松弛训练、转移注意力及声治疗等。TRT 起效慢，一般需持续 12~24 个月。长期坚持有效率可达80% 以上，且疗效稳定，极少复发。

（三）掩蔽治疗

掩蔽治疗（tinnitus masking therapy，TMT）是通过对耳鸣性质的系列测试后，选择与耳鸣音调响度匹配的特定外界声作为掩蔽声，在医师的指导下聆听掩蔽声以达到抑制耳鸣或缓解耳鸣症状的方法。该法起效快，但远期疗效不理想。

（四）听觉补偿

伴听力下降的持续性耳鸣患者建议进行听觉补偿：首先建议进行助听器评估；对于助听器效果不佳或极重度耳聋的患者可考虑行人工耳蜗植入。研究表明，通过听觉补偿可明显减轻患者耳鸣痛苦、提高患者生活质量。

（五）认知行为治疗

认知行为治疗（cognitive behavioral therapy，CBT）是指通过改变患者认知模式中的信念和思维方式达到矫正情绪和行为的目的，其核心为认知矫正。CBT 最初用于治疗焦虑和抑郁，近年研究证实 CBT 可有助于缓解耳鸣痛苦。

（六）药物治疗

目前尚无一种药物被证实可彻底治愈耳鸣。研究表明，对于急性期耳鸣患者药物治疗效果较好，而对于慢性耳鸣，药物治疗主要作为辅助治疗用于治疗耳鸣合并的情绪及睡眠障碍等。常用药物如下。

1. 改善耳蜗血供和微循环药物　目前多认为耳鸣与内耳微循环障碍有关，可应用扩张血管、改善内耳微循环药物，包括倍他司汀、前列腺素、银杏叶提取制剂等。

2. 局部麻醉药物　属于离子通道阻滞剂，通过抑制钠离子通道影响感觉细胞、血管纹细胞以及内毛细胞传入神经突触的离子转运，稳定细胞膜，对急性缺血、缺氧的神经组织具有保护作用。

3. 抗惊厥药物　卡马西平作为钠通道阻滞药，可以降低神经元的过度兴奋，并且通过影响突触传导抑制动作电位治疗耳鸣；苯二氮䓬类药物属于镇静催眠抗惊厥药，可以起到镇静解痉的作用，有利于改善耳鸣患者失眠、焦虑等不良情绪。

4. 肌肉松弛药　环苯扎林在结构上与三环类抗抑郁药相似，据报道可用来治疗耳鸣。

5. 抗焦虑、抑郁药　目前认为抑郁、焦虑障碍主要是 5 - HT 受体紊乱所致。帕罗西汀具有很强的阻止 5 - HT 再摄取的作用，从而提高神经突触间隙内 5 - HT 的浓度，并调控突触后膜 5 - HT 受体的数量，使紊乱的 5 - HT 恢复正常水平而产生抗抑郁、焦虑作用；三环类抗抑郁药对伴有睡眠障碍的患者疗效更佳。

6. 其他药物　微量元素锌制剂等。缺锌可以抑制 Na^+，K^+ - ATP 酶活性使 Na^+ - K^+ 交换率改变，影响 EP 电位并产生耳鸣；锌还参与髓磷脂的合成与代谢，与蜗神经元传导功能有关，所以在耳鸣的产生中不可忽视锌的作用。阿片受体拮抗剂纳曲酮可有效缓解耳鸣的不良心理反应。

（七）其他治疗

1. 生物反馈治疗　即利用电子仪器将人体的生理机能信息显示出来，患者根据仪器反馈信息来调节自身生理功能，对体内不随意机能活动如肌肉、心率、情绪等进行调节以控制某些病理过程，促进功能恢复，从而达到治愈目的。

2. 经颅磁刺激疗法（transcranial magnetic stimulation，TMS）　通过头皮刺激脑特定区域，皮层神经元在电磁感应作用下去极化；重复经颅磁刺激（repetitive transcranial magnetic stimulation，rTMS）能够引起大脑皮层长时间的兴奋或抑制，已被证实可以用于治疗慢性耳鸣。

3. 手术治疗　迷路切除术破坏前庭神经末梢器官对内源性耳鸣有一定效果，适合于慢性中耳炎合并慢性迷路炎、梅尼埃病伴严重耳鸣者；前庭耳蜗神经切除术适用于严重外周性眩晕合并重度耳鸣与耳聋者，60% ~70% 的患者可以消除耳鸣；耳硬化症、颈静脉球体瘤等所致耳鸣，针对病因进行手术可以缓解症状。

4. 耳鸣再训练疗法　是根据 Jastreboff 的耳鸣神经生理学学说而设计的方法，包括指导性咨询和声治疗。临床医生应向患者强调尽管目前尚无"治愈"手段，但许多方法有助于减轻耳鸣从而提高生活质量。①耳鸣咨询方法：包括从提供基本信息到关注耳鸣对主要活动的影响（思维和情感、听力、睡眠、注意力）。②声治疗：可使用非佩戴和佩戴式器械，声音从白噪声到背景音乐等，一些常用设备如CD 机、MP3 播放器、智能手机、收音机也可应用于声治疗。

⊕ **知识链接**

THT 量表

　　耳鸣响度与耳鸣严重程度之间并不一定完全一致。目前尚无检测耳鸣严重程度的客观指标，主要依靠量表来进行评估。THI 量表是目前世界上应用最广的耳鸣严重程度评估量表，由 25 个项目组成，包含 3 个维度，分别为情感性部分、功能性部分和严重性部分，总分为 0 ~100 分。根据 THI 评分将耳鸣分为 5 级：Ⅰ级（轻微，0 ~16 分）；Ⅱ级（轻度，18 ~36 分）；Ⅲ级（中度 38 ~56 分）；Ⅳ级（重度 58 ~76 分）；Ⅴ级（极重度，78 ~100 分），级别越高提示耳鸣越严重。

答案解析

目标检测

一、选择题

1. 下列声音不属于耳鸣的是（　　）

    A. 蝉鸣声　　　　　　　B. 蜂鸣声　　　　　　C. 脉搏声　　　　　　D. 说话声

2. 下列说法正确的是（　　）

    A. 久鸣必聋

    B. 耳鸣只能被患者本人听到，他人无法听及

    C. 根据耳鸣的病理生理特点可分为生理性耳鸣和病理性耳鸣

    D. 耳鸣常合并严重疾病

3. 耳鸣 TRT 疗法的提出者是（　　）

    A. Tom　　　　　　　　B. Bichey　　　　　　C. Jastreboff　　　　D. Langguth

4. 急性耳鸣是指（　　）出现的耳鸣

    A. 3 天内　　　　　　　B. 3 周内　　　　　　C. 3 个月内　　　　　D. 3 年内

（5～6 题共用题干）

患者，男，因打靶训练后左耳耳鸣 2 周就诊。

5. 患者应进一步进行的检查是（　　）

    A. 纯音测听　　　　　　　　　　　　B. 声导抗

    C. 耳鸣频率及音调匹配、耳鸣评估　　D. 颞骨 CT

6. 应给予的治疗是（　　）

    A. 营养神经治疗　　　　　　　　　　B. 耳鸣咨询

    C. 声治疗　　　　　　　　　　　　　D. 改善微循环药物治疗

7. 耳鸣的病因包括（　　）

    A. 耵聍栓塞　　　　　　　　　　　　B. 慢性化脓性中耳炎

    C. 贫血　　　　　　　　　　　　　　D. 偏头痛

8. 下列疾病属于耳源性耳鸣的是（　　）

    A. 耵聍栓塞　　　　　　　　　　　　B. 慢性化脓性中耳炎

    C. 耳硬化症　　　　　　　　　　　　D. 偏头痛

二、简答题

什么是耳鸣 TRT 治疗？

（查定军　宋勇莉）

书网融合……

本章小结

题库

第九章 眩 晕

📖 学习目标

    1. 掌握 眩晕的分类及鉴别。

    2. 熟悉 梅尼埃病、良性阵发性位置性眩晕的病因、病理、临床表现、听力学检查及处理原则。

    3. 了解 外周性眩晕的诊断及治疗原则。

    4. 学会良性阵发性位置性眩晕的床旁检查方法，具备诊断该病的能力。

⇒ 案例引导

    案例 患者，女，50岁，突发眩晕1天。发病前有上呼吸道感染史，无头痛、耳痛、耳鸣及听力变化。查体：鼓膜正常；可见自发性左相水平眼震，向左凝视时增强，固视抑制，前后脚站立试验向右倾倒。

    讨论 患者进一步的诊疗方案是什么？

第一节 概 述

    眩晕（vertigo）为临床常见症状，是一种运动性或位置性错觉，感觉自身或外界物体发生运动。前庭系统、本体感觉系统和视觉系统等信息整合于中枢神经系统，共同参与维持机体平衡，上述系统疾病皆可引起眩晕。

    （一）分类

    按病变部位及发病原因分类如下。

    1. 前庭性眩晕

    （1）外周前庭性眩晕 ①伴听力下降：突发性聋伴眩晕、梅尼埃病、迷路炎、外淋巴瘘、自身免疫性内耳病、耳梅毒、上半规管裂综合征、前庭导水管扩大、外伤性迷路震荡、药物中毒等。②不伴听力下降：前庭神经炎、良性阵发性位置性眩晕、家族性前庭神经病等。

    （2）中枢前庭性眩晕 ①血管性：短暂性脑缺血发作、脑梗死、前庭性偏头痛。②小脑、脑干或桥脑小脑角肿瘤或占位：听神经瘤、血管瘤。③脑干或小脑炎症：病毒、支原体感染等。④神经变性疾病：多发性硬化等。⑤其他：先天畸形、癫痫等。

    2. 非前庭性眩晕 包括眼性眩晕、颈性眩晕、循环系统疾病、血液系统疾病、内分泌及代谢性疾病、精神性眩晕等。

    （二）诊断和鉴别诊断

    1. 诊断 应做到定位、定性、定因，有利于指导治疗。

    （1）病史采集与分析 应特别注意7个方面。

1）眩晕发作形式 ①运动错觉性眩晕：包括旋转性眩晕和直线眩晕（又称移位性眩晕）。②平衡失调、失平衡或平衡障碍：表现为姿势及步态平衡障碍，患者站立或行走时向一侧倾斜或偏倒感、不稳感，行走时蹒跚或酩酊感。③头晕、头昏：患者常无法明确表示其不适感觉，如头昏、头重脚轻、头内麻木感、空虚感、头紧箍、头沉重压迫感、眼前发黑等。

2）眩晕发作特征 包括发作性、迁延性，起病速度等。

3）眩晕发作持续时间 ①持续数秒钟：可能是良性阵发性位置性眩晕。②持续20分钟至半天：可能是梅尼埃病。③持续数天至数周：可能是前庭神经炎。

4）眩晕发作时情况 在何种情况下或体位下发生眩晕。

5）眩晕伴发症状 包括耳蜗症状、神经系统症状、自主神经症状等。

6）发病诱因 包括环境压力变化、颞骨外伤、上呼吸道感染、情绪激动、重体力活动史等。

7）既往病史 包括全身各系统病史。

（2）精神心理学评价 有利于分析症状及制定治疗方案。

（3）临床检查评价 需对上述各种临床检查结果进行全面综合分析以便做出诊断。周围性眩晕与中枢性眩晕的特性不同。

1）外周性眩晕 ①眩晕为突发性、旋转性，持续时间短暂，可自然缓解或恢复，但常反复发作。②眩晕程度较剧烈，伴波动性耳鸣、耳聋以及恶心、呕吐、面色苍白、出冷汗、血压下降等自主神经症状，而无意识障碍和其他神经系统症状。③自发性眼震为旋转性或旋转水平性，眼震快相向健侧；各项前庭反应协调，眼震与眩晕的方向一致，倾倒与主观视觉偏斜方向一致；自发反应与诱发反应及自主神经反应的程度大体相仿。④冷热温度试验可出现前庭重振现象（一侧前庭功能减弱，增强刺激则反应正常），很少有优势偏向。

2）中枢性眩晕 ①眩晕可为旋转性或非旋转性，持续时间较长（数天、数周或数月），程度不定，一般较轻，有时可进行性加重，与头部和身体的位置变动无关。②可无耳部症状，前庭症状也不一定齐全；自主神经反应的程度与眩晕不相协调。③多伴有脑神经、大脑或小脑症状，眩晕发作时可有意识丧失。④自发性眼震粗大，为垂直性或斜行性，也可为无快慢相的摆动性，持续久，程度不一，方向多变，甚至呈双相性。⑤各种前庭反应有分离现象，自发与诱发反应不一致，可出现前庭减振现象（弱刺激引起强反应，强刺激引起的反应反而弱）。⑥冷热温度试验结果冷热反应分离，有向患侧的优势偏向。

2. 眩晕的鉴别诊断

（1）根据周围性眩晕与中枢性眩晕的一般特征鉴别 见表9-1。

表9-1 周围性眩晕与中枢性眩晕的一般特征

鉴别点	周围性眩晕	中枢性眩晕
眩晕类型	突发性旋转性	旋转或非旋转性
眩晕程度	较剧烈	程度不定
伴发耳部症状	伴耳胀满感、耳鸣、耳聋	多无耳部症状
伴发前庭神经症状	前庭反应协调	前庭反应分离
体位及头位影响	头位或体位变动时眩晕加重	与变动体位或头位无关
发作持续时间	持续数小时到数天，可自然缓解或恢复	持续时间长，数天至数月
意识状态	无意识障碍	可有意识丧失

续表

鉴别点	周围性眩晕	中枢性眩晕
中枢神经系统症状	无	常有
自发性眼震	水平旋转或旋转性与眩晕方向一致	粗大，垂直或斜行，方向多变
冷热温度试验	可出现前庭重振现象	可出现前庭减振或反应分离

（2）根据眩晕发作特征与病程鉴别　见表9-2。

表9-2　常见眩晕疾病发作特征与病程

眩晕发作	外周前庭疾病	中枢前庭疾病	非前庭疾病
单次发作	突发性耳聋伴眩晕	多发性硬化	
持续存在	药物中毒	神经系统疾病	
多次发作			
数秒	良性阵发性位置性眩晕	短暂性脑缺血发作癫痫	心律失常、眼性眩晕
数小时	梅尼埃病	前庭性偏头痛	精神性眩晕
数天	迷路炎、前庭神经炎		

（三）治疗

1. 保守治疗

（1）一般治疗　发作期应卧床休息，选用高蛋白、高维生素、低脂肪、低盐饮食。症状缓解后宜尽早下床活动。对久病、频繁发作、伴神经衰弱者要多做耐心解释消除其思想负担，心理精神治疗的作用不容忽视。

（2）对症治疗　①前庭神经抑制剂：如地西泮、苯海拉明、地芬尼多等，仅在急性发作期使用，一般不超过72小时。②抗胆碱能药：如山莨菪碱和东莨菪碱等。③血管扩张药及钙通道阻滞剂：如桂利嗪、氟桂利嗪、尼莫地平等。④利尿脱水药：如氯噻酮、70%二硝酸异山梨醇等，依他尼酸和呋塞米等因有耳毒性而不宜采用。

（3）病因治疗　病毒感染引起的前庭神经炎、Ramsay-Hunt综合征等尽早采用抗病毒治疗，如阿昔洛韦、利巴韦林等，辅以糖皮质激素，常用剂量为泼尼松1mg/（kg·d）（或者等价的地塞米松），一般早晨顿服，持续服用5~7天。

2. 手术治疗　凡外周性眩晕发作频繁、剧烈，经保守治疗无效者可考虑手术治疗。

（1）针对可能病因和发病机制的手术　内淋巴囊手术、上半规管裂修补术、前庭神经显微血管减压术等。

（2）针对前庭传导通路阻断性手术　前庭神经切断术、迷路切除术、半规管阻塞术等。

3. 前庭康复治疗（vestibular rehabilitation therapy，VRT）　是通过一系列针对性、个体化的康复训练方案，提高患者的前庭位置觉、视觉和本体感觉对平衡的协调控制能力，调动中枢神经系统的代偿功能，减轻或消除患者的眩晕症状，改善患者的生活质量。训练计划应由具有前庭康复专业知识的医师制定，并由经过专业培训的康复师来完成，对多数周围性眩晕疾病患者有益。良性阵发性位置性眩晕的耳石手法复位治疗是特殊的一类康复治疗方法（详见第三节）。

第二节　梅尼埃病

（一）病因病理

1. 病因　迄今不明，因其主要病理表现是膜迷路积水，故认为梅尼埃病的发生机制主要是内淋巴产生和吸收失衡。主要学说：①内淋巴管机械阻塞与内淋巴吸收障碍；②免疫反应学说；③内耳微循环障碍；④其他学说，包括内淋巴囊功能紊乱学说、病毒感染学说、遗传学说和多因素学说等。

2. 基本病理表现　膜迷路积水膨大，膜蜗管和球囊较椭圆囊和壶腹明显，膜半规管与内淋巴囊不膨大；膜蜗管膨大，前庭膜被推向前庭阶，重者可贴近骨壁而阻断外淋巴流动；球囊膨大充满前庭，向外抵达镫骨足板，向后上挤压椭圆囊使之扭曲移位。内淋巴压力升高时可使前庭膜破裂，内外淋巴混合而导致离子平衡破坏，此为梅尼埃病临床发病的病理生理基础。前庭感受器因钾中毒而抑制感觉细胞兴奋，临床出现耳鸣、耳聋和发作性眩晕等症状；晚期可因内耳感受器退行性变出现感音性耳聋，而前庭终器病变常较耳蜗轻。

（二）临床表现

典型的梅尼埃病症状包括发作性眩晕，渐进性、波动性听力下降，耳鸣及耳胀满感。

1. 眩晕　多呈突发旋转性，患者感到自身或周围物体沿一定方向与平面旋转或感觉摇晃、升降或漂浮，伴有恶心、呕吐、面色苍白、出冷汗、脉搏迟缓、血压下降等自主神经反射症状。上述症状在睁眼、向患侧卧位、转头时加剧，闭目静卧时减轻。患者神志清醒，眩晕持续时间多为 20 分钟至 12 小时，通常 2~3 小时转入缓解期。在缓解期可有不平衡或不稳感，可持续数天。眩晕常反复发作，复发次数越多，持续期越长、间歇期越短。

2. 听力下降　患病初期可无自觉听力下降，多次发作后始感明显。一般为单侧，发作期加重，间歇期减轻，呈明显波动性听力下降。听力丧失轻微或极度严重时无波动。随着发作次数的增多，听力损失的程度加重。

3. 耳鸣　多出现在眩晕发作之前，在眩晕发作时加剧，间歇期自然缓解，但常不消失。初期为持续低调耳鸣，后期为高调耳鸣。

4. 其他症状　发作时患耳或头部有胀满、沉重或压迫感；患者可出现复听，即双耳将同一纯音听成音调、音色迥然不同的两个声音。

（三）辅助检查

1. 前庭功能检查　发作期可肉眼观察到或利用眼震电图、视频眼震记录到节律整齐的自发性眼震，快相向健侧的水平或带旋转眼震。间歇期冷热温度试验结果可能正常，多次复发者患侧前庭功能可能减退或丧失。

2. 听力学检查　呈感音性耳聋，纯音听力图早期为上升型（低频听阈下降），晚期可呈平坦型或下降型。耳蜗电图的 $-SP$ 增大、$SP-AP$ 复合波增宽、$-SP/AP$ 比值增加（$-SP/AP > 0.4$）。

3. 甘油试验　目的是通过减少异常增加的内淋巴而检测听觉功能的变化。方法：按 $1.2~1.5 \text{g/kg}$ 的甘油加等量生理盐水或果汁空腹饮下，服用前与服用后 3 小时内每隔 1 小时做 1 次纯音测听。若患耳在服用甘油后平均听阈（见诊断依据）提高 $>15 \text{dBHL}$ 或言语识别率提高 16% 以上为阳性。本病患者常为阳性，提示有膜迷路积水，但在间歇期或脱水等药物治疗期为阴性。

（四）诊断和鉴别诊断

1. 诊断　主要依靠详实的病史、全面的检查和仔细的鉴别，在排除其他疾病的前提下才能做出临床诊断。中华医学会耳鼻咽喉科学分会及中华耳鼻咽喉科杂志编委会 1996 年上海会议制定出梅尼埃病的诊断依据如下。

（1）反复发作的旋转性眩晕，持续 20 分钟至数小时；至少发作 2 次以上；常伴恶心、呕吐、平衡障碍；可伴水平或水平旋转型眼震；无意识丧失。

（2）至少 1 次纯音测听发现感音神经性听力损失；早期低频听力下降、听力波动，随病情进展听力损失逐渐加重；可出现重振现象。具备下述 3 项即可判定为听力损失：① 0.25kHz、0.5kHz、1kHz 听阈均值较 1kHz、2kHz、3kHz 听阈均值提高 15dB 或 15dB 以上；② 0.25kHz、0.5kHz、1kHz、2kHz、3kHz 患耳听阈均值较健耳高 20dB 或 20dB 以上；③ 0.25kHz、0.5kHz、1kHz、2kHz、3kHz 平均阈值大于 25dBHL。

（3）间歇性或持续性耳鸣，眩晕发作前后多有变化。

（4）可有耳胀满感。

（5）排除其他可能引起眩晕的疾病，如位置性眩晕、前庭神经炎、药物中毒性眩晕、突发性聋伴眩晕、椎基底动脉供血不足和颅内占位性病变等。

2. 鉴别诊断　常见周围性眩晕疾病鉴别如下。

（1）良性阵发性位置性眩晕　系特定头位诱发的短暂（数秒钟）、阵发性眩晕。特定体位诱发眩晕可观察到眼震，但不伴听力下降，易于鉴别。

（2）前庭神经元炎　可能因病毒感染所致。临床上以突发眩晕、向健侧自发性眼震、恶心、呕吐为特征，前庭功能减弱但无耳鸣和耳聋。数天后症状逐渐缓解，但可转变为持续数月的位置性眩晕。痊愈后极少复发。该病不伴听力下降，可与梅尼埃病鉴别。

（3）药物中毒　有应用耳毒性药物的病史；眩晕起病慢，由于双侧前庭同时损害，患者眩晕发作程度轻，持续时间长，非发作性，可因逐渐被代偿而缓解；伴耳聋和耳鸣。

（4）迷路炎　有化脓性中耳炎及中耳手术史（详见第六章）。

（5）突发性聋　突发性聋患者可伴眩晕，但极少反复发作；听力损失快而重，以高频为主，无波动。

（五）治疗原则

基于疾病特点，分为发作期治疗（控制眩晕、对症治疗）、间歇期治疗（减少发作严重程度和频率）和终极治疗（发作频繁、严重影响患者生活、初始治疗无效的难治性病例）。

1. 发作期治疗　①卧床休息；②补充体液及电解质，选用合理饮食；③对症药物治疗，缓解眩晕、呕吐等症状，鉴于药物多妨碍前庭代偿，故仅用于发作期，一般不超过 72 小时。

2. 间歇期治疗

（1）患者宣教与调节生活方式　①向患者解释相关理论，做好心理咨询和辅导工作，消除患者恐惧心理；②限制摄入食盐，推荐稳定低盐饮食至少 1 个月（每日 2g 左右）；③避免诱发因素，避免饮用咖啡、酒，避免吸烟、应激、疲劳、食用味精及过敏等。

（2）倍他司汀　属于 H1 受体弱激动剂、H3 受体强拮抗剂，可以改善内耳微循环、减轻内淋巴积水。一般 12mg（2 片）口服，一日 3 次，持续 3 ~ 6 个月。

（3）激素　鼓室注射地塞米松可以暂时缓解症状。

（4）压力治疗　采用 Meniett 低压脉冲波发生器给外耳道施加正压，但需鼓膜打孔。

3. 手术治疗　手术方法较多，宜先选用破坏性较小又能保存听力的术式。

（1）听力保存手术　按是否保存前庭功能分为两类：①保存前庭功能，内淋巴囊减压术、内淋巴分流术、半规管阻塞术；②破坏前庭功能，经过电凝、冷冻或超声破坏前庭或半规管的膜迷路、化学药物前庭破坏术（庆大霉素鼓室内注射）、各种进路的前庭神经切除术。

（2）非听力保存手术　即迷路切除术。

4. 前庭及听力康复治疗　适用于梅尼埃病间歇期、症状较稳定时。前庭康复治疗需制定个性化方案。根据患者听力损失程度可酌情考虑验配助听器或植入人工耳蜗。

PPT

第三节　良性阵发性位置性眩晕

良性阵发性位置性眩晕（bening paroxysmal positional vertigo，BPPV）是由体位变化而诱发眩晕的前庭半规管疾病。临床上表现为头部运动至某一特定头位时诱发短暂的眩晕伴眼球震颤。本病为周围性眩晕的最常见疾病之一。

（一）临床表现

1. 症状　发病突然，患者在头位变化时出现强烈旋转性眩晕，常持续在 60 秒之内，伴眼震、恶心及呕吐。患者常可察觉在向某一头位转动时出现眩晕，与头部的重力变化相关。患者常于睡眠中或晨起时因眩晕发作而惊醒，严重者于头部轻微活动时即出现。眩晕发作后可有较长时间的头重脚轻、漂浮感及不稳定感等。整个发作病程可为数小时至数日，个别可达数月或数年。

2. 体征　发作时可以观察到因体位变化诱发的水平或扭转性眼震。

（1）变位性试验　Dix - Hallpike 试验为前、后半规管 BPPV 常规检查方法：①患者坐于检查床上、头向右侧转 45°；②检查者位于患者侧方，双手持头迅速移动受检者至仰卧侧悬头位，头应保持与矢状面成 45°；观察 30 秒或至眼震停止后将头部和上身恢复至端坐位；然后再进行向左侧的侧悬头位检查。

（2）旋转性眼震可采用 Frenzel 眼镜或红外视频眼震仪直接观察，进而判断是哪侧前半规管或后半规管受累。

（3）滚转试验为水平半规管 BPPV 常规检查方法。①患者平卧，头垫高 30°；②检查者双手抱持患者头，迅速向左或者右转头 45°观察眼震，判断是哪侧水平半规管受累、管石症还是壶腹嵴结石症。

（二）诊断

病史极为重要，依据变位试验体征一般可以明确受累半规管及侧别、半规管内结石还是嵴顶结石。应与前庭性偏头痛、中枢性位置性眼震、短暂性脑缺血等疾病鉴别。中华医学会耳鼻咽喉科学分会及中华耳鼻咽喉头颈外科杂志编委会 2006 年贵阳会议制定 BPPV 的诊断依据如下。

1. 诊断 BPPV 的变位试验　①Dix - Hallpike 或 Side - lying 试验是确定后或前半规管 BPPV 的常用方法；②滚转试验（roll maneuver）是确定外半规管 BPPV 的常用方法。

2. BPPV 变位检查眼震特点

（1）后半规管 BPPV 眼震特点　患者头向患侧转 45°后快速卧倒，使头悬至床下，与床平面成 20° ~ 30°夹角；患耳向地时出现以眼球上极为标志的垂直扭转性眼震（垂直成分向眼球上极，扭转成分向地），回到坐位时眼震方向逆转；管结石症眼震持续时间 < 1 分钟，嵴帽结石症眼震持续时间 ≥ 1 分钟。

（2）前半规管 BPPV 眼震特点　患者头向患侧转 45°后快速卧倒使头悬至床下，与床平面成 20° ~ 30°夹角；患耳向地时出现以眼球上极为标志的垂直扭转性眼震（垂直成分向眼球下极，扭转成分向地），回到坐位时眼震方向逆转；管结石症眼震持续时间 < 1 分钟，嵴帽结石症眼震持续时间 ≥ 1 分钟。

（3）外半规管 BPPV 眼震特点　管结石症在双侧变位检查中均可诱发向地性或背地性水平眼震，眼震持续时间 < 1 分钟；嵴帽结石症在双侧变位检查可诱发背地性水平眼震，眼震持续时间 ≥ 1 分钟。

3. 诊断依据　①头部运动到某一特定位置出现短暂眩晕的病史；②变位性眼震试验显示上述眼震

特点，且具有短潜伏期（＜30秒）和疲劳性。

（三）治疗

虽然 BPPV 是一种有自愈倾向的疾病，但其自愈的时间有时可达数月或数年，严重者可致工作能力丧失，故应尽可能地进行治疗。

1. 发作期　对症药物治疗。

2. 前庭康复治疗　①耳石复位法：手法复位操作简便，无需特殊仪器，且有较好效果而得到广泛的重视。根据耳石所在位置采用不同的复位方法，包括 Epley 复位法、Lempert/Barbecue 法、Gufoni/改良 Semont 法等。②其他康复方法：Brandt – Daroff 患者自我锻炼复位法。③平衡训练可以提高复位后患者的姿势稳定性。

3. 手术疗法　如上述疗法无效且影响生活工作质量者，可行病变半规管阻塞术或相应前庭神经切断术。

目标检测

答案解析

一、选择题

1. 下列不属于外周前庭性眩晕的疾病是（　　）

    A. 前庭神经炎　　　　　　　　　　　　B. 耳石症

    C. 前庭性偏头痛　　　　　　　　　　　D. 梅尼埃病

2. 下列关于药物中毒性眩晕的说法，错误的是（　　）

    A. 近期内前庭毒性药物注射史　　　　　B. 主要症状为头晕平衡失调

    C. 持续时间长，可能伴随听力下降　　　D. 视物旋转

3. 梅尼埃病的特征表现不包括（　　）

    A. 发病前有上呼吸道感染症状　　　　　B. 波动性听力下降

    C. 耳鸣、闷胀感　　　　　　　　　　　D. 反复发作性眩晕

4. 梅尼埃病的眩晕发作时长一般为（　　）

    A. 数分钟　　　　　　　　　　　　　　B. 20 分钟至 12 小时

    C. 12～24 小时　　　　　　　　　　　　D. ＞24 小时

5. 甘油试验阳性为患耳在服用甘油后平均听阈提高 ＞（　　）dBHL

    A. 10　　　　　　B. 15　　　　　　C. 20　　　　　　D. 25

6. 梅尼埃病的外科治疗中不属于破坏性手术的是（　　）

    A. 迷路切除术　　　　　　　　　　　　B. 鼓室注射庆大霉素

    C. 内淋巴囊减压术　　　　　　　　　　D. 前庭神经切断术

7. 耳石症发病中最常见的类型是（　　）

    A. 后半规管　　　　　　　　　　　　　B. 水平半规管管耳石症

    C. 前半规管　　　　　　　　　　　　　D. 水平半规管嵴帽耳石症

8. 外半规管管石症患者由平卧位向患侧卧位转头时，可出现（　　）眼震

    A. 水平背地　　　　　　　　　　　　　B. 水平向地

    C. 垂直同侧扭转　　　　　　　　　　　D. 垂直对侧扭转

9. Roll 试验主要用于诊断（　　）

　　A. 水平半规管管耳石症　　　　　　B. 后半规管耳石症

　　C. 前半规管耳石症　　　　　　　　D. 水平半规管嵴帽耳石症

10. Dix – Hallpike 试验主要用于诊断（　　）

　　A. 水平半规管管耳石症　　　　　　B. 后半规管

　　C. 前半规管　　　　　　　　　　　D. 水平半规管嵴帽耳石症

（查定军　林　颖）

书网融合……

本章小结　　　　　　　微课　　　　　　　题库

第十章　面神经疾病

PPT

📖 学习目标

1. 掌握　周围性面瘫的临床表现及鉴别诊断、定位诊断。

2. 熟悉　周围性面瘫的病因及定性诊断方法；贝尔面瘫、Hunt 综合征、外伤性面瘫、耳源性面瘫的诊断及治疗原则。

3. 了解　面神经肿瘤及半面痉挛诊疗。

4. 学会常见面神经疾病的诊断知识与技能，具备诊治常见面神经疾病的能力。

⇒ 案例引导

案例　患者，男，30 岁，突发左侧口角歪斜 2 天。无头痛、耳痛及听力变化。查体：左侧额纹及鼻唇沟浅、左侧闭眼露白；鼓膜正常。

讨论　患者进一步的诊疗方案是什么？

第一节　周围性面神经麻痹概述 📱微课

周围性面神经麻痹（peripheral paralysis of the facial nerve）又称面瘫，为面神经运动核及其下面神经受损导致的颜面表情肌群运动功能障碍。由于面神经是混合神经，故受损后除影响颜面表情动作之外，还会出现泪液、味觉、听觉等功能障碍。

（一）常见病因

1. 颅内病变　自脑桥下部的面神经运动核至内听道底之间的各种颅内疾病，如听神经瘤、脑膜瘤、转移癌、脑干梗死、脑膜炎等。

2. 颞骨内病变　自面神经迷路段至茎乳孔处损伤。

（1）特发性面神经麻痹（贝尔面瘫）　最常见，目前认为与面神经缺血、病毒感染、自身免疫及遗传因素有关，耳带状疱疹导致面神经炎。

（2）炎症　急、慢性中耳乳突炎侵及面神经。

（3）外伤　颞骨骨折、颅底骨折、耳部手术等。

（4）肿瘤　中耳癌、面神经肿瘤、颈静脉球体瘤等。

（5）面神经先天畸形。

3. 颞骨外病变　颌面外伤、腮腺肿瘤、腮腺手术等。

4. 全身性疾病　甲状腺功能减退症、尿毒症、结节病、白血病等。

（二）病理生理

根据面神经损伤程度分为神经外膜损伤、神经失用、轴索断伤和神经断伤。

1. 神经外膜损伤　神经纤维未累及，神经功能正常，无面瘫表现。

2. 神经失用　髓鞘损伤引起神经传导阻滞，但无轴索变性及神经纤维中断，去除病因后2周内能完全恢复。

3. 轴索断伤　损伤神经远端轴索与髓鞘变性而鞘膜完整。轴索可从近端沿中空的鞘膜管以每日约1mm的速度向远端再生，直至运动终板，神经功能得以部分或完全恢复。

4. 神经断伤　神经干完全断裂，近端形成纤维瘤，远端变性。肌肉失神经支配后因营养障碍而萎缩和纤维化。断端若经吻合或移植神经可望恢复部分功能，有时可遗留联带运动。

（三）临床表现

1. 症状

（1）口角歪斜和闭眼障碍　面神经炎所致的面瘫通常在短期内由轻而重，不能闭眼、口角歪斜；面神经肿瘤所致的面瘫是一个缓慢、渐进过程；外伤性面瘫多数在伤后立即出现。

（2）溢泪或无泪　①溢泪：面神经损害在膝状神经节以下则泪液分泌功能正常，由于面瘫使鼻泪管的被动运动受阻，导致泪液不能经过鼻泪管流向鼻腔，故患者出现不自主流泪现象。②无泪：当膝状神经节或以上部位病变时，导致岩浅大神经受累，患侧无泪，角膜干燥。

（3）味觉异常　如鼓索神经受累则患侧舌部味觉异常或消失，患者可出现口中有甜味或锌味。

（4）听觉过敏　如镫骨肌受累则患者难以耐受突然出现的强声。

（5）其他　进食时液体易从口角外流，固体易嵌塞在牙龈间隙。

2. 体征

（1）静态　患侧额纹变浅或消失、鼻唇沟变浅或消失、眼裂增大。长期面瘫者由于面肌萎缩松弛导致患侧眉毛低于健侧。

（2）抬眉　两眼向上看时患侧眉毛不能上抬。

（3）闭眼　患侧眼睑不能闭合，同时患侧眼球不自主向外上方运动，使角膜下巩膜外露，俗称"眼球露白"，称为Bell征。

（4）微笑或露齿　口角明显向健侧偏移。

（5）鼓腮　双唇难以闭紧，患侧漏气。

（6）张口　下颌偏向健侧（面神经下颌缘支受累）。

（7）联动　当患侧面部一部分表情肌主动运动时，另一部分表情肌也出现被动运动，称为联动，如患侧做闭眼运动时同侧口角会被动运动。联动原因：面神经纤维再生时神经纤维错向生长，不能准确到达应该支配的靶肌而支配其他面部表情肌，当原靶肌运动时，出现非靶肌的被动运动。多出现在面瘫恢复后期。

（四）诊断

1. 定量评价　临床常用House-Brackmann面神经评级系统（表10-1）。

表 10 - 1　House - Brackmann 面神经评级系统

分级	面瘫程度	患侧面部情况描述
Ⅰ	正常	所有区域面肌功能正常
Ⅱ	轻度功能障碍	大体：闭眼时有轻度减弱，可有轻度联动 安静：正常对称张力好 运动：前额，中到好；眼，轻轻用力可完全闭合；口，轻度不对称
Ⅲ	中度功能障碍	大体：两侧面部明显不对称但不丑陋，没有严重的联动、挛缩或半面痉挛 安静：正常对称张力好 运动：前额，轻到中；眼，用力可完全闭合；口，用力后患侧轻度无力
Ⅳ	中重度功能障碍	大体：两侧明显不对称，丑陋，减弱 安静：正常对称张力好 运动：前额，无；眼，不完全闭合；口，用力患侧仍无力
Ⅴ	重度功能障碍	大体：只有轻度可觉察运动 安静：不对称 运动：前额：无；眼，不完全闭合；口，仅存轻度运动
Ⅵ	全瘫	患侧面肌无运动

2. 定位诊断

（1）颞骨高分辨率 CT 及面神经 MRI 检查　有助于明确病因、损伤部位和范围，CT 检查可以寻找骨折线，MRI 检查对颅底贯通伤和桥脑小脑角肿瘤更有意义。

（2）定位检查　根据面神经颞骨段分支及功能特点，帮助确定神经损害位置（表 10 - 2）。①Schirmer 流泪试验：使用 2 条 0.5cm×5cm 滤纸，将一端折叠，在无麻下放入双眼下穹隆中部，5 分钟后比较两侧浸湿的长度。相差一倍以上者为阳性，泪液分泌过少时可刺激鼻黏膜以诱发。泪液减少提示病变位于膝状神经节。②镫骨肌反射：镫骨肌反射存在说明损伤在镫骨肌突起远端，同时意味着神经未发生完全变性，预后相对较好。③味觉试验：使用甜、酸、苦、咸等味液涂于两侧舌前 2/3 以对比味觉差异或用电味觉测定仪比较，味觉减退或消失提示病变在鼓索神经发出点以上。

表 10 - 2　面神经麻痹病变定位表

病变位置	泪液减少	镫骨肌反射消失	味觉减退
膝状神经节以上	+	+	+
膝状神经节以下，镫骨肌以上	-	+	+
镫骨肌以下，鼓索以上	-	-	+
鼓索以下	-	-	-

3. 定性诊断　电生理检查用于判断神经是否变性，评估预后。

（1）神经电兴奋试验　采用每秒 1 次、时程 0.3ms 的方波电脉冲刺激茎乳孔处面神经干分别测定引起各条面肌挛缩的最小电流强度（兴奋阈），两侧对比差别超过 3.5mA 时判定发生神经变性，10mA 刺激无反应者为失神经支配。本试验应在发病 3 天后至 3 周之间进行。

（2）肌电图检测（EMG）　利用插入面肌的电极记录骨骼肌纤维的动作电位，收缩面部肌肉时可观察运动电位的大小及形态。正常肌肉静止时无电活性，在面瘫发病早期，EMG 只要能引出随意运动单元电位就说明神经连续性存在。神经变性后为纤颤电位，神经再支配后出现多相电位。晚期面瘫患者在临床表现面肌活动之前查到神经再支配现象的多相再生电位则说明神经在恢复。

（3）神经电图检测（ENoG）　采用最大刺激兴奋面神经干，引起面肌全面收缩，利用表面电极记录面部表情肌收缩时的复合动作电位（compound action potentials，CAP），比较健侧和患侧的 CAP，根据其差值的百分数估计神经受损程度。此为最准确、直接评价面神经受损程度的方法。从神经损伤部位至测试点发生瓦氏变性有一时间过程，因此检测对急性面神经损伤必须在 4 天后至 3 周内才有价值。若在发病 2 周内变性达到 90% 以上时，应考虑手术治疗。

4. 鉴别诊断 见图 10-1，表 10-3。

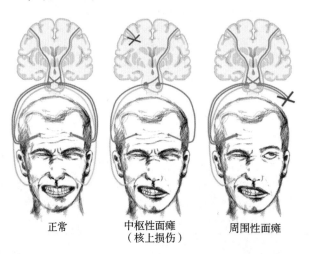

正常　　　　　中枢性面瘫　　　　周围性面瘫
　　　　　　　（核上损伤）

图 10-1　周围性面瘫与中枢性面瘫的鉴别诊断示意图

表 10-3　周围性面瘫与中枢性面瘫的鉴别诊断

	中枢性面瘫	周围性面瘫
病变位置	面神经核以上至其大脑皮质中枢间的病损	面神经核及以下病损
病灶	对侧眼眶以下面肌瘫痪	同侧全部面肌瘫痪
肢体瘫痪	常伴有面瘫同侧的肢体偏瘫	如有肢体瘫痪常为面瘫对侧的肢体受累，例如脑干病变而引起的交叉性瘫痪
味觉与涎液分泌	无味觉和涎液分泌障碍	可有病侧舌前 2/3 的味觉减退和涎液分泌障碍
电变性反应	无	有

（五）治疗

1. 病因治疗 针对面瘫病因做相应处理：如清除中耳病变、解除骨片或填塞物压迫神经、松解神经周围瘢痕粘连等。

2. 药物治疗 贝尔面瘫和耳带状疱疹引起的面瘫采用糖皮质激素、抗病毒治疗。常用激素治疗剂量为泼尼松 1mg/（kg·d），一般采用早晨顿服，持续服用 5~7 天，然后逐渐减量，10~14 天内停药；激素治疗时间越早越好，应该在出现症状 24 小时内即开始激素治疗。抗病毒常用阿昔洛韦或伐昔洛韦等。其他药物如血管扩张剂、维生素 B 族等。

3. 手术治疗

（1）面神经减压术　贝尔面瘫神经变性超过 90%，在 15 天内手术效果最好。中耳炎及外伤导致的面瘫也应尽早实施手术。开放面神经骨管和切开神经外膜，释放神经内部的压力，有助于神经肿胀的消除和神经纤维的再生。手术入路包括乳突入路、颅中窝入路及联合入路等。

（2）神经吻合或移植术　如果面神经完全断裂或严重损伤应及时实施修复。切除损伤严重的部分、实施无张力的面神经端端吻合是重建面神经完整性的最佳选择。经乳突面神经改道：将面神经骨管自匙突上方的膝状神经节至茎乳孔完全打开，将面神经自骨管移出，可以增加长度 1cm。如经改道后仍无法进行面神经端端吻合术则需要行面神经移植。移植神经一般选用耳大神经、腓肠神经等。

> **知识链接**
>
> ### 耳大神经及腓肠神经移植的优缺点
>
> 　　耳大神经最长可提供 10cm 的神经，优点是邻近耳部、延长耳后切口即可获得；缺点是直径变异较大、长度局限。如果需要更长的神经可选用腓肠神经，优点是与面神经直径相仿，供体神经长度可达 20cm 以上；缺点是小腿切口周围的感觉迟钝。

　　（3）面神经替代手术　如果面神经吻合术 1 年后无面神经功能恢复迹象或损伤近端的面神经无法利用不能行神经吻合，只要损害部位以下的面神经干及末梢完整、肌肉完好，可以通过神经替代来达到面部表情肌的神经支配。首选的替代神经为舌下神经，舌下神经替代可以获得面部静态对称，通过训练可以达到面肌自主运动。面神经与舌下神经吻合方式有端端吻合和端侧吻合两种：端端吻合要完全牺牲舌下神经，可引起舌体萎缩和轻微的构音障碍，但可以获得相对强劲的面肌运动；端侧吻合可以部分保留舌的运动功能。其他替代的神经还有副神经、咬肌神经等。

第二节　贝尔面瘫

　　贝尔面瘫（Bell paralysis）指突然发生的原因不明的单侧周围性面神经麻痹，故又称为特发性面神经麻痹（idiopathic facial palsy），为临床发生面瘫的最常见原因。

（一）病因

1. 神经缺血　疲劳或冷风刺激后面神经的营养血管痉挛，使面神经出现缺血、水肿等改变。

2. 病毒感染　有研究表明贝尔面瘫可能与单纯疱疹病毒感染有关。

3. 免疫因素　机体免疫力降低或自体免疫反应引起。

（二）症状

　　常突然发生一侧周围性完或不完全性面瘫，通常在 1~2 天内面瘫逐渐加重，可有头面部受凉刺激史。起病初期部分患者感患侧耳内、耳后或耳下疼痛，轻重不等；患侧额纹消失，不能皱额蹙眉，眼裂变大，不能闭合或闭合不全，鼻唇沟变浅，口角下垂，出现 Bell 征；示齿时口角偏向健侧，鼓腮和吹口哨漏气，常见食物滞留于病侧齿颊间；少数患者有味觉障碍、眼干、听觉过敏等；乳突部或乳突尖可有压痛，鼓膜后部可有轻微充血，但数日后即消失。

（三）诊断

　　根据面瘫症状及相应检查诊断贝尔面瘫并不困难，但应注意与核上性面神经麻痹、核性面神经麻痹、桥脑小脑角病变、Hunt 综合征、听神经瘤、中耳炎、创伤性面瘫、Melkersson 综合征等相鉴别，排除具有明确病因的周围性面瘫的疾病后才能得出该诊断。对贝尔面瘫应及时做面神经兴奋性和面神经电图检查及定位诊断，以协助治疗及判断预后。贝尔面瘫常为不完全性，有自然恢复倾向，预后好，多在 2~3 个月恢复。但有 15%~20% 的患者面神经功能完全丧失，面肌处于不可逆的失神经支配状态。

（四）治疗

1. 非手术疗法　应用于不完全性面瘫和临床表现为完全性面瘫而面神经电图及面神经兴奋实验提示可逆性病变者。治疗原则是改善面部血液循环，促使面神经水肿、炎症消退，以免面神经进一步受损，使其功能早日恢复。

（1）药物治疗　常用药物有糖皮质激素类药物、抗病毒药物、血管扩张药、脱水剂、维生素 B 族和 ATP 等。

（2）高压氧治疗　可以减轻面神经缺血、缺氧所造成的损害。

（3）物理疗法　红外线和按摩能增进局部血运、保持肌肉张力、防止肌肉萎缩，但并不能促进面神经功能恢复。

（4）保护角膜　因眼睑不能闭合，局部用人工泪液防止角膜干燥和结膜炎等。

2. 手术治疗　对于临床表现为完全性面瘫而面神经电图和面神经兴奋实验提示不可逆病变者应及早行面神经减压术。在 1～3 个月内行面神经减压者，面神经功能恢复的可能性达到 85% 以上；6～12 个月内行面神经减压仍有一定疗效。

第三节　Hunt 综合征

1907 年 Ramsay Hunt 首先描述此病，故名 Hunt 综合征（Ramsay – Hunt syndrome，RHS）。春秋季多见，占周围性面瘫的 12%。

（一）病因

由带状疱疹病毒感染所致，又名 Herpes Zoster Oticus。带状疱疹病毒侵入膝状神经引起一系列特殊症状，除第Ⅶ、Ⅷ对脑神经外，其他脑神经也可受累。

（二）临床表现

一侧耳部剧痛，周围性面瘫伴耳部疱疹。起病时常先有剧烈耳痛，耳甲腔及其周围出现充血伴簇状疱疹，严重时疱疹破溃有黄色渗液，外耳道和鼓膜亦可被侵及。疱疹出现后不久即出现同侧周围性面瘫。初期常为非完全性面瘫，但数天至 3 周内逐渐加重至完全面瘫。可侵犯前庭神经、耳蜗神经和三叉神经等，伴同侧剧痛、眩晕和耳聋；极少数患者还有第Ⅵ、Ⅸ、Ⅺ和Ⅻ对脑神经受累症状和体征。带状疱疹引起的面瘫自愈率低，面瘫程度严重，常为不可逆性，本病预后较贝尔面瘫差。

（三）诊断

出现耳痛、外耳疱疹及周围性面瘫等典型三联征即可诊断 Hunt 综合征，检查血清疱疹病毒抗体可协助诊断。由于病毒侵犯神经位置、时间不同，出现症状次序没有规律。因此，临床上出现迟发性疱疹、无疱疹的带状疱疹、顿挫型疱疹等情况时易致误诊。如出现患侧耳部、面部神经痛伴周围性面瘫应考虑早期 Hunt 综合征。

（四）治疗

治疗原则：对症治疗，保护和促进面神经功能恢复，预防继发感染。治疗方案同贝尔面瘫，可加用抗生素以防继发性感染。耳痛明显使用镇痛药，局部疱疹可用含抗生素类固醇乳剂或油膏涂抹。针对带状疱疹病毒可加用干扰素。如果面神经电图提示神经变性 >90% 则需要实施面神经减压术，但面神经减压术后神经功能恢复的程度不如贝尔面瘫，且术后恢复期面肌联动的发生率高。

第四节　外伤性面瘫

（一）病因

1. 常见颅脑损伤合并颞骨骨折　面神经走行在颞骨中，骨折既可以造成面神经原发性损伤（如直接压迫、切割引起神经撕裂、挫伤等），也可以引起面神经水肿、缺血等继发性损伤。颞骨骨折按照骨折线与岩锥长轴的位置关系分为：①横行骨折，骨折线与岩锥长轴垂直，可致感音神经性耳聋和前庭功能丧失，50%合并面瘫；②纵行骨折，骨折线与岩锥纵轴平行，可致外耳道裂伤、鼓膜穿孔、听骨链中断及血鼓室，15%～25%合并面瘫。

2. 手术损伤　中耳乳突手术损伤面神经可导致面瘫。

（二）临床表现

外伤性面瘫常表现为受伤后即刻面瘫或迟发性面瘫，常合并听力下降、鼓膜损伤、脑脊液漏等。迟发性面瘫预后较好，70%～90%的患者经保守治疗可以治愈，部分患者需要手术治疗。

（三）诊断

根据头颅外伤或耳部手术史、结合周围性面瘫及合并听力损伤等可以做出初步诊断。根据 House - Brackmann 分级先判定面瘫是完全性还是不完全性，再进一步通过电生理检查明确面神经变性的程度。颞骨高分辨 CT 可清晰显示骨折线、判断损伤部位。面神经分支功能检查也可协助确定损伤的部位。

（四）治疗

1. 保守治疗　给予激素以减轻面神经水肿，给予改善面神经血液供应等药物。外伤性周围性面瘫中，不完全性面瘫以保守观察为主；完全性面瘫中即刻面瘫者在全身状况稳定时应尽快进行面神经探查手术，迟发面瘫者 6 天以内 ENoG 显示 90% 变性的应尽早手术，6 天以后 ENoG 才显示 90% 变性者采用保守治疗预后仍佳。

2. 手术治疗　手术时机的选择需要考虑面瘫出现的时间、动态面神经电图监测的结果及 CT 所见。手术方式包括面神经减压术、面神经吻合与改道吻合术、面神经移植术等。术中要注意去除阻碍面神经再生的纤维瘢痕和骨片，以提供面神经再生通道。根据损伤部位可采取不同的手术径路：乳突径路多用于乳突手术所致面瘫及颞骨纵行骨折合并面瘫；颅中窝入路适用于面神经迷路段及膝状神经节减压。其他路径：①神经交换术，面神经 - 舌下神经吻合或与副神经吻合术；②神经肌蒂移植术，如颞肌、股薄肌及咬肌转移术等，眼睑或口轮匝肌麻痹可用颞肌筋膜或阔筋膜悬吊术或取游离肌肉植入术等；③面神经跨接术。

第五节　耳源性面瘫

耳源性面瘫（otogenic facial parlysis）多由于急、慢性化脓性中耳炎的炎症侵袭引起面神经水肿或胆脂瘤破坏面神经骨管，直接压迫、损伤面神经所致，其他如乳突手术损伤、中耳结核、中耳肿瘤等亦可导致面瘫。

（一）病因及病理机制

面神经大部分在颞骨内走行，经内听道进入颞骨，从茎乳孔离开颞骨。因此中耳病变或手术均可能导致面神经损伤而出现面瘫。面瘫时间长短、病损性质和程度及治疗方法不同与疾病的结局有密切关系。

1. 急性化脓性中耳炎　引起的面瘫为神经炎性水肿所致。

2. 慢性中耳炎

（1）中耳感染学说　即耳源性面瘫，由骨炎、神经炎以及由此出现的神经受损引起。

（2）细菌毒素学说　细菌或由胆脂瘤分泌的神经毒性物质直接导致神经脱髓鞘、阻断神经冲动传导，导致面瘫发生。

（3）炎症学说　由于各种因素引起的刺激，包括胆脂瘤和肉芽组织压迫、细胞因子或化学介质作用使神经脉管系统血栓形成，从而导致神经缺血、缺氧发生面瘫。

3. 迟发性面瘫的发病机制　鼓索神经损伤或面神经骨管损伤引起的面神经水肿或术后并发 Bell 面瘫。

（二）临床表现

耳源性面瘫为周围神经性面瘫，多为单侧性、周围性。面瘫时患侧面部运动障碍致不能提额、皱眉、眼睑不能闭合、口歪向健侧、患侧口角下垂、鼻唇沟不显、不能做鼓腮及吹口哨动作、饮水时外漏，日久可导致面部肌肉萎缩。面神经电图及肌电图检查可了解面神经变性及病损程度。颞骨高分辨率CT 及面神经 MRI 检查可了解中耳感染及乳突骨质破坏情况。

（三）诊断

诊断应包括病因诊断、定位诊断和功能诊断。耳源性面瘫属于周围性面瘫，首先要排除中枢性面瘫。根据病史和专科检查、听力学检查、前庭功能检查、X 线检查等即可基本明确面神经麻痹的原因。测定面神经各分支的功能可以明确面神经损伤的部位，常用试验包括泪液试验、镫骨肌反射测定、味觉测定和颌下腺流量试验等。功能诊断主要是通过电刺激的方法了解面神经的功能和神经纤维的变性程度，用于判断预后和决定手术指标，常用试验包括神经兴奋性试验、最大刺激试验、神经电图、肌电图等（详见本章第一节）。

（四）治疗

治疗原则：首先要确定面神经麻痹的原因，其次要明确病变的部位，然后要测定面神经的功能以估计其预后和自发恢复的可能性，帮助确定手术适应证和手术方法。

1. 早发现、早治疗　术后即发性面瘫应及时治疗，否则术腔肉芽结缔组织增生沿损伤部位进入神经鞘内，影响神经元再生，减少恢复机会，增加手术难度。

2. 对症治疗

（1）急性中耳炎并发面瘫　常因炎症感染引起急性面神经炎导致面瘫。该病以保守治疗为主，仅急性中耳炎引流不畅而药物治疗无效者才应采用手术治疗，但极少需要行面神经探查。

（2）慢性化脓性中耳乳突炎合并面瘫　多由面神经骨管破坏或胆脂瘤压迫所致。需及时进行中耳乳突手术清除病灶、手术开放面神经暴露部位的面神经骨管进行面神经减压。如果感染较重或脓液较多，切开面神经鞘可能导致感染扩散引起面神经炎，但在炎症不严重时可以打开面神经鞘彻底清除病变，促进神经功能的恢复。

（3）手术导致面瘫　常因解剖异常、病变组织破坏和术者解剖不熟练或操作失误引起。面瘫在术中或术后 24 小时内发生者称为即发性面瘫，一般为手术直接或间接损伤面神经所致，应立刻手术探查，此时操作较容易，损伤部位较易寻找，去除病因后较易恢复。如果面神经撕裂严重或离断则应选择断端吻合或神经移植术。即发性面瘫不可侥幸等待，否则术腔肉芽结缔组织增生沿损伤处长入神经鞘内则影响神经元再生，减少恢复机会，增加手术难度。

（4）术后迟发性面瘫　多因术腔填压过紧或手术引起面神经反应性水肿所致，及时抽出纱条、适当应用抗生素和激素后多能治愈。

3. 术式选择　根据病变情况可进行面神经减压、吻合、移植、改道或切除病变等，避免进一步损伤面神经，尽量保存听力和前庭功能。

第六节　半面痉挛

半面痉挛（hemifacial spasm）是指一侧面部肌肉出现阵发性的不自主抽搐，无神经系统损害的其他体征，又称为特发性半面痉挛（idiopathic hemifacial spasm）。发病率女性高于男性，好发于中老年人。

（一）病因及病理机制

半面痉挛的病理机制是阵发性的面神经异常冲动，主要有外周和中枢两大类因素。主要学说如下。

1. 微血管压迫（microvascular compression，MVC）学说　认为面神经出脑干区正处于中央性胶质节段和周围性髓鞘节段的过渡区，由于小脑前下动脉及分支横跨面神经，长期的血管压迫可能导致面神经髓鞘受损、神经纤维暴露而互相接触，神经冲动短路，产生面肌痉挛。

2. 面神经核功能紊乱学说　位于桥脑中的面神经运动核由于面神经在出桥脑后的行程中受到各种慢性刺激，如炎症、压迫等（面神经髓鞘缺损处的血管、桥脑小脑角肿瘤、增厚、粘连的蛛网膜等），逆向性引起神经节细胞兴奋性亢进，使核内"异常的突触连接"开放，引起局灶性癫痫样放电。

（二）临床表现

1. 起病常为下眼睑轮匝肌阵发性轻微抽搐，逐渐影响一侧面肌，以口角肌肉抽搐最明显，症状可逐渐加重。

2. 患者不能自主控制，紧张、疲劳、情绪激动时发作加重，安静或睡眠时缓解。

3. 可伴发三叉神经痛。

4. 面肌肌力显著减弱，甚至出现永久性面瘫。

（三）诊断

根据典型临床表现不难做出诊断。

（四）治疗

1. 药物治疗　多采用抗癫痫药物如卡马西平、苯妥英钠等，具有较好解痉作用。卡马西平常用剂量（10～20mg，tid），一般不超过2周。

2. 神经阻滞

（1）面神经阻滞　将80%～90%乙醇0.5ml注入茎乳孔面神经主干处，可暂时阻断面神经的传导功能，解除痉挛发作，疗效可持续数月或数年，但可出现面瘫，且面瘫恢复可能不完全。

（2）肉毒素（botulinum toxin）　肉毒素作用于神经末梢的突触前，防止钙依赖性的乙酰胆碱释放引起暂时性神经麻痹，可维持3～6个月。注射方法：分别注射在面神经各个分支或口轮和眼轮匝肌外缘或注射于面神经主干。常用剂量为20单位，注射后会出现不同程度的面瘫、痉挛缓解或者消失，面瘫一般在3个月内恢复。肉毒素注射治疗面肌痉挛有复发倾向。

3. 手术治疗　对药物和肉毒素治疗无效者可考虑手术治疗。

（1）微血管减压术（microvascular decompression，MVD）　为治疗半面痉挛的首选方法。术式：枕下开颅，进入桥脑小脑角，暴露面神经，于面神经出脑干区找到压迫血管，以明胶海绵、肌片或Teflon片间隔血管与神经，达到减压目的。

（2）面神经梳理术　利用细针在面神经纵轴方向梳理主干，通过梳理将面神经内部交通支破坏，达到解痉目的。术后可能轻度面瘫，也有复发倾向。

第七节　面神经肿瘤

面神经肿瘤（facail nerve tumor）是指原发于面神经的局部组织细胞过度增生所形成的新生物，可分为神经源性面神经肿瘤（包括面神经鞘瘤与面神经纤维瘤）和非神经源性面神经肿瘤（包括面神经血管纤维瘤与面神经纤维肉瘤）。面神经肿瘤很少见，发病率仅为0.4%～2.6%。面神经鞘瘤是面神经肿瘤中最常见的类型，多为良性，恶变率<1%，有性别差异，男女比例为1:2，中年女性多见，可发生在面神经全程，但以膝状神经节周围多见。

（一）病因及病理机制

原发性面神经肿瘤的病因不明，可能与病毒感染、免疫失调及发育异常有关。面神经鞘瘤来源于神经外胚叶的施万细胞，有完整的包膜，肿瘤组织与周围结构分界清楚，面神经纤维一般不被破坏而是被推挤至肿瘤周边；镜下可见肿瘤细胞呈束状排列，似栅栏状。面神经纤维瘤来源于中胚叶的神经内膜，可单发或多发，常沿神经干生长，无包膜，多发者即为神经纤维瘤病；镜下可见大量内膜、外膜及纤维细胞。

（二）临床表现

临床表现与肿瘤性质、病变部位及侵及范围有关。通常肿瘤生长缓慢，可长期无症状。

1. 面神经麻痹　面神经鞘瘤最常见的症状是渐进性面神经麻痹，可反复发作。早期可能以面肌痉挛为首发症状，而后转为面瘫。通常面神经血管纤维瘤的面瘫症状出现较早且严重。

2. 听力下降　发生于内听道和小脑桥脑角的面神经瘤压迫听神经，可能表现为进行性感音神经性听力损失，类似于听神经瘤。位于中耳的面神经瘤可能会接触听小骨或者鼓膜，导致传导性听力损失。

3. 耳鸣　部分患者可有血管搏动性耳鸣。

4. 眩晕　肿瘤侵蚀到迷路（通常是外膝外侧半规管）时患者可能会出现头晕，瘘管试验检查结果可能为阳性。

5. 其他表现　若肿瘤阻塞中耳腔可引起面部或耳部疼痛以及耳闷、耳内流脓等症状；可伴有眼干、味觉障碍、听觉过敏等；当肿瘤累及颅内压迫脑神经时，可出现相应神经受累症状。

6. 腮腺区面神经肿瘤　可以仅表现为耳下包块及面瘫。

（三）诊断

进行性面瘫除非已确诊为其他原因所致，均应考虑面神经肿瘤的可能性，特别是伴有面部抽搐或痉挛者。鉴于临床诊断困难，常需进行高分辨率CT和MRI检查。颞骨高分辨率CT增强是显示面神经瘤的常用方法，可表现为面神经管扩大和（或）骨质破坏以及强化的软组织肿块，对了解骨质破坏及其与内耳结构的关系有一定的价值。MRI能很好地显示面神经肿瘤的形态、部位、范围和内部结构，有助于定位诊断和定性诊断。肌电图有助于量化神经的残余运动功能，有助于预测神经重建术后面神经功能恢复效果。神经电图可以帮助预测术后面瘫改善效果，如果复合动作电位下降不超过50%则认为修复神经后可获得较好预后。确诊本病需根据病理学检查而定。

（四）鉴别诊断

面神经肿瘤应注意与贝尔面瘫、原发性半面痉挛、胆脂瘤性中耳炎、颈静脉球体瘤、中耳癌以及听神经瘤、桥小脑角区脑膜瘤等相鉴别。如肿瘤原发在内听道内则易和听神经瘤相混淆，通常术前难以鉴别。腮腺区的面神经鞘瘤多偶然发现而就诊，易与腮腺混合瘤等相混淆。

（五）治疗

治疗原则为手术切除肿瘤，最大限度地保留或恢复面神经功能。根据肿瘤的大小、位置和残余听力的情况可以采取乳突入路、经颅中窝－乳突入路、迷路入路、乙状窦后入路等术式。早期手术是彻底切除肿瘤、防止肿瘤术后复发以及减少并发症的关键。为彻底切除肿瘤，大约 70% 的患者可能无法保留面神经的连续性，术中可使用腓肠神经或耳大神经行一期面神经功能重建，术后约 50% 以上的患者可能达到面神经功能 HB Ⅲ，如不能行一期面神经功能重建应尽可能在短期内行二期功能重建术。面神经修复方式中，面神经端端吻合或改道吻合效果较好，耳大神经、腓肠神经移植和面神经－舌下神经吻合效果较差。由于面神经肿瘤切除术后无法恢复正常的面神经功能，对于面神经功能为 HB Ⅰ、Ⅱ 的患者可以暂时采取随访观察的策略。

目标检测

答案解析

一、选择题

1. 特发性面神经麻痹的临床表现不包括（　　）

    A. 眼睑闭合不全　　　　　　　　　　　　　　B. Bell 现象

    C. 双侧额纹对称　　　　　　　　　　　　　　D. 患侧露齿不能

    E. 患侧鼻唇沟变浅

2. 如静态时有两侧面肌不对称、动态时部分面肌有微弱运动，面神经功能的级别是（　　）

    A. Ⅰ级　　　　　B. Ⅱ级　　　　　C. Ⅲ级　　　　　D. Ⅳ级　　　　　E. Ⅴ级

3. 面神经损伤后面肌功能恢复的早期征象是（　　）

    A. 6～12 周出现多相神经再支配电位　　　　　B. 2 周后出现纤维颤动电位

    C. 2 周内神经电图最大反应幅度＞10%　　　　D. 诱发总和电位最大反应幅度＞90%

4. 面神经失用是指（　　）

    A. 神经外膜损伤　　　　　　　　　　　　　　B. 髓鞘损伤，无轴索变性及神经纤维中断

    C. 损伤神经远端神经轴索与髓鞘变性而鞘膜完整　　D. 神经干完全断裂

二、简答题

1. 周围性面瘫的诊断应如何进行？

2. 贝尔面瘫的病因是什么？如何治疗？

3. 贝尔面瘫与 Hunt 综合征如何鉴别？

（杨　军　何景春）

书网融合……

本章小结　　　　　　　　　　微课　　　　　　　　　　题库

第二篇 鼻科学

第十一章 鼻部应用解剖及生理

PPT

📖 学习目标

1. **掌握** 各鼻窦自然引流通道开口部位。
2. **熟悉** 各鼻窦所在部位及形态、周围毗邻重要解剖结构。
3. **了解** 外鼻支架构造、皮肤及神经血管分布；固有鼻腔构造、鼻腔黏膜分区及血管神经分布。
4. 学会辨认鼻腔结构，具备初步判断鼻腔结构是否正常的能力。

第一节 鼻腔鼻窦应用解剖

鼻（nose）由外鼻、鼻腔和鼻窦三部分构成。

一、外鼻

外鼻（external nose）突出于面部，以骨和软骨为支架，外面覆以皮肤。外形如三棱锥体：上端位于双眼之间为鼻根；下端前突部分为鼻尖，鼻尖两侧向外方半圆形膨隆为鼻翼；中央隆起部为鼻梁，鼻梁两侧为鼻背；底部为鼻底。两侧鼻孔之间为鼻小柱，鼻翼与面颊交界处为鼻唇沟（图11-1）。

外鼻骨性支架由鼻骨、额骨鼻突、上颌骨额突组成。鼻骨左右成对，中线相接，上接额骨鼻突，两侧与上颌骨额突相连。鼻骨下缘、上颌骨额突内缘及上颌骨腭突游离缘共同构成梨状孔（pyriform aperture）。

外鼻软骨支架由鼻外侧软骨、大翼软骨构成（图1-2），各软骨之间由结缔组织相联系。大翼软骨左右各一，底面呈马蹄形，各有内外两脚：外侧脚构成鼻翼支架，内侧脚夹鼻中隔软骨构成鼻小柱。

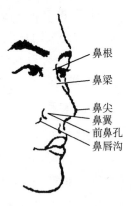

图11-1 外鼻结构

鼻尖、鼻翼及鼻前庭皮肤较厚，且与皮下组织及软骨膜粘连紧密，富有皮脂腺、汗腺，为粉刺、痤疮和酒渣鼻的好发部位，发生疖肿时肿胀痛感明显。

外鼻静脉经内眦静脉、面静脉汇入颈内静脉和颈外静脉，内眦静脉与眼上静脉、眼下静脉相通，最后汇入颅内海绵窦。面静脉无瓣膜，血液可双向流通，鼻部皮肤感染处理不当或挤压有可能引起海绵窦血栓性静脉炎等严重颅内并发症。

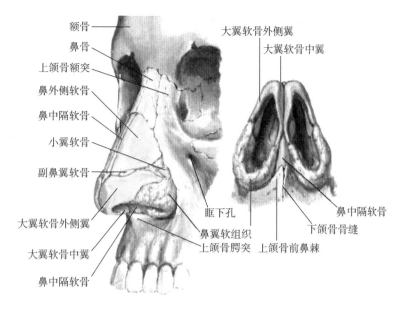

图 11-2 骨与软骨支架

二、鼻腔

鼻腔（nasal cavity）是位于两侧面颅之间的腔隙，以骨和软骨为基础，表面衬以黏膜和皮肤。鼻腔是顶狭底宽、前后径大于左右径的不规则狭长腔隙，前起前鼻孔，后止于后鼻孔。鼻腔由鼻中隔分为左、右两腔，前方经前鼻孔通外界，后方经后鼻孔与鼻咽部相通。鼻腔分为鼻前庭和固有鼻腔两部分。

（一）鼻前庭

鼻前庭（nasal vestibule）由鼻翼围成，内衬皮肤，长有鼻毛。此处皮肤与软骨膜紧密相贴，发生疖肿时疼痛较剧烈。

（二）固有鼻腔

固有鼻腔（nasal fossa proper）位于鼻前庭之后，由骨和软骨覆以黏膜构成。固有鼻腔借后鼻孔与鼻咽部相通，每侧鼻腔有上、下、内、外四个壁。

1. 上壁（顶壁） 由鼻骨、额骨、筛骨筛板和蝶骨构成，与颅前窝相邻，呈穹窿状，较狭窄。筛板薄脆，受外伤易骨折，为鼻部手术危险区。筛孔有嗅神经穿过。

2. 下壁（底壁） 即口腔顶壁，由硬腭构成。

3. 内侧壁（鼻中隔） 由骨性鼻中隔和鼻中隔软骨共同构成。因生长发育因素等导致鼻中隔多偏向一侧。鼻中隔前下部黏膜内有丰富血管汇聚吻合丛，称利特尔区（Little area），约90%的鼻出血发生于此。

4. 外侧壁 由鼻骨额突、泪骨、筛骨、腭骨垂直部和蝶骨翼突等组成（图11-3）。外侧壁三个突出长条骨片呈阶梯状排列，外覆黏膜，称为鼻甲（turbinate），由上而下依次为上鼻甲、中鼻甲和下鼻甲，各鼻甲下方间隙形成鼻道（meatus），分别称为上鼻道、中鼻道和下鼻道。

上鼻甲位于最上部，后上方为蝶筛隐窝（sphenoethmoidal recess），是蝶窦开口所在，后组筛窦开口于上鼻道。

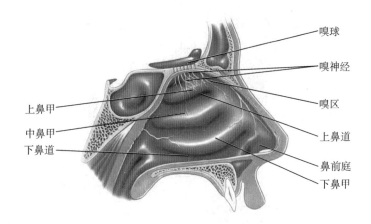

图 11-3　鼻腔外侧壁结构

　　中鼻甲为鼻腔标志性解剖结构,前部附着于筛窦顶壁、前颅底,由前向后转向外侧,附着在眶纸板后部,称为中鼻甲基板(lamella of middle turbinate),为前组筛窦和后组筛窦的分界线。中鼻甲与鼻中隔之间的间隙以中鼻甲前下方游离缘水平为分界线,上为嗅沟,下为总鼻道。中鼻道外侧壁弧形嵴状隆起为钩突(uncinate process),后上方圆形隆起为筛泡(ethmoid bulla),两者之间裂隙为半月裂(semilunar hiatus),半月裂向下逐渐扩大为筛漏斗(ethmoidal infundibulum)。中鼻道前上部为额隐窝,额窦经此处开口于筛漏斗前上端,前组筛窦开口于稍下方,在中鼻道前下部有上颌窦自然开口。钩突在鼻腔外侧壁呈矢状走向,后缘无骨性结构,呈游离状态,几乎与筛泡平行。筛泡为中空圆形骨性隆起,以眶纸板为基底,为前筛最大气房。以筛漏斗为中心的一组解剖结构——中鼻甲、钩突、筛泡、半月裂、额窦开口、前组筛窦开口、上颌窦开口等称为窦口鼻道复合体(ostiomeatal complex,OMC),是鼻内镜手术核心区域。

　　下鼻甲为一独立骨片,附着于上颌骨内壁,前端距前鼻孔约2cm,后端距咽鼓管口约1cm,为鼻甲中最大者,约与鼻底同长,故下鼻甲肿大时易致鼻塞或影响咽鼓管通气引流。下鼻道前上方有鼻泪管开口,其外段近下鼻甲附着处骨壁较薄,是上颌窦穿刺最佳进针部位。

　　(三) 鼻腔黏膜

　　固有鼻腔黏膜按其性质可分为嗅部和呼吸部。

　　嗅部黏膜覆于嗅裂区域(上鼻甲与部分中鼻甲内侧面及其相对的鼻中隔部分),呈淡黄色或苍白色,为假复层无纤毛柱状上皮,内含嗅细胞,能感受气味的刺激。

　　其余部分覆以粉红色呼吸部黏膜,黏膜内含丰富的毛细血管和黏液腺,黏膜上皮纤毛可净化空气并提高吸入空气温度和湿度。鼻腔呼吸区黏膜面积较大,黏膜下毛细血管丰富,含有多种免疫活性细胞。

　　(四) 鼻腔血管

　　1. 动脉　包括眼动脉和上颌动脉。眼动脉自视神经管入眶后分出筛前动脉和筛后动脉:筛前动脉供应筛窦前中部、额窦和鼻腔外侧壁、鼻中隔前上部;筛后动脉供应筛窦后部、鼻腔外侧壁和鼻中隔后上部。上颌动脉分为蝶腭动脉、眶下动脉、腭大动脉等,其中蝶腭动脉为鼻腔主要供血动脉,分为鼻后外侧动脉和鼻腭动脉。鼻腭动脉、筛前动脉、筛后动脉、上唇动脉、腭大动脉在鼻中隔前下部黏膜下交互形成血管网,称为利特尔区,容易出血(图 11-4)。

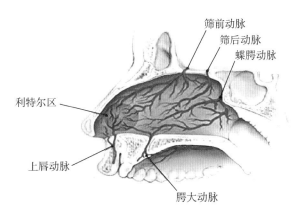

图 11-4　鼻中隔主要血供

2. 静脉　鼻腔下部静脉汇集成蝶腭静脉，流入上颌静脉，最后汇入颈外静脉；前部静脉导入面前静脉；鼻腔上中静脉则沿筛前静脉和筛后静脉导入眼静脉，最后引流于海绵窦。

（五）鼻腔淋巴和神经

1. 淋巴　鼻腔前 1/3 淋巴管汇入耳前淋巴结、腮腺淋巴结、下颌下淋巴结，后 2/3 汇入咽后淋巴结及颈深淋巴结上群。

2. 神经　包括嗅神经、感觉神经和自主神经。

（1）嗅神经　由鼻腔嗅区黏膜内的嗅细胞神经纤维集合而成，通过筛板上达嗅球，嗅神经由管状鞘膜包围，此管状鞘膜与硬脑膜相连，因此嗅黏膜受到损伤和感染时细菌即可经嗅神经鞘膜感染至颅内，引起鼻源性颅内并发症。

（2）感觉神经　为三叉神经第一支（眼神经）和第二支（上颌神经）分支。眼神经经鼻睫神经分出筛前神经，分布于鼻中隔和鼻腔外侧壁前部。上颌神经在翼腭窝形成蝶腭神经节，分出鼻后上神经和鼻后下神经，前者分布于中鼻甲以上部分鼻腔及鼻窦，后者分布于中鼻道以下鼻腔。上颌神经还分出上牙槽神经后支及眶下神经，前者分布于上颌窦及牙槽；后者分布于鼻前庭、鼻底及下鼻道前段。

（3）自主神经　包括交感神经和副交感神经。交感神经纤维收缩鼻黏膜血管，减少分泌，来自颈内动脉交感神经丛的岩深神经、翼管神经、蝶腭神经节分布于鼻腔内血管和分泌腺。副交感神经纤维扩张鼻黏膜血管，增加分泌，来自面神经分支岩浅大神经和翼管神经到蝶腭神经节，节后纤维再分布到鼻腔。

三、鼻窦

鼻窦是鼻腔周围、脑颅骨与面颅骨内含气空腔。鼻窦由骨性鼻窦表面衬以黏膜构成，鼻窦黏膜通过各窦开口与鼻腔黏膜相续。一般左右成对，共有四对，包括上颌窦、筛窦、额窦和蝶窦。鼻窦大小、形态各有不同，常有发育变异。按解剖位置和窦口所在部位分为前后两组：前组鼻窦包括上颌窦、前组筛窦及额窦，均开口于中鼻道；后组鼻窦包括后组筛窦、蝶窦，前者开口于上鼻道，后者开口于蝶筛隐窝（图 11-5）。

（一）上颌窦

上颌窦（maxillary sinus）为上颌骨内锥形空腔，是各鼻窦容积最大者。窦壁骨质被覆黏膜，形状基本上与上颌骨体一致：上壁为眶下壁，较薄；底壁为牙槽突，邻近上颌磨牙，紧邻骨质菲薄的牙根尖；前壁中央壁薄，且向窦腔凹陷，称尖牙窝；后外壁借一层薄骨与翼腭窝毗邻；内壁为鼻腔外侧壁，邻近中、下鼻道，在中鼻道后方有窦口通鼻腔，在下鼻道前上部骨质较薄，上颌窦穿刺即由此处刺入。

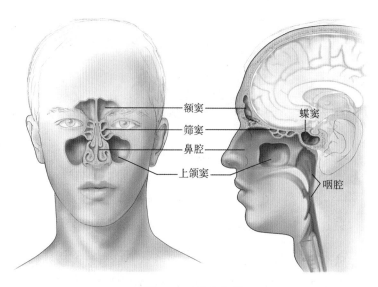

额窦
筛窦
鼻腔
上颌窦
蝶窦
咽腔

图 11 -5　鼻窦位置

（二）筛窦

筛窦（ethmoid sinus）位于筛骨迷路内，由气化程度不同的含气小房构成，每侧有 3 ~ 18 个小气房，气房大小、排列及伸展范围不规则，两侧不对称。发育良好的筛窦气房可伸展入额窦底部、蝶窦上方或侧方、上颌窦后上方及额骨眶部等处。筛窦为前窄后宽、上窄下宽的长立方体，前后径大于上下径，上下径大于左右径。筛窦顶壁为一前窄后宽骨板，参与构成前颅底；下壁为钩突和筛漏斗等；外侧为眼眶内侧壁，即眶纸板；内壁即鼻腔外侧壁；前壁为额骨筛切迹、鼻骨嵴、上颌骨额突；后壁为蝶筛板。

（三）额窦

额窦（frontal sinus）位于筛窦前上方、额骨内外板之间，左右各一，形状大致为三角锥体。额窦大小、形状个体差异很大，15 岁左右才发育完全。额窦前壁为外骨板；后壁骨板较薄，与大脑额叶相邻，有导静脉可穿此壁通入硬膜下腔，故额窦感染可侵入颅内；额窦底部为眶内上角，额窦口位于窦底，开口于中鼻道；左、右额窦间隔常偏居一侧。

（四）蝶窦

蝶窦（sphenoid sinus）位于蝶骨体内，大小形态个体差异较大，多不对称，蝶窦外侧壁与视神经管、颈内动脉、海绵窦、颅中窝相毗邻；前壁为蝶筛板；后壁为枕骨斜坡；顶壁为颅中窝底；底壁为后鼻孔上缘。

（五）鼻窦血管、淋巴和神经

1. 血管　上颌窦供血动脉包括鼻后外侧动脉、上牙槽后动脉和眶下动脉，静脉回流入蝶腭静脉；筛窦供血动脉包括筛前动脉、筛后动脉、眶上动脉、鼻后外侧动脉，静脉回流入筛前静脉、筛后静脉及硬脑膜静脉丛；额窦供血动脉包括筛前动脉、眶下动脉、鼻后外侧动脉，静脉回流入筛静脉；蝶窦供血动脉为咽升动脉、上颌动脉、蝶腭动脉，静脉回流入蝶腭静脉。

2. 淋巴　主要汇入咽后淋巴结和颈深上淋巴结群。

3. 神经　上颌窦为上牙槽神经后支和眶下神经支配；额窦为筛前神经；筛窦主要为筛前神经、筛后神经、眶上神经；蝶窦主要为筛后神经、蝶腭神经。

第二节 鼻腔鼻窦生理

一、鼻腔生理

鼻腔生理功能包括呼吸、过滤、清洁、加温、加湿、嗅觉、共鸣、反射等。正常人体双侧鼻腔的鼻阻力昼夜和左右间隔2~7小时会出现有规律的交替变化，促使睡眠时反复翻身，此周期称为生理性鼻甲周期（physiological turbinal cycle）。鼻腔黏液毯和纤毛运动是维持鼻腔正常生理功能的重要机制。鼻肺反射和喷嚏反射是三叉神经末梢受刺激后发生的一系列反射动作，有助于清除鼻腔异物和刺激物。不同种类的分子刺激鼻黏膜上嗅觉感受器后诱发神经冲动传到嗅球，在嗅皮层解码后启动嗅觉反应、形成气味感受产生嗅觉。鼻黏膜还具有免疫功能，可分泌多种细胞因子，维持鼻腔的免疫活性。

二、鼻窦生理

鼻窦的主要生理功能有空气调节、共鸣作用，还有助于减轻头颅重量维持平衡。

答案解析

目标检测

简答题

1. 简述窦口鼻道复合体的组成。
2. 简述鼻窦分组及引流口的位置。
3. 鼻出血的好发部位在哪里？此区域主要由哪些主要血管供应？
4. 简述危险三角的定义及其感染后的并发症。
5. 简述蝶窦炎引起的眶尖综合征的具体表现。

（杨艳莉）

书网融合……

本章小结

微课

题库

第十二章 鼻部检查

第一节 外鼻及鼻腔

一、外鼻

观察外鼻形态有无畸形、缺损、隆起，皮肤有无溃烂，颜色是否正常，鼻唇沟有无变浅等。鼻骨骨折可出现鼻梁歪斜、鼻背塌陷等，鼻部触痛明显，且有鼻骨移位、骨摩擦感等；鼻中隔软骨缺损可出现鞍鼻；鼻息肉患者可出现蛙鼻；酒渣鼻患者鼻部皮肤呈潮红色；面神经麻痹患者存在鼻唇沟变浅表现。

二、鼻腔

（一）鼻前庭

使用拇指将鼻尖抬起左右活动，借助额镜反射光线观察鼻前庭皮肤有无充血、肿胀、糜烂、皲裂、结痂、狭窄、新生物及鼻毛脱落等。鼻腔狭窄、鼻翼塌陷患者需借助前鼻镜检查。鼻前庭炎急性期可出现弥漫性充血、肿胀，慢性期则出现皮肤皲裂、结痂、鼻毛脱落等；鼻疖可见局限性隆起，触痛明显；鼻底囊肿表现为鼻前庭外下壁隆起，常无触痛或触痛较轻。

（二）鼻腔

1. 前鼻镜检查法 检查者左手持合适鼻镜，将两叶合拢、与鼻底平行伸入鼻前庭后缓慢张开扩大前鼻孔，注意伸入时勿超过鼻内孔（鼻阈）以防损伤鼻腔黏膜；取出鼻镜时不可完全闭紧双叶（保持两叶张开状态）以免夹持鼻毛引起疼痛（图12-1）。鼻腔检查顺序是从鼻底开始，三个头位：第一位置，受检者正常头位，可见下鼻甲、下鼻道、鼻中隔前下部位和总鼻道下部；第二位置，受检查者头部后仰30°，可见鼻中隔中部、中鼻甲、中鼻道及部分嗅裂；第三位置，受检者头部后仰60°（继续后仰30°），可见鼻中隔上部、中鼻甲前端、鼻丘、嗅裂和中鼻道前下部（图12-2）。前鼻镜检查无法窥见上鼻甲及上鼻道。

检查鼻腔时应注意观察鼻甲有无充血、肿大、肥大、息肉样变性、干燥、萎缩等，同时观察鼻中隔有无偏曲、骨嵴、穿孔、糜烂、溃疡和黏膜肥厚等，还要观察鼻道通气引流是否通畅，有无分泌物积聚、异物存留、息肉和新生物等。正常情况下鼻甲表面光滑，黏膜呈淡红色，表面可见少量黏液，鼻甲触之有弹性，各鼻道均无分泌物积聚，各鼻甲之间及其与鼻中隔之间均有一定距离；急性炎症鼻腔黏膜呈鲜红色，有黏性分泌物；慢性炎症鼻腔黏膜呈暗红色，下鼻甲前端可呈桑椹状，分泌物为黏脓性；变应性鼻炎鼻腔黏膜苍白、水肿或呈淡紫色，分泌物为清水样；萎缩性鼻炎黏膜萎缩、干燥，鼻甲萎缩，常有黄绿色干痂。

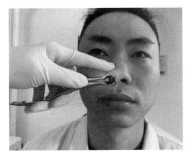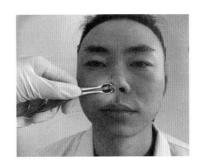

图 12 - 1　手持前鼻镜方法

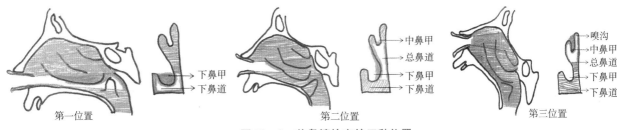

图 12 - 2　前鼻镜检查的三种位置

2. 后鼻镜检查法　见间接鼻咽镜检查。

第二节　鼻窦

一、视诊

鼻窦位于颅面骨内，只有病变严重时才能在相应面部投影区域出现皮肤改变。鼻窦急性炎症时其相应部位可出现红肿，感染扩散或肿瘤压迫可出现眼球移位和外突、面颊部隆起、前额部隆起、硬腭下塌、牙龈部肿胀、牙齿松动和肿瘤组织溃破等。

二、触诊

鼻窦感染性病变触诊时可有压痛。鼻窦囊肿触诊时可有乒乓感。鼻窦肿瘤若累及面部可有鼻窦相应部位面部隆起或向皮肤表面破溃，触诊质地硬韧感。上颌窦肿瘤破坏骨壁可出现膨隆，甚至引起颞下窝和翼腭窝饱满，并有张口困难。

三、鼻镜检查

前鼻镜检查可以观察到鼻腔有无阻塞，影响中鼻道引流的病变如鼻中隔高位偏曲、黏膜结节等，中鼻道黏膜有无肿胀、中鼻甲黏膜有无肿胀或息肉样变性、钩突和筛泡有无肥大、中鼻道有无息肉或新生物及分泌物的性质及来源等。中鼻道有脓液流出说明前组鼻窦有炎症；嗅裂有脓液流出说明后组鼻窦有炎症。后鼻镜检查可以观察分泌物来自哪一侧鼻后孔。

四、体位引流

若怀疑鼻窦炎但前鼻镜检查未观察到中鼻道或嗅裂脓性分泌物，可让受检者做体位引流。方法：用1%麻黄碱棉片收缩鼻腔，尤其是中鼻道和嗅裂处黏膜，使窦口通畅便于引流。若怀疑上颌窦炎可采用侧卧低头位引流，患侧向上；若怀疑额窦炎和筛窦炎可采用正坐位；若怀疑为蝶窦炎，则需低头，面向下将额部或鼻尖抵在某一平面。15分钟后取出棉片，再行前鼻镜或后鼻镜检查，观察中鼻道、嗅裂、鼻后孔有无脓性分泌物流出。

五、上颌窦穿刺冲洗法

上颌窦穿刺冲洗法可诊断和治疗上颌窦炎。随着鼻内镜技术的普及，目前临床已很少应用。

第三节　鼻内镜

一、硬性鼻内镜

鼻内镜（nasal endoscope）具有照明良好（多角度）、视野清晰的特点，可以准确观察鼻腔、鼻窦及鼻咽等部位。鼻内镜检查系统包括鼻内镜、冷光源、摄像机、监视器、打印机及硬盘存储系统等（图12-3）。鼻内镜有0°、30°、70°、90°、120°等多种视角，直径2.7~4.0mm，镜长180~230mm，临床上最常用的鼻内镜为0°、30°和70°。

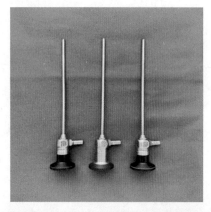
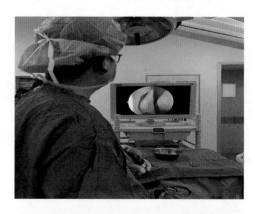
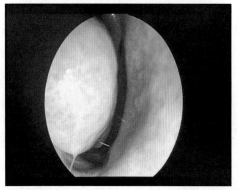
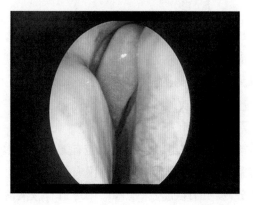

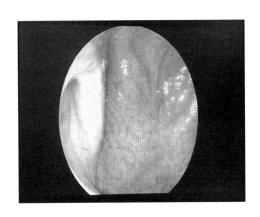

图 12 - 3 硬性鼻内镜

检查时先用1%麻黄碱和1%丁卡因棉片收缩、麻醉鼻腔黏膜，使用鼻内镜操作前可嘱患者用口呼吸或将内镜置入热水中片刻，防止鼻内镜进入鼻腔因温差致镜面起雾。持鼻内镜沿鼻底进入鼻腔，主要观察鼻腔黏膜颜色、分泌物性质和来源、窦口鼻道复合体诸结构形态及有无息肉、新生物等，也可观察鼻咽部情况，并在直视下取活组织进行病理学检查。

二、软性鼻内镜

软性鼻内镜又称纤维导光鼻内镜，以导光纤维作为光源，镜体柔软且可弯曲，安全简便。检查时用1%麻黄碱和1%丁卡因喷入鼻腔，待鼻腔黏膜收缩和麻醉后，将纤维鼻内镜经前鼻孔送入鼻腔，进入各鼻道，仔细观察鼻腔、鼻甲、鼻道、鼻中隔及鼻咽部等部位。

🌐 知识链接

鼻内镜

鼻内镜是现代鼻科必须的设备，由于具有良好的照明，加之本身较细，能够方便地通过狭窄的鼻腔和鼻道内的结构，可对鼻腔、鼻咽部甚至鼻窦进行详细的检查，是诊断鼻腔鼻窦疾病的重要手段，可有效地避免漏诊疾病。

第四节 鼻功能检查

一、呼吸功能

鼻腔呼吸功能检查对判定病情、指导治疗有重要意义。

1. 鼻测压计（rhinomanometer） 又称鼻阻力计，主要用于测量呼吸时气流在鼻腔所受阻力，是对鼻腔通气状态客观、敏感、有效的评价方法，在评价鼻腔阻塞性疾病的严重程度方面具有重要意义。正常成人鼻阻力范围196~294Pa/（L·S）。

2. 声反射鼻测量计（acoustic rhinometry） 主要用于定量测量鼻腔及鼻咽腔容积、最狭窄面积，从而对鼻腔和鼻咽部病变程度、疾病性质、治疗效果等做出客观评价。

二、嗅觉功能

1. 嗅瓶试验（smell bottles test）　又称简易检查法，一般将不同气味液体如醋、乙醇、香精、酱油、香油等分置于颜色和式样完全相同的小瓶中，并以水作对照。令患者闭目并用手指闭塞一侧鼻孔，吸气分辨。能嗅出全部气味者为嗅觉正常，只能辨出 2 种以下者为嗅觉减退。

2. 嗅阈检查（smell threshold test）　采用一种以多数人能嗅到的最低嗅剂浓度为一个嗅觉单位，选 7 种嗅素，每种嗅素按 1～10 嗅觉单位配成 10 瓶，共 70 瓶，让受试者依次嗅出各瓶气味测出其最低辨别阈（测出对 7 中物质的最低辨别阈，用小方格 7×10 标出），绘出嗅谱图，对某一嗅素缺失时，则在嗅谱图上出现一条黑色失嗅带。

3. 嗅觉诱发电位（olfactory evoked potentials，OEP）　通过气味剂或电脉冲对嗅黏膜刺激后经计算机叠加技术在头皮特定位置记录到的电位。作为一项客观而灵敏的电生理指标，对嗅觉障碍诊治有重要价值。

第五节　影像学检查

一、X 线

观察鼻骨骨折的鼻骨侧位片、观察鼻窦的鼻颏位（即华特位，主要用于检查上颌窦，也可显示筛窦、额窦、鼻腔和眼眶）、鼻额位（即柯德威尔位，主要用于检查额窦和筛窦，也可显示上颌窦、鼻腔和眼眶）、鼻窦侧位（可以观察鼻骨骨折线的水平位置）等，但对病变程度和范围的判定不如 CT。随着 CT 技术的普及，目前临床已很少应用。

二、CT

鼻部 CT 扫描常用水平位、冠状位和矢状位（图 12－4），可详细显示鼻腔和鼻窦解剖结构、病变范围大小、邻近组织受累（如颅内、眼眶和翼腭窝）及颅底骨质破坏情况等，如用增强扫描还可了解肿瘤血供。鼻部 CT 提供的信息对确诊病情、选择治疗方法、制订手术方案都有重要意义。

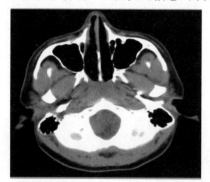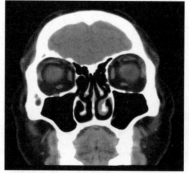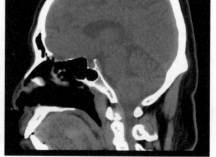

图 12－4　鼻部 CT

三、MRI

MRI 识别软组织的能力优于 CT，且不受骨影干扰，尤其是增强 MRI 对鼻腔、鼻窦肿瘤的诊断和鉴别诊断具有重要意义。不仅可以明确肿瘤范围、大小及周围组织浸润范围和程度，还可以详细观察与周围组织、血管和淋巴结的关系（图 12 - 5）。

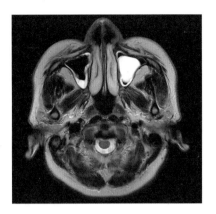

图 12 - 5 鼻部 MRI

目标检测

答案解析

简答题

1. 简述前鼻镜检查时的三个体位。

2. 简述前鼻镜检查时的注意事项。

3. 前鼻镜检查时的三个体位分别可窥见鼻腔哪些结构？

4. 简述佩戴额镜时的注意事项。

5. 怀疑为上颌窦炎时检查所采用的引流体位是什么？

6. 怀疑为蝶窦炎时检查所采用的引流体位是什么？

7. 简述使用鼻内镜检查前的注意事项。

8. 常用的嗅觉功能检查有哪些？

9. 鼻部 X 线检查中鼻窦的鼻额位主要用于检查哪些部位？

10. 鼻部 X 线检查中鼻窦的鼻额位主要用于检查哪些部位？

（冯　娟　王蚕丝）

书网融合……

本章小结

题库

第十三章 鼻部症状学

📖 学习目标 ┄┄┄

1. **掌握** 常见鼻部症状及相应表现。
2. **熟悉** 鼻塞、鼻音、鼻漏、嗅觉障碍及鼻源性头痛的常见原因。
3. **了解** 鼻塞、鼻音、鼻漏、嗅觉障碍及鼻源性头痛具体的分类及特点。
4. 学会辨别鼻部症状，具备根据相应症状推断可能患病的能力。

第一节 鼻 塞

鼻塞（nasal obstruction）为鼻部最常见的症状，患者自觉鼻腔通气不畅，可表现为单侧或双侧，也可呈间歇性或交替性，甚至进行性加重为持续性。在某些情况下患者对鼻腔通气的主观感受与实际鼻阻力之间存在一定的差异，如由于鼻黏膜萎缩导致感觉减退或由于鼻腔过于宽大而感受不到吸气时气体流过而产生鼻塞的错觉。常见鼻塞原因如下。

1. 先天性鼻部畸形 婴幼儿或儿童出现鼻塞多由于先天性鼻部畸形所致，如先天性后鼻孔闭锁、先天性前鼻孔闭锁或粘连、缺鼻、小鼻、鼻翼萎陷等外鼻畸形。

2. 邻近部位病变 儿童腺样体增生可引起鼻塞；鼻腔异物可引起单侧持续性鼻塞并伴有呼吸臭味、血涕等表现；鼻中隔偏曲、鼻中隔黏膜肥厚、鼻中隔血肿和脓肿等均可引起鼻塞，鼻中隔偏曲时不仅偏曲侧鼻塞，对侧由于鼻甲代偿性肥大也可出现鼻塞现象；鼻咽部纤维血管瘤、鼻咽癌等良（恶）性肿瘤可经鼻后孔侵入鼻腔引起鼻塞。

3. 鼻腔鼻窦炎症 急性鼻炎的鼻塞为间断性，时间较短；慢性单纯性鼻炎的鼻塞多呈间歇性或交替性，常受体位影响，对血管收缩药反应敏感；慢性肥厚性鼻炎的鼻塞较重，多呈持续性，对血管收缩药反应不敏感；萎缩性鼻炎鼻黏膜萎缩干燥、鼻腔宽敞，结痂过多时可发生鼻塞，也可由于鼻腔宽大、呼吸气流压力降低和鼻黏膜感觉神经萎缩导致患者自觉通气不畅；变应性鼻炎的鼻塞为阵发性，发作时有鼻痒、打喷嚏、流清涕等；长期使用鼻减充血剂可引起药物性鼻炎，表现为持续性鼻塞；鼻窦炎鼻腔黏膜肥厚致鼻道狭窄，引起鼻塞，初为间歇性，严重时为持续性，常伴有脓涕。

4. 鼻部肿瘤 鼻塞随肿瘤生长呈进行性加重，最终发展为持续性。良性肿瘤进展较缓慢，恶性肿瘤进展较快，多有鼻出血或涕中带血等。对于鼻塞伴有鼻出血患者应警惕鼻腔恶性肿瘤的可能，须详细检查明确诊断。

5. 鼻外伤 可致鼻骨骨折、鼻中隔血肿、鼻中隔偏曲等引起鼻塞，常为间歇性或交替性。

6. 其他 一些全身疾病如甲状腺功能低下、糖尿病、青春期鼻黏膜腺体功能旺盛等导致内分泌功能紊乱、全身血管舒缩失调可引起双侧间歇性鼻塞。

第二节 鼻 音

鼻腔、鼻窦参与发声、共鸣作用，由于解剖结构异常或者病变可影响共鸣，导致共鸣障碍（resonance dsyfuncion），可分为闭塞性鼻音和开放性鼻音。

1. 闭塞性鼻音　声音不能通过鼻腔，仅从口腔发出称为闭塞性鼻音。常见疾病如急性鼻炎、慢性肥厚性鼻炎、鼻窦炎、鼻息肉、腺样体肥大、鼻腔及鼻咽肿瘤等，使鼻腔闭塞而失去共鸣作用。

2. 开放性鼻音　发声时软腭不能关闭鼻咽部分，导致声音进入鼻腔发生不正常的鼻腔共鸣则形成开放性鼻音。常见疾病如腭裂、软硬腭穿孔、软腭短缩、腭咽闭合不全、软腭麻痹等。

第三节　鼻　漏

鼻漏（hinrhea）又名鼻溢液，即鼻内分泌物外溢。正常情况下鼻腔每天分泌约 1000ml 黏液，为鼻黏膜腺体和杯状细胞的正常分泌物。由于匀速地被纤毛所处理，故平时自觉无鼻漏，任何原因所致鼻分泌物量增多或性状改变均称为鼻漏。鼻漏可由前鼻孔排出，也可向后流入鼻咽部经口腔排出，是鼻部疾病的常见症状。鼻漏大多为鼻黏膜下腺体分泌和血管渗出产生，也可为鼻部浆液性囊肿破裂流出或经鼻－颅底先天性或外伤性漏孔流出脑脊液。按其性状分述如下。

1. 水样鼻漏　分泌物稀薄，如清水样，多为鼻黏膜血管渗出液与腺体分泌物混合。急性鼻炎早期、血管运动性鼻炎均有大量水样分泌物，若鼻漏呈淡黄色透明状，常为鼻窦浆液性囊肿破裂流出的内容物。

2. 黏液性鼻漏　鼻腔黏膜下黏液腺及杯状细胞分泌亢进发生黏液性鼻漏，主要为黏膜腺体分泌物，分泌物呈半透明状，含有大量黏蛋白，故较黏稠，常见于慢性鼻炎、急性和慢性鼻窦炎等。

3. 黏脓性鼻漏　黏脓性鼻漏合并细菌感染时分泌物黏稠，由黏液和脓混合而成，为黄白色混浊分泌物，以脱落黏膜上皮细胞及浸润多形核白细胞为主要成分，常见于急性鼻炎恢复期、慢性鼻炎及鼻窦炎等。

4. 脓性鼻漏　分泌物呈黄绿色、混浊、有臭味，多见于牙源性上颌窦炎、额骨骨髓炎、上颌骨骨髓炎、鼻腔异物及恶性肿瘤等。

5. 血性鼻漏　分泌物中带有血液，常见于急性鼻炎、萎缩性鼻炎、鼻腔异物、鼻外伤、鼻腔结石、溃疡、鼻腔鼻窦及鼻咽部肿瘤等。对于血性鼻漏患者应详查鼻腔、鼻窦及鼻咽部，并做必要的影像学检查，明确出血原因和部位，以免漏诊。

6. 脑脊液鼻漏　脑脊液经额窦、筛窦、蝶窦或筛板漏孔从鼻腔流出时称为脑脊液鼻漏（cerebrospinal rhinorrhea），常见于先天性筛板、蝶窦骨缺损、颅底骨折或手术等。脑脊液清亮、透明，呈水样，内含葡萄糖、不含黏蛋白、久置后不会自行凝结，葡萄糖定量分析可鉴别，超过 1.7mmol/L 或 30mg/dl 即为脑脊液。

第四节　嗅觉障碍

嗅觉感受器位于嗅区黏膜，可以感受气味微粒（嗅素）刺激产生神经冲动，经嗅神经、嗅球、嗅束传至皮层中枢产生嗅觉。嗅觉障碍（dysosmia）分为嗅觉减退、嗅觉丧失、嗅觉过敏、嗅觉倒错和幻嗅等。嗅觉障碍的病因如下。

1. 呼吸性嗅觉减退或丧失　又称机械性或阻塞性嗅觉减退或丧失，为各种鼻部疾病导致含有气味的气流不能到达嗅区黏膜，而其鼻黏膜、嗅神经及嗅中枢均无病变，故临床上去除病因后一般多能恢复正常嗅觉，但若阻塞时间过长导致神经末梢变性后，则去除阻塞病因后嗅觉也很难恢复正常，常见于慢性肥厚性鼻炎、鼻息肉、鼻腔肿瘤等。

2. 感觉性嗅觉减退或丧失　嗅皮质中枢及其嗅通路神经、黏膜末梢病变或受病变侵犯而无法感受嗅素所致，如萎缩性鼻炎、重度变应性鼻炎、化学损伤、铅中毒、吸烟、流感病毒感染、鼻顶部外伤、鼻肿瘤及老年性退变等。

3. 嗅觉过敏或倒错　嗅觉过敏是指能嗅到他人嗅不到的气味；嗅觉倒错是把甲味嗅成乙味。嗅觉过敏或倒错可发生在嗅觉暂时丧失后恢复期，如炎症、外伤等。

4. 嗅觉官能症　是指患者能嗅到周围环境中不存在的气味，多由大脑皮层障碍所致，如精神分裂症、抑郁症、癔症、慢性酒精中毒性精神病及癫痫等。

5. 嗅盲　与色盲相似，对特定气味不能嗅知，属遗传性疾病。

⊕ **知识链接**

嗅觉障碍

嗅觉是对气味的感知，在人的社会交往和日常生活中起着重要的作用。

嗅觉障碍会影响人们的生活质量、社会交往、营养物质的摄入，甚至威胁生命安全。嗅觉障碍还与神经退行性疾病、情感障碍和精神性疾病相关。然而由于嗅觉障碍检查方法繁多且不统一，临床上只有少部分嗅觉障碍患者能得到准确的诊断和有效的治疗。

第五节　鼻源性头痛

鼻部病变可直接刺激鼻黏膜、三叉神经末梢引起头痛，并沿其分支反射到头部相应神经分布区域。由鼻部疾病引起的头痛称为鼻源性头痛（rhinogenie headache）。鼻源性头痛可分感染性和非感染性：前者往往伴有鼻窦急性感染；后者可见于变应性鼻炎、萎缩性鼻炎、鼻中隔偏曲、鼻腔及鼻窦肿瘤等。

感染性鼻源性头痛的特点如下。

1. 伴有鼻部症状　如鼻塞、流脓涕、嗅觉障碍等。

2. 存在时间规律　上颌窦炎所致头痛早晨轻、下午重；额窦炎则上午重、下午轻；筛窦炎一般较轻，限于内眦或鼻根，也可放射至头顶，前组筛窦炎与额窦炎相似，后组筛窦炎与蝶窦炎相似；蝶窦炎出现颅底或眼球深部痛，可放射至头顶、耳后，早晨轻、下午重。

3. 具有特定部位　上颌窦炎所致头痛位于同侧面颊部或上颌牙齿疼痛；蝶窦炎所致头痛位于头顶部或眼球深部钝痛。

目标检测

答案解析

简答题

1. 导致鼻塞的常见原因有哪些？

2. 鼻漏的定义是什么？

3. 正常情况下，鼻腔每天分泌多少黏液？

4. 按鼻漏的性状分可分为哪几类？

5. 脓性鼻漏的特点及常见于哪些疾病？

6. 简述脑脊液鼻漏的特点。

7. 嗅觉障碍可分为哪几种类型?

8. 引发闭塞性鼻音的常见疾病有哪些?

9. 上颌窦炎所致头痛的特点是什么?

10. 额窦炎所致头痛的特点是什么?

（冯　娟　王蚕丝）

书网融合……

本章小结

题库

PPT

第十四章　外鼻及鼻前庭疾病

学习目标

1. **掌握**　鼻骨骨折的处理原则。
2. **熟悉**　鼻前庭炎、鼻前庭疖肿的诊断及处理。
3. **了解**　鼻、鼻窦外伤、脑脊液鼻漏的临床表现及处理。
4. 学会鼻前庭炎、湿疹的诊治，具备诊断鼻骨骨折与闭合性复位的能力。

案例引导

案例　患者，女，36岁，因"反复打喷嚏流清涕4年，加重3周"入院。既往变应性鼻炎病史10年。查体：外鼻无明显畸形，鼻中隔稍向左偏，右鼻腔清水样分泌物溢出，左侧鼻腔黏膜苍白水肿，低头用力时鼻腔流出液增多，流出液置于干纱布时痕迹中心呈红色而周边清澈、干燥后不结痂。

讨论　1. 该患者的临床诊断是什么？
　　　　2. 患者需做哪些检查以辅助诊断？明确诊断后如何治疗？

第一节　鼻前庭炎

（一）病因

鼻前庭炎（nasalvestibulitis）是鼻前庭皮肤的弥漫性炎症，多因挖鼻、急（慢）性鼻炎和鼻窦炎、鼻腔异物刺激或长期在粉尘（如水泥、石棉、皮毛、烟草等）环境中工作而诱发。

（二）临床表现

本病分为急性和慢性：急性者鼻前庭皮肤红肿、疼痛，严重者可累及上唇，有压痛，表皮糜烂并覆盖有痂皮（图14-1）；慢性者鼻前庭皮肤发痒、灼热、结痂，鼻毛脱落，皮肤增厚、皲裂或覆盖有鳞屑样痂皮。

（三）治疗原则

首先避免接触刺激物，改变挖鼻等不良习惯；积极治疗原发病如鼻炎、鼻窦炎等；药物治疗主要为局部清

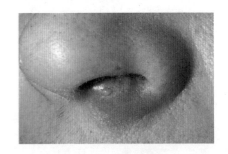

图14-1　鼻前庭炎

洁后外用抗生素软膏，慢性期患者可清除痂皮后涂布抗生素软膏，渗出较多者可用5%氧化锌软膏涂擦。

第二节 鼻 疖

（一）病因

鼻疖（furuncle of nose）是鼻前庭毛囊、皮脂腺和汗腺的局限性化脓性炎症，亦可发生在鼻尖和鼻翼处。主要致病菌为金黄色葡萄球菌，多继发于拔鼻毛、挖鼻、鼻前庭炎等。

（二）临床表现

皮肤局部隆起（图14-2），红肿热痛，严重时可引起下颌下淋巴结或颏下淋巴结肿大或伴有全身症状。疖肿成熟后可破溃、排出脓栓而痊愈，但若随意挤压导致炎症扩散可引起周围组织蜂窝织炎，严重者可导致海绵窦感染。

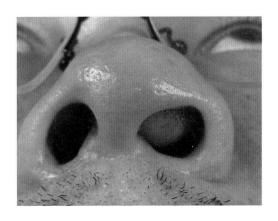

图14-2 鼻疖

（三）治疗原则

疖肿未成熟者主要是控制感染，可使用局部抗生素，严重者应合并使用全身抗生素；疖肿成熟后待其自行破溃或严格无菌操作下刺破表面，将脓栓排出，但切忌挤压，破溃后局部消毒并外用抗生素软膏。若合并蜂窝织炎或海绵窦感染等严重并发症则必须及时使用足量敏感抗生素。

第三节 鼻骨骨折和鼻窦骨折

（一）鼻骨骨折

鼻骨突出于颜面部，面部外伤最易伤及鼻骨而导致骨折。

1. 临床表现 外伤后出现局部肿痛、鼻部畸形、鼻出血等。依据外伤严重程度可出现鼻部塌陷、皮下气肿、鼻中隔偏曲、脱位等。

2. 诊断 根据外伤史、鼻骨侧位X片（图14-3）、鼻部CT等可明确诊断。

3. 治疗原则 外伤后2小时内组织尚未肿胀时可尽早处理；肿胀时由于无法准确判断鼻外形可保守治疗，于伤后10天行鼻骨骨折复位，一般不宜超过14天。无错位性骨折不需要复位，合并开放性外伤者应一期完成清创缝合，鼻中隔损伤断裂、脱位、粉碎性骨折、合并严重面部骨折或颅脑外伤时应视情况行开放性复位及固定。

（二）鼻窦骨折

1. 额窦骨折 分为前壁骨折、后壁骨折、鼻额管骨折3种，可表现为额部肿胀或凹陷、鼻出血、眶

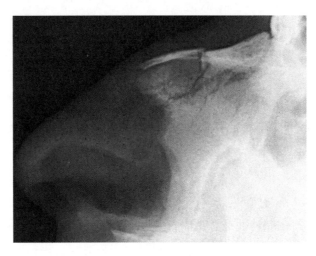

图 14-3 鼻骨骨折

上缘后移、眼球下移、眼部和脑部症状等，根据病史和影像学检查多可明确诊断。线性骨折多采用保守治疗；凹陷性或者粉碎性骨折需要开放性复位；后壁骨折常需要优先处理合并发生的脑部病变。

2. 筛窦骨折 筛窦骨质菲薄、与颅底结合紧密，外伤后常合并周围组织损伤：如合并眶部损伤则出现眼部症状，合并颅底损伤常出现脑脊液鼻漏。根据病史和影像学检查多可明确诊断，影像学检查应包括眼眶及颅底。根据损伤部位予以处理：合并视神经管损伤者应及时行视神经减压术；合并脑脊液鼻漏者应视漏口大小及时修补。

3. 上颌窦骨折 上颌窦与眼眶紧邻，上颌窦骨折分为击出性骨折和击入性骨折。

（1）击出性骨折 外力使眶内压力骤增时眶底薄弱处向上颌窦内疝出，可引起眼睑肿胀、出血、眶内气肿、复视、眼球运动障碍、眼球下陷等。

（2）击入性骨折 外力使眶壁向眼眶方向旋转，上颌骨疝入眶内。常表现为眼睑肿胀、眶周出血、眼球突出、外眦移位，但视力和眼球运动正常。

利用影像学检查和三维重建确定损伤程度。单纯上颌窦骨折无面部畸形、复视和视力下降者可保守治疗，合并眼部并发症者需尽早手术复位固定。

4. 蝶窦骨折 很少单独发生，多合并颅底骨折、后组筛窦骨折。蝶窦外侧壁骨折可损伤视神经管导致视力减退或颈内动脉破裂导致严重鼻出血；顶壁骨折可致脑脊液鼻漏；若伤及蝶鞍内的垂体可发生创伤性尿崩。应在影像学确诊后及时手术治疗。

第四节　脑脊液鼻漏

（一）病因

脑脊液经颅前窝、颅中窝底或其他部位的先天性或外伤性骨质缺损处流入鼻腔称为脑脊液鼻漏（cerebrospinal rhinorrhea）。外伤性最多见，非外伤性脑脊液鼻漏又称自发性脑脊液鼻漏，可能与先天性颅底及硬脑膜缺损有关。

（二）临床表现

脑脊液鼻漏表现为鼻腔间断或持续流出清亮、水样液体，早期因与血混合，液体可为淡红色。单侧多见，在低头、咳嗽、压迫颈静脉时流量增加。脑脊液鼻漏多在伤后立即出现，迟发者可在数天、数周甚至数年后出现。脑脊液葡萄糖定量分析可确诊鼻分泌物性质。鼻内镜结合 CT 检查可确定漏口位置。

（三）治疗原则

一般情况下脑脊液鼻漏患者均应先保守治疗 2 ~ 4 周，绝对卧床，头高 20°~ 30°、半坐位，保持鼻腔局部清洁，预防颅内压增高，防止感冒，保持大便通畅，应用敏感抗生素预防颅内感染。保守治疗无效者需进行手术治疗，适应证：急性颅底损伤患者入院后即应予清创和颅底缺损修复；医源性脑脊液鼻漏当即修复；迟发性外伤性脑脊液鼻漏多需手术修补；肿瘤所致脑脊液鼻漏应在手术同时修复；反复发生化脓性脑膜炎者也需及早手术修补。

> ⊕ **知识链接**
>
> #### 脑脊液鼻漏的检查
>
> **1. 鼻内镜检查**　属于常规检查，可能定位瘘口位置。
>
> **2. 葡萄糖检测**　鼻流出液葡萄糖含量超过 1.65mmol/L（30mg/dl）为阳性标准，但应排除血液及泪液的污染以免出现假阳性。
>
> **3. β-2 转铁蛋白或示踪蛋白检测**　由于 β-2 转铁蛋白或示踪蛋白仅存在于脑脊液和内耳外淋巴液中，其检测提高了诊断的敏感度和特异度。
>
> **4. CT 及 CT 脑池造影**　CT 脑池造影特异性高，能直接显示脑脊液鼻漏的漏道形态、大小、位置及数量；但不能全面了解漏口情况，对骨质结构显示不清，与 CT 相结合则更加完善。
>
> **5. 鞘内及局部荧光素法**　鞘内注射荧光素后结合内镜检查对漏液量较少或间断性脑脊液鼻漏病例的诊断帮助很大，局部鼻内荧光素法为非创伤性检查，简单安全、灵敏度高。
>
> **6. MRI 及 MRI 水成像**　定位漏口准确。

目标检测

答案解析

简答题

1. 简述鼻骨骨折的临床表现和影像学表现。
2. 简述鼻骨骨折相应的处理原则。
3. 击入性骨折和击出性骨折的临床表现有何不同？
4. 简述鼻－眶－筛骨折的典型临床表现。
5. 简述脑脊液鼻漏的定义。

（杨艳莉）

书网融合……

本章小结

题库

第十五章 鼻出血

📖 学习目标

1. **掌握**　鼻出血的常见原因和好发部位。
2. **熟悉**　鼻出血常用的止血方法。
3. **了解**　鼻出血的全身治疗方法。
4. 学会辨别鼻出血的具体原因，具备治疗鼻出血的能力。

鼻出血（epistaxis）又称鼻衄，为临床常见症状，既可因鼻腔、鼻窦疾病引起，又可因全身性疾病引起，前者较为多见。出血量多少不一，大多可自行止血，反复出血者可导致贫血，亦有一次大量出血者可导致休克。常见出血部位：儿童及青少年多发生于鼻中隔前下部的易出血区（即利特尔区动脉丛和克氏静脉丛）；中老年人则多见于下鼻道外侧壁后端的吴氏鼻-鼻咽静脉丛；鼻中隔后部的动脉（大多数来自于蝶腭动脉）出血较为凶猛，不易止血。

➡️ **案例引导**

　　案例　患者，男，41岁，主诉：右侧间断性鼻出血2天。2天前无明显诱因出现右侧鼻腔间断性出血，出血量约100ml，自行填塞无效遂急诊来院。急诊给予患者右侧前鼻孔+后鼻孔填塞，填塞后仍有少许血性分泌物渗出，无活动性出血。既往有高血压病史，最高血压达210/110mgHg，未规律用药，平素血压控制尚可。专科查体：右侧鼻腔为填塞状态，无活动性出血。入院后2小时突然出现右侧鼻腔活动性出血、量大，急送手术室，全身麻醉后取出鼻腔填塞物，鼻内镜检查：发现出血来自右侧中鼻甲后端，利用电凝止血、填塞膨胀海绵，安返病房。观察3天未见再次出血，痊愈出院。

　　讨论　根据临床资料，患者的诊断是什么？如何治疗？

第一节　常见原因

（一）局部原因

1. 外伤　用力擤鼻、挖鼻、剧烈咳嗽、打喷嚏、鼻及鼻窦外伤等损伤黏膜及血管可引起鼻出血；鼻腔、鼻窦手术或经鼻插管等损伤黏膜或血管未及时妥善处理可导致鼻出血；颅底骨折损伤筛前动脉、颈内动脉或假性动脉瘤破裂可导致严重鼻出血，甚至危及生命。

2. 炎症　各种非特异性或特异性感染所致鼻腔、鼻窦炎症均可因黏膜病变损伤血管导致鼻出血，一般出血量较少。

3. 鼻中隔疾病　鼻中隔偏曲、穿孔、黏膜糜烂、溃疡等均可导致鼻出血。

4. 肿瘤　鼻腔及鼻咽部良、恶性肿瘤可出现涕中带血或倒吸血涕；良性肿瘤如血管瘤、鼻咽纤维血管瘤等出血量一般不多，常表现为长期间断性鼻出血；恶性肿瘤早期出血量较少，为涕中带血或血性涕，晚期破坏大血管者可引起大出血。

5. **气压性损伤**　气压骤变时可致鼻腔、鼻窦黏膜血管扩张或破裂出血。

6. **其他**　儿童鼻腔异物常见一侧鼻出血或涕中带血。

（二）全身原因

引起血压增高、凝血功能障碍及血管张力改变的全身性疾病均可导致鼻出血，常见疾病如下。

1. **急性发热性传染病**　如流感、出血热、麻疹、疟疾、伤寒、传染性肝炎等，一般多是鼻腔前部出血，量较少。

2. **心血管疾病**　如高血压病、充血性心力衰竭等，多发生在鼻腔后部，呈波动性出血，出血凶猛、量大且不易止血。

3. **血液病**　包括凝血机制异常和血小板异常两大类；前者如血友病、多发性骨髓瘤、结缔组织病、大量应用抗凝药物者；后者如血小板减少性紫癜、白血病、再生障碍性贫血等。此类鼻出血一般以双侧持续性渗血为主，反复发生，且伴有身体其他部位出血。

4. **营养障碍或维生素缺乏**　维生素 K 参与凝血酶原合成，Ca 是凝血过程中不可缺少的物质，维生素 C、P 保持毛细血管和通透性，以上维生素或微量元素缺乏均会导致鼻出血。

5. **肝、肾等慢性疾病和风湿热**　肝功能损害致凝血功能障碍，肾功能损害常致小血管损伤，均可引起鼻出血，风湿热导致的鼻出血常见于儿童。

6. **化学物质中毒**　如磷、汞、砷、苯等可破坏造血系统，长期服用水杨酸类药物可引起凝血酶原减少。

7. **遗传性出血性毛细血管扩张症**　是一种家族遗传病，为常染色体显性遗传的血管结构异常性疾病。在鼻部多表现为双侧鼻腔黏膜下毛细血管扩张，致使双侧鼻腔出血、出血剧烈且反复发生。

8. **内分泌失调**　多见于女性，女性青春期月经期、绝经期或妊娠期妇女，可能与毛细血管的脆性增加有关。

第二节　治疗原则

出血量不大时多可自止或经捏鼻后止血，就诊时主要是寻找病因，针对病因进行治疗。出血量大者患者常表现出恐惧、紧张情绪，应予以安慰，必要时可给予镇静药，然后尽快找到出血部位，选择适当止血方法，最后再针对病因治疗。

（一）一般处理

1. 患者取坐位或半坐卧位，嘱患者勿将血液咽下，以免刺激胃部引起呕吐，必要时可给予镇静药。

2. 出现休克症状者应取平卧位，合并呼吸道阻塞者应首先保持呼吸道通畅，同时进行有效抗休克治疗。

（二）局部止血方法

1. **指压法**　适用于出血量较少者，鼻中隔前下部（易出血区）出血可嘱患者用手指压紧出血侧鼻翼 10~15 分钟，同时冷敷前额与颈部，促使血管收缩减少出血。

2. **烧灼法**　适用于反复出血、有明确出血点者，若出血量较大可先用 1% 麻黄碱滴鼻液或 0.1% 肾上腺素棉片置入鼻腔，收缩鼻腔黏膜，找到出血部位进行烧灼止血。烧灼方法有化学药物（30%~50% 硝酸银、30% 三氯醋酸或铬酸珠等）、电灼、微波、射频或激光凝固法等。烧灼止血的前提是明确出血部位，鼻内镜下进行烧灼处理能提高准确性和治疗效果。

3. **填塞法**　是最有效、最常用的鼻腔止血方法，适用于出血剧烈、渗血面大或出血部位不明者。常用鼻腔填塞材料包括可吸收材料和不可吸收材料：前者如淀粉海绵、明胶海绵、纤维蛋白棉、止血纱布、止血绫、纳吸棉等；后者如纱条（凡士林油纱条、碘仿纱条或抗生素油纱条）、高分子止血棉、藻酸钙止血棉等。

（1）鼻前孔填塞法　是比较常用的有效止血方法，适用于出血点位于鼻腔前端者。方法：将凡士林油纱条一端折叠沿鼻底填入鼻腔，分开折叠纱条，短端在上置于鼻腔后上，下端平贴鼻底形成向外开放的口袋，将长条末端纱条由后向前、由上向下紧紧填满鼻腔（图15-1）。注意事项：凡士林油纱条一般填塞时间为48~72小时，填塞时间过长可能会引起局部压迫性坏死或鼻腔感染，必要时需辅以抗生素预防感染；对于碘仿纱条，填塞时间可适当延长。

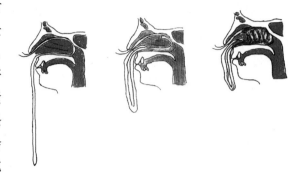

图15-1　鼻前孔填塞法

（2）鼻后孔填塞法　适用于鼻腔后部、鼻咽部出血采用前鼻孔填塞无效的患者。方法：将凡士林纱条做成圆锥形纱球栓子，略大于鼻后孔，利用粗丝线缝扎，纱球尖端留两根粗丝线，纱球底部留一根。自前鼻孔沿鼻腔底部插入导尿管直达咽部，利用止血钳从口腔拉出，将纱球尖端双线系于导尿管头端，回抽导尿管将纱球栓子引入口腔，使用弯止血钳送入鼻咽部，拉紧纱球尖端丝线，使纱球紧塞鼻后孔，再用凡士林油纱条经前鼻孔填塞鼻腔，最后将拉出的丝线缚于前鼻孔处纱布球，口腔端线头可剪短留于口咽部或自口腔引出固定于口角旁，便于取出纱球栓子（图15-2）。

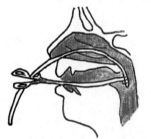

1.将导尿管头端拉出口外

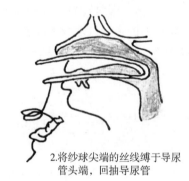

2.将纱球尖端的丝线缚于导尿管头端，回抽导尿管

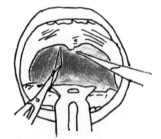

3.借助器械将纱球推入鼻咽部

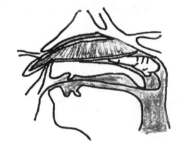

4.将线拉紧使纱球嵌入后鼻孔

5.再作鼻腔填塞

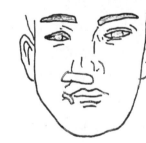

6.将纱球尖端的丝线固定于前鼻孔处，底部单线固定于口角

图15-2　鼻后孔填塞法

（3）鼻腔或鼻咽部气囊或水囊压迫　将止血气囊或水囊置于鼻腔或鼻咽部，囊内充气或充水以达到压迫止血目的。此法可替代鼻后孔填塞，减轻患者痛苦。

（三）全身治疗

根据出血原因进行病因治疗。

1. 给予适量镇静药。

2. 给予足够维生素 C、维生素 K、维生素 P 等。

3. 适当应用止血药如氨甲苯酸、氨基己酸、酚磺乙胺、云南白药、凝血酶等。

4. 注意失血量，若出现贫血或休克应及时纠正。

5. 老年患者应注意心、肺、脑功能。

6. 有全身疾病者应请相关科室诊治。

（四）手术治疗

1. 鼻中隔黏膜下剥离术或划痕术，适用于鼻中隔前下方反复出血者。

2. 鼻中隔成形术，适用于遗传性出血性毛细血管扩张症者。

3. 颈外动脉结扎术、筛前动脉结扎术、筛后动脉结扎术或超选择性动脉栓塞术，适用于鼻部外伤或手术等原因致大血管破裂、反复填塞无效者。

⊕ **知识链接**

数字减影血管造影和超选择动脉栓塞技术

数字减影血管造影（digtal subtraction angiography，DSA）是通过电子计算机进行辅助成像的血管造影方法。这种图像清晰直观、分辨率高，为血管病变的定位诊断及各种介入治疗提供必备条件。

超选择动脉栓塞技术（superseletive embolization，SSE）是指进行动脉栓塞时尽可能将动脉导管（微导管）放置到出血部位，然后小心注入栓塞材料以阻断出血动脉。此技术真正做到对出血责任血管栓塞，减少栓塞治疗对正常组织的影响。

目标检测

答案解析

简答题

1. 青少年、中老年人发生鼻出血时的常见出血部位有哪些？

2. 简述鼻出血的治疗原则。

3. 前鼻孔填塞后的注意事项有哪些？

4. 鼻中隔前下方反复出血者可采用哪种方法进行治疗？

5. 遗传性出血性毛细血管扩张症所致的鼻出血可采用哪种治疗方式？

6. 严重的中鼻甲下缘平面以上部位出血可结扎哪一支动脉进行治疗？

（冯　娟　王蚕丝）

书网融合……

本章小结　　　　题库

第十六章 鼻腔炎性疾病

PPT

📖 学习目标

1. **掌握** 急、慢性鼻炎的临床表现及治疗方法。
2. **熟悉** 急、慢性鼻炎的诊断方法。
3. **了解** 急、慢性鼻炎的病因。
4. 学会前鼻镜检查，具备观察患者鼻腔结构的能力。

⇒ 案例引导

案例 患者，男，26岁。3年前感冒后出现交替性鼻塞，鼻塞症状呈间歇性，黏性鼻涕增多。检查发现黏膜慢性充血、肿胀，总鼻道内有黏性分泌物，双侧下鼻甲肿胀，麻黄碱收敛效果可，中鼻道及嗅裂未见新生物及脓液。特异性过敏原检测结果阴性。

讨论 该患者的诊断及治疗方案是什么？

第一节 急性鼻炎

急性鼻炎（acute rhinitis）系由病毒感染引起的急性鼻黏膜炎症，常波及鼻窦、咽喉部或下呼吸道，俗称"伤风""感冒"，多发于季节交替及冷热变化之际。

（一）常见病因

上呼吸道病毒如鼻病毒、腺病毒、冠状病毒、流感病毒和副流感病毒等均可引起本病，主要经空气传播。各种类型病毒可单独或联合致病，发病无一定规律，通常在病毒感染的基础上可继发细菌感染。

（二）诱因

全身因素包括受凉、疲劳、营养不良、维生素缺乏以及各种慢性疾病等；局部因素包括鼻腔及邻近部位病变如慢性鼻－鼻窦炎、鼻中隔偏曲、腺样体肥大和慢性扁桃体炎等，均可影响鼻腔功能和通气引流、鼻腔黏膜纤毛运动障碍，病原体易于局部存留。

（三）病理

典型病理过程包括四期：初期表现为血管收缩和局部缺血（血管痉挛期）；继而引起血管扩张、黏膜水肿和分泌物增加（充血期）；之后病毒侵袭导致黏膜纤毛运动功能发生障碍，细菌等病原体定植引起炎性反应和各类白细胞聚集、反应，分泌物变成黏液性或脓性（继发感染期）；最终在机体免疫系统的作用下感染控制，炎症反应逐渐消退（消散期）。

（四）临床表现

临床表现不一，根据病毒类型不同通常有不同时段（1～4天）的潜伏期。早期症状多为鼻部瘙痒、干燥、异物感或烧灼感，有时伴有疲劳、畏寒、食欲不振等全身症状。之后出现逐渐加重的鼻塞、喷嚏、流涕、鼻音、发热和头痛等。鼻涕初为水样，后逐渐变为黏性或黏脓性。一般在1～2周内各种症状渐消退。鼻腔检查可见充血、肿胀、分泌物增多等体征。

（五）诊断与鉴别诊断

急性鼻炎可以根据病史及鼻部检查确诊，但需要与流感、急性传染病、变应性鼻炎等鉴别。主要根据病史以及全身情况：如流感通常伴随较严重的发热、全身不适等全身症状；麻疹通常有眼红、流泪、全身发疹等伴随症状；变应性鼻炎有明确的过敏原接触史或全身特异性 IgE 检测阳性，但全身症状不明显。

（六）并发症

急性鼻炎通常并发邻近组织炎性病变，包括急性鼻－鼻窦炎、中耳炎、咽喉炎、气管及支气管炎和肺炎等。

（七）治疗

因呼吸道病毒感染常有自限性，主要是对症处理及预防并发症。酌情使用抗病毒药物进行对因治疗，如出现并发症亦需进行针对性治疗。

1. 抗病毒药物 早期可应用病毒唑、吗啉胍、金刚烷胺等。

2. 对症治疗 根据临床症状特点进行全身或局部治疗，如使用减轻发热、头痛的药物如复方阿司匹林、清热解毒冲剂、板蓝根冲剂等；或使用减充血剂滴鼻剂如 1% 麻黄碱液或 0.05% 羟甲唑啉等，使用时间不宜超过 10 天；可使用鼻喷激素如布地奈德等，有助于减轻鼻腔黏膜水肿，改善鼻腔、鼻窦引流。

3. 其他 应多饮水、通便，注意休息。

（八）预防

增强机体抵抗力，避免过度劳累，避免接触传染源。

第二节 慢性鼻炎

慢性鼻炎（chronic rhinitis）是多种病因引起的鼻黏膜慢性炎症，主要特点是鼻腔分泌物增加，伴有黏膜肿胀或肥厚，通常病程持续数月以上或反复发作，迁延不愈。一般分为慢性单纯性鼻炎（chronic simple rhinitis）和慢性肥厚性鼻炎（chronic hypertrophic rhinitis）两种类型。

（一）慢性单纯性鼻炎

1. 常见病因 包括全身或局部因素，主要因急性鼻炎反复发作或治疗不彻底所致。

2. 病理 鼻黏膜深层动、静脉慢性扩张，鼻甲出现肿胀。血管和腺体周围淋巴细胞与浆细胞浸润，黏液腺功能活跃，分泌物增多。

3. 临床表现 主要症状为交替性、间歇性鼻塞，伴有或不伴有鼻涕增多，部分患者有暂时性嗅觉减退或消失、闭塞性鼻音、鼻涕后流、鼻根部或鼻咽交界部不适、头痛等。检查可见鼻黏膜慢性充血、肿胀，鼻底、下鼻道或总鼻道内有黏性分泌物，鼻黏膜肿胀以下鼻甲为显著，对麻黄碱收缩反应敏感。

4. 治疗 根据全身和局部病因进行针对性治疗。局部可以使用鼻喷糖皮质激素或血管收缩药控制鼻塞、流涕等症状；使用微波等物理疗法改善局部血液循环。长期使用血管收缩药如麻黄碱、羟甲唑啉等可引起药物性鼻炎，因此连续使用一般控制在 7 天内，儿童不宜使用，可短期使用浓度较低的此类药物。

（二）慢性肥厚性鼻炎

1. 常见病因 与慢性单纯性鼻炎类似，一般由前者迁延而来。

2. 病理　鼻黏膜反复渗出、肿胀，继发纤维组织增生和息肉样变，鼻腔黏膜增殖程度不同，通常下鼻甲最重。病变累及骨膜可发生下鼻甲骨质增殖肥大。

3. 临床表现　持续性鼻塞，较重，伴有或不伴有鼻涕增多，部分患者出现闭塞性鼻音、鼻涕后流、嗅觉减退、头痛等症状。下鼻甲后端肥大可压迫咽鼓管咽口，可有耳闷、听力减退。下鼻甲前端肥大可阻塞鼻泪管开口引起溢泪。长期张口呼吸以及鼻腔分泌物刺激可引起慢性咽喉炎。检查可见鼻黏膜慢性增殖、肥厚，呈暗红和淡紫红色，鼻底或下鼻道内可见黏涕或黏脓涕。显著特征为下鼻甲肿大，表面不平呈结节状，可部分或全部堵塞鼻腔，对麻黄碱收缩反应差。

4. 治疗　与慢性单纯性鼻炎类似，可根据全身和局部病因进行针对性治疗。局部治疗手段包括鼻喷糖皮质激素或血管收缩药，药物及其他治疗无效者可手术治疗，原则是去除部分下鼻甲组织，改善通气，但切忌切除过多下鼻甲。

⊕ 知识链接

鼻炎的物理治疗

　　物理治疗（理疗）根据治疗方式的不同可分为中医理疗和西医理疗：中医理疗包括针灸、推拿、按摩等治疗方式；西医理疗包括射频治疗、超声治疗、激光治疗、红外线治疗和冷冻治疗等，利用电、光、声、磁、温度和机械力等人工或自然界的物理因素产生对人体有利的反应达到预防和治疗疾病的目的。以往这些治疗多用于鼻部疾病的康复治疗，但近年来随着治疗仪器的发展，这些治疗技术已不再局限于康复治疗，其中很多技术已成为鼻部疾病手术治疗的重要组成部分。特别是在下鼻甲肥大以及鼻炎患者的治疗中，理疗技术表现出了独特的优势，可根据患者情况在临床酌情使用。

答案解析

目标检测

简答题

1. 急性鼻炎的临床表现有哪些？
2. 急性鼻炎的常见并发症有哪些？
3. 慢性单纯性鼻炎如何治疗？
4. 慢性肥厚性鼻炎的临床表现有哪些？
5. 慢性肥厚性鼻炎如何治疗？

（李华斌）

书网融合……

本章小结

微课

题库

第十七章　鼻黏膜高反应性疾病

PPT

学习目标

1. **掌握**　变应性鼻炎、血管运动性鼻炎的临床表现及治疗方法。
2. **熟悉**　变应性鼻炎、血管运动性鼻炎的诊断方法和鉴别原则。
3. **了解**　变应性鼻炎、血管运动性鼻炎的病因和发病机制。
4. 学会血清特异性 IgE 的检测原理，具备阅读检测结果的能力。

⇨ 案例引导

　　案例　患者，女，44 岁。鼻痒、打喷嚏、流清涕、鼻塞 10 年，温度变化时症状较重。检查发现鼻腔黏膜苍白水肿，中鼻道及嗅裂未见新生物及脓液。特异性过敏原检测结果显示尘螨过敏。

　　讨论　该患者的诊断及治疗方案是什么？

第一节　变应性鼻炎

　　变应性鼻炎（allergic rhinitis）一般常称过敏性鼻炎，是致敏个体再次接触致敏变应原后由特异性 IgE 介导的多种炎性细胞（如肥大细胞、嗜酸性粒细胞等）和炎性因子（如组胺、白三烯等）参与的鼻黏膜慢性炎症反应性疾病，以鼻痒、喷嚏和流涕等为主要临床特征。患病率为 10% ~20%，是支气管哮喘发病的危险因素之一。

　　（一）病因

　　一般认为是遗传因素和环境因素互相作用的结果，环境因素是关键诱发因素。容易发生变应性疾病的遗传素质称为特应质或特应性（atopy）。激发变应性鼻炎的环境变应原包括气道接触的吸入性变应原（如尘螨、真菌和花粉等）和胃肠道摄入的变应原（如牛乳、鱼虾和鸡蛋等），以前者为主。

　　（二）发病机制

　　变应性鼻炎发病包括致敏和激发两个阶段。

　　1. 致敏阶段　变应原被鼻黏膜中的抗原呈递细胞捕获，后者将处理的抗原肽呈递给幼稚 T 细胞刺激后者分化为能够合成 IL-4 和 IL-5 等细胞因子的 Th2 细胞，进而促进 B 细胞成熟转化为浆细胞并产生 IgE。IgE 与肥大细胞或嗜碱性细胞表面上的受体 FcεRI 结合，机体即处于致敏状态，但没有临床症状。

　　2. 激发阶段　当机体再次接触变应原，会激发效应细胞反应而产生临床症状。这一阶段又分为速发相（early phase）和迟发相（late phase）。速发相发生于与变应原接触的数分钟内，主要由肥大细胞/嗜碱性细胞脱颗粒释放的炎性介质如组胺、白三烯等引起，这些介质作用于鼻黏膜的感觉神经末梢、血管壁和腺体，引起鼻痒、喷嚏、鼻涕和鼻塞等症状。迟发相发生于速发相后的 4~6 小时，主要是由细胞因子诱导的炎性细胞如嗜酸性粒细胞浸润所致。嗜酸性粒细胞释放的毒性蛋白造成鼻黏膜损伤，进一步推动局部炎症反应，加剧鼻塞和流涕症状。

（三）病理

黏膜水肿、血管扩张和腺体增生，黏膜下广泛 T 淋巴细胞、嗜酸性粒细胞和浆细胞浸润。

（四）分类

传统上可将变应性鼻炎分为季节性变应性鼻炎（seasonal allergic rhinitis）和常年性变应性鼻炎（perennial allergic rhinitis）：前者多在某一特定季节发作，主要由树木、野草、农作物播散到空气中的植物花粉引起，故又称花粉症（pollinosis）；后者可常年发作，主要由屋尘螨、屋尘、真菌、动物皮屑、羽绒等引起。

根据疾病持续时间将变应性鼻炎分为间歇性变应性鼻炎和持续性变应性鼻炎。间歇性变应性鼻炎是指患者每周症状发生的天数 <4 天或病程 <4 周，持续性变应性鼻炎是指每周症状发生的天数 >4 天且病程 >4 周。根据疾病对患者生活质量的影响将变应性鼻炎分为轻度变应性鼻炎和中至重度变应性鼻炎，轻度变应性鼻炎患者的睡眠、日常生活未受疾病影响，而当患者出现不能正常睡眠、日常生活受影响或令人烦恼的症状中的一项或多项时即可诊断为中至重度变应性鼻炎。依据上述分类方法可将变应性鼻炎患者分为轻度间歇性变应性鼻炎、轻度持续性变应性鼻炎、中至重度间歇性变应性鼻炎和中至重度持续性变应性鼻炎四种类别。

（五）临床表现

鼻痒、阵发性喷嚏、大量水样鼻涕，部分患者伴有鼻塞、嗅觉减退、眼痒和咳嗽等症状，体检可见鼻黏膜苍白肿胀。

（六）并发症

并发症包括鼻-鼻窦炎、中耳炎、咽喉炎和支气管哮喘等。

（七）诊断

诊断主要依据病史和特异性 IgE 检查结果。病史对于诊断非常重要，鼻痒、喷嚏、清水样鼻涕等症状出现 2 项或 2 项以上，每天症状持续或累计在 1 小时以上是变应性鼻炎的重要指征。确诊变应性鼻炎需临床表现与皮肤点刺试验或血清特异性 IgE 检测结果相符，其他检查如鼻分泌物涂片、鼻内变应原激发试验等可作为诊断参考或补充依据。

（八）鉴别诊断

根据临床表现和特异性 IgE 检测结果可与血管运动性鼻炎、急性鼻炎、非变应性鼻炎伴嗜酸细胞增多综合征等进行鉴别。

1. 血管运动性鼻炎　变应原特异性 IgE 检测为阴性，鼻分泌涂片无典型改变。

2. 非变应性鼻炎伴嗜酸细胞增多综合征　鼻分泌涂片嗜酸性粒细胞增多，但变应原特异性 IgE 检测为阴性。

3. 急性鼻炎　常伴周身不适、发热等全身症状，鼻分泌涂片可见淋巴细胞和中性粒细胞，变应原特异性 IgE 检测为阴性。

（九）治疗

首先是环境控制，尽量避免接触变应原，但通常难以做到，因此临床治疗原则包括药物治疗、免疫治疗、选择性外科干预等手段综合应用，以期达到控制临床症状的目的。

1. 药物治疗　属于对症治疗，常用药物如下。

（1）糖皮质激素　广泛抑制参与变应性炎症的各类细胞和炎性因子，对鼻部、眼部等临床症状均具有良好的控制作用。口服制剂仅用于少数重症患者短期使用，长期大剂量使用可能导致副反应；鼻腔局部应用糖皮质激素抗炎活性强，全身生物利用度低，具有较好的安全性。目前临床上治疗变应性鼻炎以鼻腔局部应用为主。

（2）抗组胺药　主要通过与组胺竞争 H1 受体而阻断其致炎症效应，包括口服和鼻喷剂型，对控制鼻痒、喷嚏和鼻分泌物增多有效。第一代抗组胺药（氯苯那敏、赛庚啶、溴苯那敏等）有明显嗜睡、口干等副作用，临床上推荐尽量使用无嗜睡作用的第二代抗组胺药（西替利嗪、氯雷他定等）。

（3）减充血剂　通过作用于鼻黏膜肾上腺素能受体 α1 和 α2 减轻肿胀、缓解鼻塞。包括口服和局部应用剂型：临床上多采用鼻内局部应用治疗鼻塞，但应严格按照推荐剂量使用，连续应用时间一般不能超过 7 天。

（4）抗胆碱药　抑制胆碱能神经活化，鼻腔局部使用为主，用于治疗鼻溢严重者。

（5）肥大细胞稳定剂　稳定肥大细胞膜，防止脱颗粒释放介质。以鼻腔局部使用为主，用于减轻临床症状。

2. 免疫治疗　属于对因治疗。常用免疫治疗手段包括特异性和非特异性制剂。特异性免疫疗法包括皮下注射和舌下含服：通过使用致敏标准化变应原疫苗持续皮下注射或舌下滴注，经过 2～3 年刺激达到调节过敏的免疫状态、缓解鼻部各种临床症状的目标。特异性免疫治疗主要通过诱导免疫耐受如调节性 T 细胞发挥治疗效应，已证明这种治疗对花粉、尘螨过敏者有良好疗效。

3. 其他　包括选择性外科干预如翼管神经切断术等。

第二节　血管运动性鼻炎

血管运动性鼻炎（vasomotor rhinitis）是由多种非特异性刺激诱导的鼻黏膜高反应性疾病，由于病因尚未完全阐明，故又称特发性鼻炎。

（一）病因

本病发病与自主神经功能紊乱有关，由情绪及环境变化引起副交感神经兴奋性增强，可进一步导致鼻黏膜血管扩张、腺体分泌增多，引起疾病发生。

（二）发病机制

血管运动性鼻炎本质上是鼻部神经功能紊乱引起的鼻部慢性炎症，精神紧张、焦虑等因素以及经常使用抗高血压药、抗抑郁药、非选择性 β 受体阻滞剂等均可引起交感神经张力降低、副交感神经张力升高，导致血管扩张、腺体分泌增加以及肥大细胞非特异性介质释放，最终导致局部神经性炎症的发生。

（三）临床表现及分类

血管运动性鼻炎的临床症状与过敏性鼻炎相似，主要表现为鼻塞、阵发性喷嚏与大量清涕。但患者往往以一种症状为主要表现，根据主要症状可将血管运动性鼻炎患者分为鼻塞型、鼻溢型和喷嚏型。

（四）诊断

血管运动性鼻炎的诊断需要排除过敏性鼻炎以及其他原因引起的非过敏性鼻炎。根据患者的典型发病诱因及症状，结合患者血清总 IgE 正常、特异性过敏原检测阴性、鼻激发试验阴性、嗜酸性粒细胞数正常等实验室指标才能对本病做出诊断。

（五）鉴别诊断

1. 非变应性鼻炎伴嗜酸细胞增多综合征　鼻分泌物涂片嗜酸性粒细胞增多，但变应原特异性 IgE 检测为阴性。

2. 急性鼻炎　常伴周身不适、发热等全身症状，鼻分泌物涂片可见淋巴细胞和中性粒细胞，变应原特异性 IgE 检测为阴性。

3. 脑脊液鼻漏　鼻溢型患者需与脑脊液鼻漏相鉴别，脑脊液鼻漏患者多表现为自单侧鼻腔流出清亮液体，低头、压迫双侧颈内静脉等动作可增加液体流量，当葡萄糖定量大于 1.7mmol/L 时可确定诊断。

（六）治疗

血管运动性鼻炎的治疗方式包括药物治疗和手术治疗。

1. 药物治疗

（1）鼻内糖皮质激素　鼻腔局部应用的糖皮质激素抗炎活性强，全身生物利用度低，具有较好的安全性，可用于控制血管运动性鼻炎症状。

（2）抗组胺药　与糖皮质激素联合使用效果更为明确。

（3）减充血剂　用于缓解鼻塞症状，连续应用时间一般不能超过 7 天。

（4）抗胆碱药　抑制副交感神经释放乙酰胆碱，缓解腺体分泌，以鼻腔局部使用为主，用于治疗鼻溢严重者。

2. 手术治疗　可作为药物治疗效果不佳的血管运动性鼻炎患者的二线治疗手段。对于鼻塞型患者可采用下鼻甲成形或鼻中隔矫正等术式；对于鼻溢型和喷嚏型患者可采用翼管神经切断术或鼻后神经切断术等神经阻断手术。

⊕ 知识链接

翼管神经切断术在治疗变应性鼻炎中的应用

变应性鼻炎的治疗强调三位一体的治疗原则：即环境控制避免接触变应原、药物治疗和特异性免疫治疗。而翼管神经切断术作为备选治疗手段，临床上早已应用于难治性变应性鼻炎的处理。随着鼻内镜外科技术进步，鼻内镜系统良好的照明和视野使得变应性鼻炎的外科手术进入到精准化与微创化时代。鼻内镜下翼管神经切断术已有显著发展，鼻内镜技术在术中定位、术后反应、手术可操作性等方面显示了明显优势，尤其是鼻内镜下翼管神经切断术的近期和远期疗效得到很大提高，并发症大大减少，临床上得到了越来越多的应用与认可。

目标检测

答案解析

简答题

1. 简述变应性鼻炎的发病机制。

2. 简述变应性鼻炎的分类。

3. 变应性鼻炎应与哪些疾病相鉴别？

4. 简述血管运动性鼻炎的发病机制。

5. 血管运动性鼻炎应与哪些疾病相鉴别诊断？

6. 血管运动性鼻炎如何治疗？

（赵可庆）

书网融合……

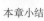

本章小结

题库

第十八章　鼻－鼻窦炎性疾病

PPT

📖 学习目标

1. **掌握**　鼻－鼻窦炎的临床表现及治疗方法。
2. **熟悉**　鼻－鼻窦炎的诊断方法和鉴别原则。
3. **了解**　鼻－鼻窦炎的病因和发病机制。
4. 学会鼻窦的基本解剖知识，具备阅读鼻窦CT的能力。

　　鼻－鼻窦炎（rhinosinusitis）是鼻腔、鼻窦黏膜炎症性疾病，与细菌感染关系密切，临床表现为鼻塞、流涕等。发病率为10%左右，是鼻科最常见疾病之一。按照症状、体征和持续时间可分为急性鼻－鼻窦炎（病程少于12周）和慢性鼻－鼻窦炎（病程12周以上）。慢性鼻－鼻窦炎又可根据是否伴发息肉分为慢性鼻－鼻窦炎不伴息肉型和慢性鼻－鼻窦炎伴息肉型两种表型。

⇒ 案例引导

　　案例　患者，男，64岁。鼻塞、流脓涕7年，嗅觉下降4年，偶有头面部胀痛。不伴涕中带血，鼻内镜检查发现患者中鼻道及嗅裂见脓液。鼻窦CT扫描结果显示患者全组鼻窦低密度影。

　　讨论　该患者的诊断及治疗方案是什么？

第一节　急性化脓性鼻－鼻窦炎

（一）病因和病理

　　病因包括局部和全身因素，如细菌感染、变态反应、鼻腔鼻窦解剖异常、胃食管反流、纤毛系统疾病、全身免疫功能低下等。常见致病菌包括肺炎链球菌、流感嗜血杆菌、卡他莫拉菌和葡萄球菌等。病理改变包括黏膜充血水肿、炎性细胞浸润、纤毛上皮坏死脱落、脓性分泌物等。

（二）临床表现

　　全身症状包括发热、头痛、精神萎靡等，局部症状包括鼻塞、流脓涕、头痛、嗅觉减退等。检查可见鼻黏膜充血、肿胀或肥厚，各鼻道可见脓性分泌物引流。根据累及鼻窦不同可出现不同的特殊表现：急性上颌窦炎可出现尖牙窝痛或面颊部肿胀；急性额窦炎可出现有时间规律的前额痛、上眼睑肿胀、眶顶内侧触痛；急性筛窦炎可出现两眼之间痛、内眦部肿胀；上述鼻－鼻窦炎症中鼻道可见脓性分泌物；而急性蝶窦炎可出现眼球深处钝痛，可放射至头顶；蝶筛隐窝可见脓性分泌物。累及多组鼻窦时，上述症状可混合出现。

（三）诊断

　　根据临床症状，参考鼻内镜和鼻窦CT检查结果进行诊断。

（四）治疗

　　一般治疗与急性鼻炎相同。可使用敏感抗生素进行抗感染治疗，同时酌情使用鼻喷糖皮质激素、减充血剂对症治疗，结合鼻腔灌洗、体位引流、物理治疗及上颌窦穿刺冲洗等促进炎症消退。

（五）预防

预防感冒，及时治疗急性鼻炎。

第二节　慢性鼻-鼻窦炎

一、慢性鼻-鼻窦炎不伴息肉

（一）病因和病理

病因包括局部和全身因素如细菌感染、变态反应、鼻腔鼻窦解剖异常、胃食管反流、纤毛系统疾病、全身免疫功能低下等，也可由急性化脓性鼻-鼻窦炎迁延形成，但一般无明确致病菌。病理改变包括黏膜肿胀、炎性细胞浸润、腺体增殖，部分患者伴黏性或脓性分泌物。

（二）临床表现

临床表现与急性化脓性鼻-鼻窦炎相似但程度较轻，包括精神萎靡等症状，一般无发热、头痛等全身症状，甚至仅有鼻塞与鼻涕后滴症状。局部症状包括鼻塞、流涕或后鼻滴涕、嗅觉减退、头痛等。检查可见鼻黏膜肿胀、肥厚，各鼻道可见脓性分泌物引流。

（三）诊断

根据临床症状（鼻塞、流涕），参考鼻内镜和鼻窦 CT 检查结果进行诊断。

（四）治疗

1. 一般治疗　与急性化脓性鼻-鼻窦炎相同。可使用口服或鼻喷糖皮质激素、减充血剂、黏液促排剂对症治疗，有明确感染征象可使用敏感抗生素，同时酌情结合鼻腔灌洗、物理治疗及上颌窦穿刺冲洗等疗法控制炎症。

2. 手术治疗　如上述治疗无效或出现眼部、颅内并发症可以考虑进行外科手术干预。

（1）传统手术　包括柯陆氏手术（上颌窦根治术）、鼻内筛窦切除术、经上颌窦-筛窦手术等，由于视野狭窄、操作盲目、病变切除不彻底、创伤较大或面部留有疤痕等缺点基本已弃用。

（2）鼻内镜手术　目前临床上通常采用鼻内镜微创手术进行鼻窦开放，手术前后辅以药物治疗。鼻内镜微创手术即功能性内镜鼻窦手术，基本原理：通过内镜充分暴露术野、去除窦口鼻道复合体病变、重建鼻腔鼻窦通气和引流功能、恢复鼻窦黏膜纤毛清除功能，从而控制慢性炎症。基本术式包括 Messerklinger 式和 Wingand 术式。鼻内镜手术属于微创手术，且不会遗留面部瘢痕，但操作不当可产生眶内、颅内和鼻部并发症。

（五）预防

应及时彻底治疗鼻腔与鼻窦的急性炎症和变态反应，矫正鼻腔解剖学异常，治疗牙病。

二、慢性鼻-鼻窦炎伴息肉

慢性鼻-鼻窦炎伴息肉患者于中鼻道等部位可见到高度水肿的息肉样组织，当鼻息肉增大到一定程度可阻塞总鼻道引起鼻塞，息肉常发生于双侧鼻腔。发病率占总人口的 1%～4%。

（一）病因

遗传和环境因素交互作用所致鼻腔、鼻窦黏膜慢性炎症，与全身和局部变态反应、感染和鼻腔解剖学异常有关，可继发于慢性鼻－鼻窦炎。临床上常伴发于支气管哮喘、阿司匹林耐受不良、变应性真菌性鼻－鼻窦炎及囊性纤维化者。

（二）病理

组织高度水肿，上皮和黏膜下广泛腺体增殖，组织中有较多嗜酸性粒细胞和淋巴细胞浸润。

（三）临床表现

早期常无明显鼻部症状，随着息肉组织体积增大可出现鼻塞、流涕、嗅觉减退、面颊部胀痛不适等。

检查可见鼻腔内有表面光滑、灰白色、淡黄色或淡红色荔枝肉状半透明肿物，触之柔软、无痛、不易出血，鼻腔内可见到黏性或脓性分泌物。巨大鼻息肉可引起外鼻变形、鼻背变宽形成"蛙鼻"。

（四）诊断与鉴别诊断

1. 鼻腔内翻性乳头状瘤 多发生于一侧鼻腔，表面粗糙不平、色灰白或淡红。

2. 鼻咽纤维血管瘤 原发于鼻咽部，偏于一侧，色红，表面可见血管，触之较硬、易出血，多见于男性青少年，有鼻出血史。

3. 鼻腔恶性肿瘤 单侧进行性鼻塞，反复少量鼻出血或有血性脓涕，常伴面部麻木、疼痛等。

4. 鼻内脑膜－脑膨出 新生儿或幼儿多见。肿块多位于鼻腔顶部、嗅裂或鼻中隔的后上部。表面光滑，触之柔软、有弹性，不能移动。

临床上可结合影像学检查和病理学活检予以鉴别。需要注意：怀疑鼻咽纤维血管瘤和鼻内脑膜－脑膨出者应注重影像学检查，不可贸然活检，以免引起严重出血和颅内感染等并发症。

（五）治疗

1. 药物治疗 属于对症治疗，可用于轻症患者或手术治疗前后辅助治疗。常用药物为糖皮质激素，合并鼻窦感染可酌情使用抗生素。糖皮质激素包括口服或鼻腔使用制剂，广泛抑制参与慢性炎症的各类细胞和炎性因子，能够减轻鼻塞、流涕、嗅觉减退等症状。口服制剂仅用于少数重症患者短期使用。鼻腔局部应用的糖皮质激素抗炎活性强，全身生物利用度低，具有较好的安全性，可以持续使用较长时间（1~3 个月）。

2. 手术治疗 对鼻塞、流涕症状重、药物治疗难以控制或多发性息肉者可手术摘除并行鼻窦开放术。目前临床上主要通过鼻内镜微创手术进行治疗，围手术期辅以相关药物，可促进炎症消退和病变控制。

第三节 鼻－鼻窦炎并发症

（一）产生机制

鼻窦与眼眶、颅腔相邻，仅隔一骨板且骨板菲薄，中间还有穿行血管、神经，感染容易扩散引发周围骨质骨髓炎、眶内和颅内并发症等。

（二）分类

1. 眶内并发症

（1）眶内炎性水肿 表现为鼻窦毗邻部位眼睑水肿和轻压痛，无眼球运动受限、眼球突出、移位及视力减退等症状。

（2）眶壁骨膜下脓肿 前组鼻－鼻窦炎引起者可表现为眼睑充血、肿胀和压痛；后组鼻－鼻窦炎引起者则表现为深部眶组织炎症，如视力减退、眼球突出和眼球运动障碍等；蝶窦炎引起者可波及视神经孔和眶上裂，出现眶周皮肤感觉障碍、上睑下垂、眼球固定（眼肌麻痹所致）、复视甚至失明等症状，称为眶尖综合征（orbital apex syndrome）。

（3）眶内蜂窝织炎和眶内脓肿　根据病情发展程度表现为不同程度眼球突出、运动受限、视力减退、球结膜水肿和眶深部剧痛等。全身症状较重，可出现高热和白细胞增多。炎症若侵入眼球可发生全眼球炎、视力丧失。

（4）球后视神经炎　蝶窦或后组筛窦炎性病变（如鼻-鼻窦炎、黏液囊肿或脓囊肿）可引起球后段或管段视神经炎，临床表现为视力下降甚至失明。黏液囊肿或脓囊肿可能引起眶尖综合征。

2. 颅内并发症

（1）化脓性脑膜炎（purulent meningitis）　表现为发热、头痛、颅内压增高及脑脊液细胞数和蛋白量增高。

（2）硬脑膜外脓肿（epidural abscess）　常继发于急性额窦炎和额骨骨髓炎。除原发病灶症状外，还有发热、头痛、呕吐、脉缓等颅内压增高表现。

（3）硬脑膜下脓肿（subdural abscess）　为硬脑膜下腔弥漫性或包裹性积脓，表现为头痛、发热、颅内压增高及脑脊液细胞数和蛋白量增高。

（4）脑脓肿（brain abscess）　由额窦炎引起额叶脓肿多见。临床表现为头痛、呕吐、视乳头水肿和视神经萎缩。根据脓肿发生部位不同可出现相应定位体征。

（5）海绵窦血栓性静脉炎（thrombophlebitis of the cavernous sinus）　表现为高热、寒战等脓毒血症症状，进而出现眼静脉回流受阻症状和第Ⅱ~Ⅵ对脑神经麻痹症状。

（三）治疗原则

控制原发鼻窦病灶和眶内感染、颅内感染。首先加强全身抗炎和支持治疗，包括足量、有效抗生素、糖皮质激素和支持营养药物，避免危及生命；其次酌情清除原发病灶，通畅引流，减少炎症蔓延；同时根据不同情况联合相关专科对颅内感染、眶内感染进行有效外科干预。眶骨壁骨炎和骨膜炎侧重积极治疗鼻窦原发病灶；眶壁骨膜下脓肿一经形成则应先切开引流；眶内蜂窝织炎和眶内脓肿酌情切开眶骨膜以利引流；鼻源性球后视神经炎可考虑施行筛窦和蝶窦开放术，重症者须同时行视神经减压术；硬脑膜外脓肿应手术去除坏死窦壁直至正常范围，广泛暴露硬脑膜，充分引流脓肿；硬脑膜下脓肿须切开硬脑膜彻底排脓并冲洗；化脓性脑膜炎可施行腰椎穿刺放出适量脑脊液以降低颅内压；海绵窦血栓性静脉炎者还须考虑应用抗凝剂。

（四）预防

应及时治疗急性化脓性鼻-鼻窦炎和慢性鼻-鼻窦炎。

⊕ **知识链接**

慢性鼻-鼻窦炎内在型

慢性鼻-鼻窦炎是一种高度异质性疾病。根据慢性鼻-鼻窦炎是否伴有息肉可将慢性鼻-鼻窦炎分为伴息肉和不伴息肉两种临床类型；根据参与炎症的T细胞可将其分为2型和非2型；根据浸润的炎症细胞种类和数量可将其分为嗜酸性粒细胞、中性粒细胞性等不同内在型。相较以往，依内镜所见将慢性鼻-鼻窦炎分为伴息肉和不伴息肉两种临床类型，内在型更能反映慢性鼻-鼻窦炎的病理机制和预后，因而新近慢性鼻-鼻窦炎的诊断和治疗工作大都基于内在型展开，EPOS 2020更以内在型分类取代了以往依据临床类型的慢性鼻-鼻窦炎分类方法。随着内在型研究的深入，慢性鼻-鼻窦炎的诊断与治疗必将向着更加精准化的方向发展。

答案解析

目标检测

简答题

1. 简述急性鼻－鼻窦炎的临床表现。

2. 如何治疗慢性鼻－鼻窦炎不伴息肉？

3. 简述慢性鼻－鼻窦炎伴息肉的临床表现。

4. 慢性鼻－鼻窦炎伴息肉应与哪些疾病相鉴别？

5. 简述鼻－鼻窦炎并发症的治疗原则。

（赵可庆）

书网融合……

本章小结　　　　　　题库

第十九章　鼻腔－鼻窦良性肿瘤

PPT

⇨ 案例引导

　　案例　患者，男，57 岁，右侧鼻塞、流脓涕 5 年余。曾于 3 年前行"鼻息肉"手术，术后病理不详。检查：右侧鼻腔内多发性息肉样新生物，表面少许脓性分泌物附着。鼻窦 CT 提示：右侧鼻腔、筛窦、上颌窦致密影，密度欠均匀，未见骨质破坏。

　　讨论　患者的诊断及治疗方案是什么？

一、概述

　　鼻腔－鼻窦良性肿瘤种类较多，按来源不同分为上皮源性肿瘤、纤维骨源性肿瘤和血管源性肿瘤等。常见的良性肿瘤包括内翻性乳头状瘤、骨瘤、骨化纤维瘤、血管瘤、青少年纤维血管瘤等。鼻腔－鼻窦良性肿瘤虽然组织来源不同，但临床表现类似，常见症状包括单侧鼻塞、鼻出血、溢泪、鼻漏、复发性鼻窦炎等。部分鼻腔－鼻窦良性肿瘤患者可无明显临床症状，常因头部影像检查偶然发现病变。虽然鼻腔－鼻窦良性肿瘤通过鼻内镜和影像学检查可初步明确诊断，但最终诊断仍需依据病理检查。

二、血管瘤

　　血管瘤（hemangioma）为脉管组织来源的良性肿瘤，可分为毛细血管型血管瘤（capillary hemangioma）、海绵状血管瘤（cavernous hemangioma）、蔓状血管瘤（racemose hemangioma）等。鼻腔－鼻窦血管瘤可分为毛细血管型血管瘤和海绵状血管瘤，前者最常见，约占鼻腔－鼻窦血管瘤的 80%，好发于鼻中隔；其次为海绵状血管瘤，好发于下鼻甲和上颌窦。

（一）病因

　　血管瘤的病因不清，可能与外伤、激素变化（如青春期、妊娠、服用避孕药物等）、微小动静脉畸形、局部产生血管生长因子等有关。

（二）病理

　　鼻腔毛细血管型血管瘤由大量分化良好的毛细血管交织、扩张组成，瘤体较小，细蒂或广基，呈圆形或卵圆形，色鲜红或暗红，质软有弹性，易出血。海绵状血管瘤肿瘤由扩大的血管腔和衬有内皮细胞的血窦组成，血窦大小不一，犹如海绵状结构，窦腔内充满静脉血且彼此交通，无包膜，瘤体较大，基广，质软可压缩。

（三）临床表现

1. 症状

（1）鼻部症状　鼻腔反复出血、进行性鼻塞。

（2）压迫症状　压迫鼻中隔引起双侧鼻塞；向后突入鼻咽部可致咽鼓管功能障碍，出现耳闷、听力下降等；窦内瘤体增大后可压迫窦壁、破坏骨质并侵及邻近器官，引起面部畸形、眼球移位、复视、头痛等。

（3）全身症状　长期反复鼻出血可引起贫血，严重大出血可致失血性休克。

2. 体征　鼻镜检查可见鲜红或暗红、质软、有弹性肿瘤，触之易出血，多见于鼻中隔或下鼻甲前端。原发于上颌窦的海绵状血管瘤可在上颌窦口见到血性分泌物或类息肉样新生物突出，若误做息肉摘除可引起严重出血。

3. 辅助检查　鼻腔－鼻窦增强 CT 或 MRI 可显示单侧鼻腔或鼻窦软组织肿块，动脉和静脉期有不同程度增强。

（四）诊断

根据症状、体征、影像学检查、病理检查可确诊。上颌窦海绵状血管瘤可有窦腔扩大、窦壁骨质破坏、邻近器官受侵等改变，应与上颌窦恶性肿瘤相鉴别。

（五）治疗

手术治疗为主：鼻腔毛细血管型血管瘤可在鼻内镜下采用电凝或等离子技术切除瘤体及其根部黏膜，创面亦应同期处理，以期止血和防止复发；上颌窦内血管瘤可根据瘤体位置、大小采用经鼻内镜上颌窦开放术、Caldwell－Luc 手术、Denker 手术或鼻侧切开术将瘤体完整切除。血管瘤基地广、估计术中出血多者可行术前选择性上颌动脉栓塞术以减少术中出血。

三、乳头状瘤

鼻腔－鼻窦乳头状瘤为上皮来源良性肿瘤，依据 WHO 2017 头颈肿瘤分类，鼻腔乳头状瘤可分为内翻性（inverted）、嗜酸性（oncocytic）和外生性（exophytic）三种类型，其中内翻性乳头状瘤具有易复发、易恶变的临床特点。

（一）病因

发病原因不明，两种有主要学说。

1. 炎症学说　因为在肿瘤内检出炎性细胞和病毒颗粒，故认为与人乳头状瘤病毒（human papilloma virus，HPV）感染有关。

2. 肿瘤学说　鉴于乳头状瘤具有局部侵蚀、破坏、易复发、高龄患者有恶变可能的特点，认为本病属真正的上皮组织边缘性肿瘤或称交界性肿瘤。

（二）病理

内翻性乳头状瘤多见于鼻窦或鼻腔侧壁。主要表现为上皮过度增生、向基质内呈乳头状增生，可表现为鳞状上皮、变移上皮及纤毛柱状上皮同时存在。上皮向基质内呈内翻、凹入生长，但基底膜完整，故名内翻性乳头状瘤。分为两型。

1. 硬型　瘤体较小、质硬、色灰、局限而单发，呈桑椹状；多见于鼻前庭、鼻中隔前部或硬腭部；外观及组织结构与一般皮疣相似，上皮向体表增生，主要由鳞状上皮组成。

2. 软型　瘤体较大，质软、色红，呈弥漫型生长，细蒂或广基；起于鼻腔或鼻窦的 Schneiderrian 膜，上皮类型有鳞状上皮、呼吸上皮（假复层纤毛柱状上皮）、移行上皮（鼻腔、鼻窦储备细胞，此细胞具有双向潜能，即可分化为柱状上皮和化生为鳞状上皮）。软型乳头状瘤的组织学特点：增生上皮呈指状、舌状和乳头状，上皮成分向基质内呈内翻型增生，故又称为内翻性乳头状瘤，上皮细胞以移行上皮为主，基底膜完整（突破基底膜者为恶变依据）。

（三）临床表现

多见于40岁以上男性，女性少见，男女比例为2~3：1。多为单侧病变，一侧鼻腔出现进行性、持续性鼻塞伴黏脓涕，偶有涕血或反复鼻出血，部分患者出现头痛和嗅觉异常等。由于肿瘤生长导致鼻腔-鼻窦引流不畅及瘤体压迫造成鼻-鼻窦静脉回流受阻，常同时伴发鼻窦炎和鼻息肉，部分患者因此多次行"鼻息肉"手术。检查可见肿瘤大小不一、硬质不一，外观呈息肉样或呈分叶状、粉色或灰红色，表面不平、触之易出血。

（四）诊断与鉴别诊断

依据病史、临床表现、影像学检查及病理检查可确诊。内翻性乳头状瘤影像学检查：鼻窦CT显示为单侧鼻窦软组织密度影，可呈结节状、条索状或不规则形，密度不均，软组织影内若有低密度气泡影则呈"气泡征"，是内翻性乳头状瘤的特征性表现；增强扫描可见轻度或中度不均匀强化密度增高，边界清楚，此点可与炎症水肿及息肉鉴别；CT扫描可显示肿瘤破坏骨质情况，并可明确肿瘤向邻近结构扩展的范围，肿物起源部位可通过局部骨质增生或骨性凸起判定。MRI显示 T_1W_1 为中等信号，T_2W_1 为中等或稍高信号，此点可与 T_1W_1 为低信号、T_2W_1 为高信号的鼻窦黏膜炎症、分泌物积聚或鼻息肉相鉴别；MRI增强表现为轻度或中度不均匀强化。组织病理检查为金标准，活检时应注意从不同部位切取组织送检（尤其是病变基底部）以免漏诊或误诊。

本病应与鼻息肉、鼻窦真菌病、乳头状纤维瘤、乳头状腺癌等鉴别。

（五）治疗

外科手术为主：由于内翻性乳头状瘤具有易复发和恶性变的生物学特性，术中应做根治性切除；需综合考虑肿瘤范围、患者全身状况、手术技术和设备等因素设计手术方案。传统手术：鼻外侧切开术式、上唇揭翻术式、柯-陆术式等。选择术式首先要清晰暴露肿瘤，其次能够实现完全切除肿瘤。由于肿瘤基底部被认为是残留复发的主要部位，术中对肿瘤基底部的暴露和切除尤其重要。近年来随着鼻内镜外科技术的成熟，经鼻内镜鼻腔-鼻窦良性肿瘤切除已取得共识。内镜手术优势：创伤小、面部无瘢痕、术后患者痛苦小、生活质量明显提高。手术后必须定期随访以防复发与恶变。

四、骨瘤

骨瘤（osteoma）为鼻窦常见良性肿瘤，多见于青年人，男性稍多。常发生于额窦（80%），其次为筛窦、上颌窦，蝶窦少见。

（一）病因

病因不明，目前主要有以下4种学说。

1. 胚胎学说　认为骨瘤易发生于不同胚胎来源组织交接处如额骨与筛骨交界处，因为额骨是膜内成骨，筛骨是软骨内成骨，但为何软骨内成骨的蝶骨和膜内成骨的上颌骨交界处却极少见，目前尚无理想解释。

2. 外伤学说　外伤可引起鼻窦壁骨膜增生，约50%的额窦骨瘤有外伤史。

3. 炎症学说　少数慢性鼻窦炎患者伴发单个或多个骨瘤，提示骨瘤的发生可能与鼻窦慢性炎症刺激有关。

4. 进化学说　筛窦气房过度发育、扩大进入其他鼻窦形成骨黏膜泡（额筛泡、蝶筛泡、上颌筛泡），经慢性炎症引起分泌物凝滞、结缔组织增生和骨化而成骨瘤。

（二）病理

骨瘤分化良好，生长缓慢，大小不一，带蒂或广基，呈圆形或椭圆形，表面被覆正常黏膜。组织学分型如下。

1. 密质型　又称硬型或象牙型，质硬，多有蒂，生长缓慢，多发生于额窦。

2. 松质型　又称软型或海绵型，质松软，由骨化的纤维组织形成，广基，体积较大，生长较快，有时中心可液化成囊肿而表面为较硬骨壳，常见于筛窦。

3. 混合型　较多见，外硬而疏松，常发生于额窦和筛窦。

（三）临床表现

小骨瘤多无症状，常于鼻窦或头颅影像学检查时无意中发现。骨瘤较大时可致鼻面部畸形、额部疼痛和感觉异常等。

（四）诊断

鼻窦 CT 扫描可见圆形或椭圆形骨密度影，可据此判断骨瘤部位、大小及附着处。

（五）治疗

手术治疗为主：小骨瘤无临床症状者可定期复查，若逐渐长大可考虑手术切除；骨瘤较大且有压迫症状或因向颅内扩展出现颅内并发症者应手术治疗。手术进路：鼻外额窦开放术、鼻侧切开术、额骨骨成形切口或双冠径路颅面联合手术、经鼻内镜手术。体积小且主要位于窦内的骨瘤可选择经鼻内镜手术，术中注意保留和保护窦腔黏膜、硬脑膜；术者应准备好对可能出现的脑脊液漏进行修补、重建。额窦后壁骨瘤易向颅内发展亦尽早切除；侵入颅内骨瘤应行冠状切口颅面联合手术径路切除肿瘤，术后若遗留畸形可行二期整形。

⊕ 知识链接

鼻咽纤维血管瘤

鼻咽纤维血管瘤是一种鼻咽部的良性肿瘤，主要是由增生的血管和纤维结缔组织两部分组合而成。目前病因尚不明确，可能和理化因素、内分泌紊乱等原因有关，男性比女性发生率高，常发生于 10 ~ 25 岁的男性青年，主要表现为鼻腔反复出血、鼻塞症状。

该病的主要治疗方法为手术切除，因肿瘤位于鼻咽腔，易向鼻腔、鼻窦、翼上颌间隙侵入，由于位置深在，不易暴露，常有猛烈出血，使手术操作有一定的困难和危险，有时因切除肿瘤不彻底而复发。因此，手术前必须做好充分准备，采用优良的麻醉方法，选择适当的手术途径暴露肿瘤及熟练的手术操作，以避免危险及减少术后的复发。

目标检测

答案解析

一、选择题

【A 型题】

1. 鼻咽纤维血管瘤的检查方法不包括（　　）

　　A. 间接鼻咽镜检查　　　　　　　　　B. X 线摄片

C. 颈动脉造影　　　　　　　　　D. 病理活检

E. CT 和 MRI

2. 鼻腔良性肿瘤最常见的是（　　）

A. 乳头状瘤　　　B. 血管瘤　　　C. 骨瘤　　　D. 混合瘤　　　E. 纤维瘤

3. 患者，男，14 岁，因鼻塞、反复鼻出血就诊，前鼻镜检查见鼻腔后部有粉红色新生物。首先应考虑（　　）

A. 鼻咽纤维血管瘤　　　　　　　B. 出血坏死性息肉

C. 下鼻甲后端息肉样变　　　　　D. 中鼻甲后端息肉样变

E. 鼻咽脊索瘤

4. 鼻腔良性肿瘤中易复发、恶变的是（　　）

A. 腺瘤　　　　　　　　　　　　B. 骨瘤

C. 内翻性乳头状瘤　　　　　　　D. 血管瘤

E. 纤维瘤

5. 鼻腔及鼻窦血管瘤主要的治疗方法是（　　）

A. 放射治疗　　　　　　　　　　B. 手术切除

C. 硬化剂注射　　　　　　　　　D. 激光或冷冻治疗

E. 化疗

6. 患者，男，21 岁，右鼻腔反复出血，检查见鼻中隔前下区红色或紫红色新生物，最可能的诊断是（　　）

A. 鼻息肉　　　　　　　　　　　B. 鼻中隔血肿

C. 血管瘤　　　　　　　　　　　D. 鼻咽纤维血管瘤

E. 乳头状瘤

7. 患者，男，50 岁，右侧持续鼻塞，鼻涕带血，前鼻镜检查发现鼻腔肿物呈息肉样，灰红色、表面不平，质地较硬，触之易出血，CT 提示右侧鼻腔及同侧上颌窦内略高密度软组织影，增强扫描无增强，伴上颌窦内壁破坏，窦腔扩大多不明显，瘤体内可见点、条状钙化，最符合的诊断是（　　）

A. 鼻真菌病　　　　　　　　　　B. 鼻腔恶性肉芽肿

C. 鼻内翻性乳头状瘤　　　　　　D. 慢性鼻窦炎

E. 鼻息肉

8. 鼻咽部最常见的良性肿瘤是（　　）

A. 乳头状瘤　　　　　　　　　　B. 鼻咽部脊索瘤

C. 鼻咽纤维血管瘤　　　　　　　D. 后鼻孔出血性息肉

E. 内翻乳头状瘤

【X 型题】

9. 下列关于内翻性乳头状瘤的说法，正确的是（　　）

A. 鼻及鼻窦的上皮组织向间质内生长，基底膜完整

B. 有很强的生长力，可呈多中心生长

C. 手术切除后不易复发

D. 有恶变倾向

E. 一般不侵犯颅内

10. 下列关于鼻血管瘤的说法，正确的是（　　）

    A. 鼻腔常见，鼻窦则少见

    B. 鼻血管瘤分毛细血管瘤和海绵状血管瘤两类

    C. 毛细血管瘤由毛细血管组成，海绵状血管瘤由大小不一的血窦组成

    D. 毛细血管瘤和海绵状血管瘤的区别仅在于血管腔的大小

    E. 海绵状血管瘤镜下瘤体多有完整包膜，由大小不一的血窦组成

（吕　威　奥登苏日塔）

书网融合……

本章小结　　　　　　微课　　　　　　题库

第二十章 鼻内镜外科技术

📖 学习目标

1. **掌握** 鼻内镜手术的并发症与预防。
2. **熟悉** 鼻内镜手术的基本术式。
3. **了解** 鼻内镜手术器械与设备。
4. 学会鼻内镜手术并发症的处理原则，具备预防鼻内镜手术并发症的能力。

⇒ **案例引导**

案例 患者，女，45岁，行"鼻息肉"手术后间断右侧鼻腔清亮分泌物1周。

讨论 患者的诊断与治疗方案是什么？

一、鼻内镜的历史

1901年Hirshman首次对膀胱镜进行改良后应用于鼻腔、鼻窦内镜检查。20世纪80年代初奥地利Messerklinger的 *Endoscopy of Nose* 一书中阐述了鼻腔外侧壁解剖和鼻腔病理生理学研究成果，最早系统地阐明内镜鼻窦外科（endoscopic sinus surgery，ESS）基本原理与手术方式，提出慢性鼻窦炎的发生与窦口鼻道复合体病变所致鼻窦引流阻塞有关；清除病变，开放阻塞窦口、恢复鼻腔-鼻窦通气引流功能，有助病变黏膜逐渐恢复正常。Stammberger和Kennedy等完善和发展了功能性鼻窦手术技术（functional endoscopic sinus surgery，FESS），为其在世界范围内推广做出了突出贡献。

功能性内镜鼻窦外科概念与理论核心：①强调窦口鼻道复合体（ostiomeatal complex，OMC）阻塞对慢性鼻-鼻窦炎发病的重要性；②强调手术中保留鼻窦黏膜与保护黏液纤毛清除功能的重要性。认为OMC因解剖变异、黏膜肿胀和息肉形成所造成的阻塞是慢性鼻-鼻窦炎发病的关键，外科手术解除OMC区域的阻塞可使慢性鼻-鼻窦炎获得治愈，而手术中保留鼻窦黏膜对恢复鼻窦通气引流具有积极意义。

二、鼻内镜设备与手术器械

1. 鼻内镜设备 包括监视记录系统、图像存储系统、视频转换器、冷光源及硬性鼻内镜等。常用鼻内镜有0°、30°、45°和70°。

2. 手术器械 常用手术器械包括筛窦钳、黏膜咬切钳、反张咬骨钳、钩突切开刀、探针、刮匙等，筛窦钳和咬切钳种类有0°、45°和90°等不同角度。电动切割吸引器（power instrument）是现代鼻内镜外科必不可少的微创手术器械。

三、鼻腔-鼻窦影像学检查

由于X线平片可提供的细节信息较少，目前临床中已很少使用。计算机体层摄影（CT）业已广泛运用于临床，能敏锐地显示和区分黏膜、骨质和气体等，是鼻内镜手术前必需的检查项目，对鼻腔 – 鼻窦病变性质与范围评估、最佳手术方案的制定具有指导作用。虽然 CT 和 MRI 均可应用于评估肿瘤预后，但对于鼻腔和鼻窦肿瘤病变而言，增强 MRI 更容易区别正常解剖结构与肿瘤、炎性改变等。

（一）鼻腔 – 鼻窦 CT

鼻腔 – 鼻窦 CT 能清晰地显示鼻 – 鼻窦解剖结构与变异、病变程度与范围。常规以听 – 眶线/听 – 眦线为扫描基线，层厚 2mm，层间距 2～5mm；冠状位自鼻骨扫描到蝶窦，扫描基线与颅底垂直，必要时行矢状位重建。根据临床不同选择不同参数进行检查：骨窗采用窗宽 1500～3000Hu、窗位 150～400Hu；软组织窗采用窗宽 300～400Hu、窗位 40～50Hu。

外伤与炎性病变者可选择窗宽 1500～4000Hu、窗位 150～300Hu；可疑肿瘤性病变者可选择窗宽 400Hu、窗位 40Hu，软组织成像，并同时行碘油造影增强检查进一步了解病变性质，肿瘤侵及颅面骨质结构时还需同时进行骨重建。

CT 显示黏膜肥厚程度曾被认为是评价疾病严重性指标，但实质上症状严重程度评分与 CT 表现评分之间并非完全一致。Lund – MacKay 评分是常用的鼻窦炎 CT 影像学评分系统。

⊕ 知识链接

Lund – MacKay 评分

双侧鼻 – 鼻窦解剖结构按照其表现：正常气化、透光度局部降低或透光度完全降低分别用 0、1.2 表示。窦口鼻道复合体得分可为 0 或 2，单侧可得分最高值为 12。

Lund – MacKay 鼻窦炎 CT 影像学评分

	清晰	透光度局部降低	透光度完全降低
上颌窦	0	1	2
前组筛窦	0	1	2
后组筛窦	0	1	2
额窦	0	1	2
蝶窦	0	1	2
窦口鼻道复合体	0	1	2

（二）鼻腔 – 鼻窦 MRI

鼻腔 – 鼻窦肿瘤、累及眼眶、颅脑、颞下窝鼻腔 – 鼻窦病变、复合性外伤等可行鼻腔 – 鼻窦 MRI 检查。大多数鼻窦分泌物在 MRI 的 T_1 加权像（T_1WI）上表现为低信号，T_2WI 上为高信号，与脑脊液（CSF）信号类似；然而，随着分泌物蛋白含量的增多，T_1 信号增高，T_2 信号降低。恶性肿瘤组织在 T_2WI 上较之不含高蛋白的分泌物信号低，且肿瘤为整体强化而炎性损害仅为边缘强化，所以 MRI 能更好地区分炎性改变和肿瘤。MRI 检查禁忌证：①装有心脏起搏器者；②动脉瘤手术后留存金属夹者；③眶内金属异物者；④幽闭恐惧症患者。由于 MRI 检查时间较长，生命体征不稳定者原则上不适合接受 MRI 检查。

四、鼻内镜手术

（一）鼻内镜鼻腔手术

1. 经鼻内镜鼻中隔偏曲矫正术　鼻中隔手术已有百年历史，20 世纪 90 年代初，鼻内镜下鼻中隔偏曲矫正术被首次报道，获得医学界的广泛认同并迅速普及。鼻内镜可提供更好的照明和视野，使外科医生能更精准地评估和矫正偏曲的鼻中隔，同时还可以过渡到开放鼻窦等后续手术。与传统术式相比还具备以下优势。①切口灵活性较大：针对单纯鼻中隔棘或嵴突可在内镜直视下行局限性鼻中隔矫正术，即在棘突或嵴突表面做横行切口，切开黏膜与黏骨膜后向切口上、下分离棘突或嵴突侧黏膜 - 黏骨膜，去除偏曲的中隔软骨/骨性支架，保持对侧黏膜完整，达到矫正鼻中隔局部偏曲的目的。②分离层面与范围更确切：鼻内镜下可清楚地辨别解剖层面，在软骨与软骨膜间分离，减少损伤黏膜机会；鼻内镜下分离视野清晰，可完全分离偏曲周围，达到充分减张，可在鼻内镜直视下切开黏骨膜皱褶，达到微创、精准目的。

2. 经鼻内镜下鼻甲减容术　下鼻甲手术方法包括电烧灼术、冷冻术、激光术、黏膜下切除术、黏膜下切除并下鼻甲骨外移术、下鼻甲部分切除术等。黏膜下切除并下鼻甲骨外移术降低鼻阻力最有效，此术式可最大程度地维持鼻腔结构固有生理功能。借助鼻内镜可在直视下进行下鼻甲全程处理，避免传统手术下鼻甲后端无法显露的缺点；采用电动切割吸引器行下鼻甲黏膜下切除时只切除黏膜下海绵体组织、保留下鼻甲表面黏膜，从而保护下鼻甲黏膜功能，手术更精细、微创。对下鼻甲骨增生明显者可在鼻内镜直视下矢状切开下鼻甲前 1/3 部黏膜，分离下鼻甲黏膜与下鼻甲骨后咬除增生的下鼻甲骨，再将下鼻甲黏膜对合缝合。无论采取何种方式，其目的均为减小下鼻甲容积、改善鼻腔通气、达到缓解鼻塞效果，因此合称为下鼻甲减容术。

3. 经鼻内镜鼻腔止血术　传统鼻腔止血方法以前、后鼻孔填塞为主，对于鼻腔前部出血可用烧灼或冷冻方法。鼻内镜下鼻腔止血方法如下。①寻找出血部位：对活动性鼻出血者使用含丁卡因 - 肾上腺素棉片收缩与表面麻醉鼻腔黏膜并控制出血，清除鼻腔积血，在鼻内镜下对鼻中隔利特尔区、下鼻道后部、鼻中隔后下部、蝶窦前壁、鼻顶部等鼻出血易发部位进行观察，定位出血点。②辅助止血：鼻内镜下可采用高频单/双极电凝、等离子射频、激光等设备电凝或烧灼出血部位，达到止血目的。③微填塞：对出血部位明显或已采用辅助方法止血仍有少量渗血者可用明胶海绵、膨胀海绵等止血材料进行局部微填塞，止血效果明确，又可维持鼻腔通气，患者痛苦少。

鼻内镜鼻腔止血术的优势为：①鼻内镜直视检查鼻腔可精确定位出血部位，尤其是鼻腔后部出血点；②鼻内镜下借助射频、激光等技术对出血处进行止血或微填塞可达到精准止血效果，同时避免了前、后鼻孔填塞造成的鼻腔黏膜大面积损伤和患者生活质量下降。

（二）鼻内镜鼻窦手术

鼻内镜鼻窦手术基本术式包括 Messerklinger 术式和 Wigand 术式，视病变部位和范围不同可采取不同术式。

1. Messerklinger 术式　又称从前向后法，由奥地利的 Messerklinger 首先提出。基本步骤：切除钩突、开放筛泡，依次开放上颌窦、额窦、后组筛窦和蝶窦。实际操作中可根据病变范围对手术顺序做适当调整。在开放上颌窦和额窦时可使用 30° 和 70° 鼻内镜，筛窦和蝶窦可在 0° 镜下操作。

2. Wigand 术式　又称从后向前法，主要步骤：首先切除中鼻甲的中、后部，暴露蝶筛隐窝，找到蝶窦口定位蝶窦前壁，开放蝶窦，再以蝶窦顶壁作为颅底标志，向前依次开放筛窦、额窦和上颌窦。适用于后组鼻窦病变，由于手术以直接暴露蝶窦前壁为起始，对鼻腔前部解剖标志的完整性要求较低，故适用于修正性鼻内镜手术、解剖结构不清或仅需开放蝶窦的孤立性蝶窦病变。

五、鼻内镜手术并发症

随着鼻内镜手术视野的拓展与手术适应证的扩大，手术风险与并发症并未较传统手术降低。按解剖部位将并发症分为：眶及眶周并发症、颅内并发症、鼻内并发症等，并发症的发生与多种因素相关。

（一）相关因素

1. 主观因素 术者对手术适应证、术式的选择与掌握、术者手术技术和术中对疑难问题的处理能力、术者是否掌握术后综合治疗方法等与并发症的发生直接相关。

2. 客观因素 与病变性质及外部环境有关。

（1）**鼻窦解剖变异** 先天性鼻窦发育不良、窦腔过度气化、解剖变异、多次手术史造成鼻腔-鼻窦解剖标志不清、鼻窦骨质增生、肿瘤等导致眶或颅底骨质吸收性破坏等。

（2）**术中出血** 术中出血视野不清、盲目操作易造成副损伤。

（3）**麻醉方式** 一般来说局部麻醉较全身麻醉手术并发症发生率低，这可能与病变程度有一定的关系，因为病变程度轻、局限性手术才选择局麻；而对于有基础疾病史、手术范围大的病例，全身麻醉可避免因全身疾病和紧张带来的潜在危险。因此，麻醉方式与并发症的发生需综合评判。

（二）分类

1. 眶及眶周并发症 包括鼻泪管阻塞、眼球运动障碍、复视、视力障碍、眶内出血、眶周气肿、眶内炎性假瘤等。术中扩大上颌窦自然口时若过度向前咬除上颌窦口前壁可损伤泪道或泪囊，导致术后出现溢泪等症状，若经保守治疗症状无改善可择期行经鼻内镜鼻腔泪囊吻合术；术中损伤纸样板后，血液进入眶内可引起眶周瘀血；若纸样板损伤小，患者术后用力擤鼻可出现眶周气肿，少量眶周气肿可自行吸收，但无论眶周瘀血或眶周气肿均提示纸样板损伤，应尽早撤除鼻腔内填塞物，并加强预防感染治疗；术中损伤筛前动脉时，筛前动脉断端常回缩至眶内导致眶内出血、血肿，应立即采取止血措施，并请眼科医师协助处理；术后出现炎性假瘤的患者，术中多有眶纸板损伤，激素治疗有效；眼球运动障碍与复视多与眼内肌损伤有关，最常见的是内直肌损伤，部分可能为眶内血肿压迫导致眼肌或支配眼肌的神经损伤，神经损伤可在 6~12 个月内恢复，眼肌直接损伤则须手术矫正；视力障碍可出现于术中或术后，可以是一过性或永久性，主要原因有视神经直接或间接损伤以及中央眼动脉痉挛，视神经直接损伤多为永久性视力障碍，视神经间接损伤和中央眼动脉痉挛者多为一过性视力障碍。

2. 颅内并发症 包括颅内血肿、颅内感染、颅内积气、脑脊液鼻漏、脑膜脑膨出、脑实质损伤、颈动脉破裂及海绵窦颈动脉瘘等。颅内血肿、颈动脉破裂及海绵窦颈动脉瘘多为血管损伤所致，可采取介入治疗进行修补止血；脑脊液鼻漏、脑膜脑膨出、脑实质损伤等，需经鼻修补破损的硬脑膜，并积极预防感染；颅内积气常并发严重颅内感染，应积极抗感染治疗。

3. 鼻内并发症 包括术腔粘连闭塞、窦口闭锁、鼻中隔穿孔等。术腔粘连最常见于中鼻甲与鼻腔外侧壁或鼻中隔与鼻腔外侧壁间，粘连最多见为术后 2~8 周，主要原因为病变范围广、术中损伤重、手术创面大、中鼻甲漂移、前端与鼻腔外侧壁贴近等；窦口闭锁，术中窦口周围黏膜损伤过重、窦口开放不全及病变清除不彻底等相关；鼻中隔穿孔，多见于鼻窦手术同期行鼻中隔矫正且鼻中隔黏膜有损伤时，部分患者见于鼻内镜手术后填塞压迫过多、过紧、手术过于粗暴损伤而致，常于术后出现鼻中隔黏膜变黑，逐渐结痂、溃烂。

4. 其他 哮喘患者可能会因手术或麻醉插管等刺激而出现哮喘发作；麻醉导致心律失常，严重者可出现心搏骤停；恶性高热、中毒性休克、甲状腺危象等。

（三）预防

并发症的预防贯穿整个围手术期：术者对鼻窦解剖尤其是高危区域解剖的掌握极为重要，前筛区域的筛前动脉、筛板、眶纸板、后筛和蝶窦外侧壁毗邻的视神经管和颈内动脉均为眶损伤、颅底损伤、视神经损伤和大出血等严重并发症的危险区域，术前应仔细阅读鼻窦影像学，充分了解病变性质、范围和解剖学特征；术中对高危区域仔细操作、避免损伤，及时发现并正确处理；术后综合治疗和严格随访对预防并发症的发生有重要意义。此外，需要采取综合措施控制术中出血，尽可能减少术中出血。

目标检测

答案解析

一、选择题

1. 患者，男，42 岁，左眼视力逐渐下降 8 个月，眼科检查未见明显异常。鼻窦 CT：左侧蝶窦密度增高影，蝶窦外侧骨壁部分缺如。最合适的治疗是（　　）

　　A. 行鼻侧切开蝶窦手术

　　B. 蝶窦穿刺细胞学检查

　　C. 立即行鼻内镜手术

　　D. 继续抗感染治疗

　　E. 先行全脑血管造影或减影，然后行鼻内镜下蝶窦探查术

2. 功能性鼻窦内镜手术的手术原则是（　　）

　　A. 切除有病变的中鼻甲

　　B. 通过小范围或局限性手术解除广泛鼻窦病变，尽量在清除病灶基础上保留鼻腔功能

　　C. 广泛的鼻窦黏膜病变切除

　　D. 行上颌窦手术时常规行下鼻道开窗

　　E. 彻底切除患窦黏膜并建立鼻窦与鼻腔间长期稳定的通气和引流

3. 鼻息肉术前影像学检查首选的是（　　）

　　A. CT　　　　　　　B. X 线平片　　　　　C. PET　　　　　　D. ECT　　　　　　E. B 超

4. 鼻咽纤维血管瘤侵入翼腭窝者手术治疗可采用（　　）

　　A. 硬腭进路　　　　　　　　　　B. 鼻侧切开进路

　　C. 颅颌联合进路　　　　　　　　D. 硬腭进路加颊侧切口

　　E. 颈侧进路

5. 青年男性患者，鼻塞、鼻腔反复大量出血，CT 提示鼻咽后壁局限性软组织肿块，迅速显著强化，首先应考虑（　　）

　　A. 淋巴瘤　　　　　　　　　　　B. 鼻咽癌

　　C. 恶性肉芽肿　　　　　　　　　D. 脊索瘤

　　E. 鼻咽纤维血管瘤

6. 准确无害进行脑脊液瘘孔定位的方法为（　　）

　　A. 鼻内镜法　　　　　　　　　　B. 根据临床表现判断

　　C. 粉剂冲刷法　　　　　　　　　D. 影像学方法

　　E. 椎管内注药法

7. 脑脊液鼻漏最后确诊依靠葡萄糖定量分析，即脑脊液含葡萄糖量在（　　）以上

　　A. 10mg/dl　　　　B. 15mg/dl　　　　C. 20mg/dl　　　　D. 30mg/dl　　　　E. 45mg/dl

二、简答题

1. 试述鼻内镜手术的并发症。

2. 简述柯陆氏手术的适应证。

3. 简述鼻侧切开术的适应证。

（吕　威　奥登苏日塔）

书网融合……

本章小结

题库

第三篇 咽科学

第二十一章 咽部应用解剖及生理

PPT

📖 学习目标

1. **掌握** 咽部淋巴系统及扁桃体血液供应。
2. **熟悉** 咽部解剖划分及重要结构，咽部淋巴组织。
3. **了解** 咽壁构造，咽部生理功能。
4. 学会咽部的解剖知识学习方法，具备运用多媒体建立解剖空间感的能力。

第一节 咽部应用解剖

咽（pharynx）是呼吸道和消化道的共同通道，上起颅底、下至环状软骨下缘平面（约平第 6 颈椎），呈上宽下窄、前后扁平的漏斗状，成人全长约 12cm。前通鼻腔、口腔、喉腔，后邻椎前筋膜，两侧与颈部大血管、颅神经相邻（图 21-1）。

一、分部

（一）鼻咽

鼻咽（nasopharynx）又名上咽（epipharynx），位于颅底与软腭平面之间（图 21-2）。分为前壁、后壁、顶壁、底壁和两个侧壁。前壁经鼻后孔连通鼻腔；顶壁由蝶骨体和枕骨基底部组成；后壁平 C1、C2，呈穹隆状，与顶壁无明显分界，合称顶后壁，黏膜下有丰富的淋巴组织聚集，呈橘瓣状，称腺样体（adenoid），又名咽扁桃体（pharyngeal tonsil）；侧壁左右对称，有咽鼓管咽口和咽隐窝，咽鼓管咽口位于下鼻甲后端后方 1.0~1.5cm 处，咽口周围有散在淋巴组织，为咽鼓管扁桃体（tubal tonsil）；咽口上方的隆起部分称咽鼓管圆枕（torus

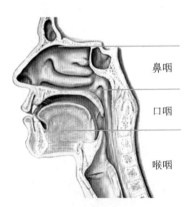

图 21-1 咽分部

tubalis），咽隐窝是咽鼓管圆枕后方与咽后壁之间形成的凹陷，其上方与颅底破裂孔相邻，为鼻咽癌的好发部位；底壁有软腭背面和后缘及咽后壁组成的"鼻咽峡"，下通口咽，吞咽时软腭上提封闭鼻咽峡，鼻咽与口咽暂时隔开，防止口腔内容物向鼻咽逆流。

（二）口咽

口咽（oropharynx）又名中咽（mesopharynx），即日常所说的咽部，位于软腭平面和会厌上缘平面之间，平 C2、C3，黏膜下有散在淋巴滤泡。前面借咽峡通口腔，咽峡（faux）由悬雍垂、软腭游离缘、舌背、双侧舌腭弓和咽腭弓组成。舌腭弓及咽腭弓之间有扁桃体窝，其内有（腭）扁桃体（tonsilla palatina）。两侧咽腭弓后有纵行条索状淋巴组织，称咽侧索。

口腔顶部称腭，由前 2/3 硬腭及其后 1/3 软腭组成。口腔底部为舌和口底部。舌背后端有盲孔，为胚胎甲状舌管咽端遗迹。舌下面正中有移行至口底的舌系带（lingual frenulum），两侧有颌下腺开口。舌后 1/3 为舌根，此处淋巴组织即舌扁桃体（tonsillalingualis）。

（三）喉咽

喉咽（laryngopharynx）又名下咽（hypopharynx），位于会厌上缘平面和甲状软骨下缘平面之间，平 C3～C6，下接食管（图 21－3）。喉咽向前借喉口通喉腔，由会厌、杓状会厌襞和杓状软骨围成。会厌与舌根之间有纵行黏膜皱襞相连，称舌会厌正中襞（median glossoepiglottic fold），两侧有凹陷的会厌谷（vallecular epiglottica），异物易嵌顿于此，会厌谷向外是舌会厌外侧襞（lateral glossoepiglottic fold）。喉口下外侧有两个较深的隐窝，名为梨状窝（pyriformsinus），有喉上神经内支经此窝入喉并分布于黏膜下。两侧梨状窝之间与环状软骨板后方之间的间隙称为环后区，下方即为食管入口，此处有环咽肌环绕。

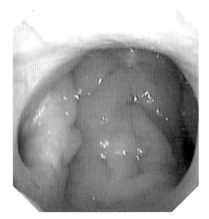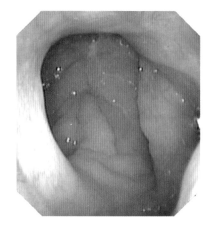

图 21－2　正常鼻咽部

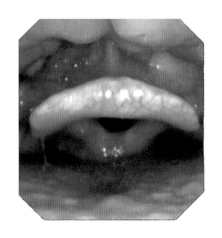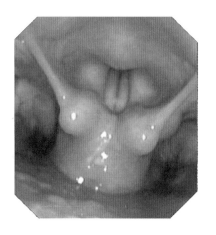

图 21－3　正常喉咽部

二、咽壁构造

（一）咽壁分层

咽壁从内至外分为4层：黏膜层、纤维层、肌层和外膜层。其特点是纤维层与黏膜层附着紧密，无明显黏膜下组织层。

1. 黏膜层 咽黏膜与咽鼓管、鼻腔、口腔和喉黏膜相延续。鼻咽部黏膜主要为假复层纤毛柱状上皮，内有杯状细胞，固有层中含混合腺；口咽和喉咽黏膜均为复层扁平上皮，除含有丰富的黏液腺和浆液腺外，还有大量淋巴组织聚集，与咽部其他淋巴组织共同构成咽淋巴环。

2. 纤维层 又称腱膜层，主要由颅咽筋膜构成，上端较厚接续颅底，下部逐渐变薄，两边纤维组织在后壁正中线上形成咽缝，为咽缩肌附着处。

3. 肌层 按其功能不同可分为3组，包括3对横行的咽缩肌，3对纵行的咽提肌和5组腭帆肌。咽缩肌组包括咽上缩肌、咽中缩肌、咽下缩肌；咽提肌组包括茎突咽肌、咽腭肌和咽鼓管咽肌；腭帆肌组包括腭帆提肌、腭帆张肌、腭舌肌、腭咽肌、悬雍垂肌。

4. 外膜层 又称筋膜层，覆盖于咽缩肌之外，由咽肌层周围结缔组织组成，上薄下厚，为颊咽筋膜的延续。

（二）筋膜间隙

咽筋膜与邻近组织间存在疏松组织间隙，其中咽后间隙和咽旁间隙较为重要。这些间隙的存在有利于吞咽活动和颈部运动，这些间隙既可局限病变范围，又可为病变扩散提供途径（图21-4）。

1. 咽后间隙（retropharyngeal space） 位于椎前筋膜和颊咽筋膜之间，上起颅底，下至上纵隔，相当于T1、T2平面，正中由咽缝分为互不相通的左右两侧。间隙内为疏松结缔组织和淋巴组织，随着年龄增长，淋巴结逐渐萎缩。鼻咽、口咽等处淋巴引流于此。

2. 咽旁间隙（parapharygeal space） 位于咽后间隙两侧，左右各一，形如椎体。上至颅底为锥底，下达舌骨为锥尖，内侧借颊咽筋膜及咽缩肌邻扁桃体，外邻下颌骨升支、腮腺深面及翼内肌，后为颈椎前筋膜。以茎突为界又分为前隙和后隙：前隙较小，有颈外动脉及静脉丛通过；后隙较大，有颈内动脉、颈内静脉、舌咽神经、迷走神经、舌下神经、副神经、交感神经干走行，颈深淋巴结上群亦位于此。

咽旁间隙向前下连通下颌下隙；向后内连通咽后间隙；向外连通咬肌间隙。

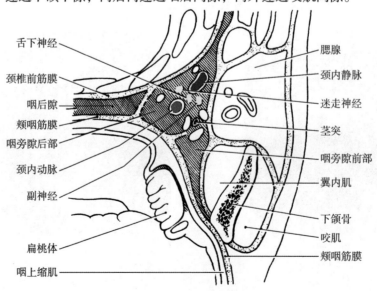

图21-4 咽的筋膜间隙

三、咽淋巴环

咽黏膜下淋巴组织丰富，较大的淋巴组织呈环状，排列成咽淋巴环（Waldeyer 淋巴环），分为内环和外环。内环主要由腺样体、咽鼓管扁桃体、腭扁桃体、咽侧索、咽后壁淋巴滤泡和舌扁桃体组成；外环主要由咽喉淋巴结、下颌下淋巴结、颏下淋巴结组成。

咽部淋巴均汇入颈深淋巴结：鼻咽部淋巴→咽喉淋巴结→颈上深淋巴结；口咽部淋巴→下颌下淋巴结；喉咽部淋巴→（穿甲状舌骨膜）颈内静脉附近淋巴结。

（一）腺样体

腺样体又名咽扁桃体（pharyngeal tosil），位于鼻咽顶、后壁移行处，似半个剥皮橘子，有 5~6 条纵沟，居中最深者为中央隐窝，其下端有时可见胚胎期残余的凹陷，称咽囊。腺样体出生后即存在，6~7 岁时最显著，10 岁后多逐渐萎缩。

（二）腭扁桃体

腭扁桃体常称扁桃体，位于口咽两侧腭舌弓与腭咽弓围成的三角形扁桃体隐窝内，是咽淋巴组织中最大者。6~7 岁时淋巴组织增生，可有生理性肥大，中年后自然萎缩。

1. 结构 扁桃体呈扁卵圆形，为淋巴上皮器官，分为内侧面（游离面）、外侧面（深面）和上下两极。除内侧面外，其他部位均有结缔组织形成的被膜包裹。内侧面覆盖有鳞状上皮黏膜，向扁桃体实质内凹陷形成 6~20 个深浅不一的盲管，称扁桃体隐窝。外侧面与咽腱膜及咽上缩肌相邻，咽腱膜与被膜间有疏松结缔组织形成的潜在间隙，称扁桃体周围间隙。扁桃体上极、下极均有黏膜皱襞相连，上端位于舌腭弓和咽腭弓相交处，称半月襞；下端由舌腭弓向下延伸包绕扁桃体前下部，称三角襞。

扁桃体由淋巴组织构成，内含结缔组织网和淋巴滤泡间组织。包绕扁桃体的结缔组织伸入扁桃体实质内形成小梁（支架），小梁间有众多淋巴滤泡，内有生发中心。滤泡间组织为发育期的淋巴细胞。

2. 血管 扁桃体血液供应十分丰富，5 支动脉均来自颈外动脉分支：腭降动脉、腭升动脉、面动脉扁桃体支和咽升动脉扁桃体支供应扁桃体及舌腭弓、咽腭弓；舌背动脉供应扁桃体下端；面动脉扁桃体支分布于扁桃体实质，为主要供血动脉。扁桃体静脉血先流入扁桃体周围静脉丛，后经咽静脉丛及舌静脉汇入颈内静脉。

3. 神经 扁桃体由咽丛、三叉神经上颌支及舌咽神经的分支共同支配。

（三）舌扁桃体

舌扁桃体位于舌根部，呈颗粒状，大小因人而异，含丰富黏液腺，有短而细的隐窝，隐窝及周围淋巴组织形成淋巴滤泡，构成舌扁桃体。

（四）咽鼓管扁桃体

咽鼓管扁桃体位于咽鼓管咽口后缘，炎症时可堵塞咽鼓管咽口导致听力减退或中耳感染。

（五）咽侧索

咽侧索位于两侧腭咽弓后方，呈垂直带状的淋巴组织，自口咽上延至鼻咽，与咽隐窝淋巴组织相连。

第二节 咽部生理

咽为呼吸与消化的共同通道，具有以下生理功能。

一、呼吸功能

咽是呼吸时气流出入的重要通道，咽黏膜及黏膜下丰富的腺体对吸入的空气有调节温度、湿度和清洁作用，但弱于鼻腔的相似功能。

二、言语功能

咽腔为共鸣腔之一，发声时咽腔和口腔通过改变形状产生共鸣、协调产生声音，使声音清晰、悦耳，并由软腭、口、舌、唇、齿等协调作用构成各种语言。正常咽部结构及其发声时的相应形状改变对言语形成和语音清晰度有重要作用。

三、吞咽功能

吞咽过程可分为三期：口腔期、咽腔期和食管期。吞咽动作由多组咽肌协调完成，一经发生不能停止。

四、防御保护功能

咽反射：吞咽时通过吞咽反射可封闭鼻腔和喉腔，防止食物反流入鼻腔或吸入气管；接触异物或有害物质时可通过恶心、呕吐将其排出；来自呼吸道的正常或病理性分泌物均可经咽反射排出，或咽下后由胃酸杀灭其中的微生物。

五、调节中耳气压功能

咽鼓管连通咽部和中耳，咽鼓管咽口的开放使中耳气压与外界大气压平衡。随着吞咽动作的进行，咽鼓管咽口不断地开放，使中耳气压维持稳定，这是保持正常听力的重要条件之一。

六、扁桃体的免疫功能

扁桃体生发中心含各种吞噬细胞，同时可以制造包括 T 细胞、B 细胞、吞噬细胞及免疫球蛋白等具有天然免疫力的细胞和抗体，可清除、消灭来自血液、淋巴或其他组织的有害物质。

出生时扁桃体尚无生发中心，随着年龄增长，免疫功能逐渐活跃，特别是 3~5 岁时，因接触外界变应原的机会较多，扁桃体显著增大，此时的扁桃体肥大属生理性。青春期后，扁桃体的免疫活动趋于减退，扁桃体组织本身也逐渐缩小。

⊕ **知识链接**

咽部解剖结构与生理功能保证顺利完成吞咽动作

吞咽是指食物经咀嚼后形成的食团或饮品由口腔经咽和食管入胃的整个过程。涉及的肌肉有口咽、喉部、食管肌等共 25 对，参与的神经包括 6 对脑神经及 2 对颈神经，调控中枢为大脑皮层及脑干。每人、每天吞咽次数为 200~1500 次，有些是进食需求自我控制的，有些是无意识进行的。食物被送入口腔，咀嚼后形成食团，经舌头推送进入咽部，咽部通过气道保护机制到达食管。其中有四道关卡依次开放：①软腭上抬、封闭鼻腔；②舌根往后推送；③上咽腔收缩、从下咽腔走；④会厌翻转、舌骨喉复合体上移、环咽肌开放，从上到下梯度进行。

目标检测

答案解析

一、选择题

1. 下列有关咽的解剖说法，错误的是（　　）
   A. 咽为肌性管道
   B. 咽是呼吸道与消化道的共同通道
   C. 咽的下端与食管相连
   D. 咽前壁与鼻腔、口腔、喉腔相通
   E. 咽侧索在鼻咽部

2. 咽峡是指（　　）
   A. 鼻咽部
   B. 口咽部
   C. 喉咽部
   D. 鼻咽与口咽交界处
   E. 以上都不正确

3. 咽淋巴内环组织不包括（　　）
   A. 咽扁桃体
   B. 咽鼓管扁桃体
   C. 舌扁桃体
   D. 颌下淋巴结
   E. 咽侧索

4. 下列关于咽隐窝的描述，错误的是（　　）
   A. 位于鼻咽侧壁
   B. 位于咽鼓管圆枕后上方
   C. 是鼻咽癌的好发部位
   D. 是鼻咽纤维血管瘤的好发部位
   E. 咽隐窝上方为颅底破裂孔

5. 咽淋巴组织中最大者为（　　）
   A. 咽鼓管咽口
   B. 鼻咽顶前壁及咽隐窝
   C. 腭扁桃体
   D. 破裂孔
   E. 会厌谷

二、简答题

1. 简述鼻咽侧壁的结构及其意义。
2. 简述咽淋巴环的构成。

（秦江波　陈志飞）

书网融合……

本章小结

微课

题库

第二十二章　咽部检查

📖 学习目标

1. **掌握**　口咽部检查法。
2. **熟悉**　颈部视触诊方法。
3. **了解**　间接鼻咽镜检查法，下咽部检查法，咽腔纤维镜检查法。
4. 学会咽部查体的操作，具备识别咽部异常体征的能力。

一、一般视诊

一些咽部疾病具有特征性面容与表情，通过认真细致的视诊容易发现疾病线索。视诊时要求患者摆正头位，处于松弛状态，利于观察。

1. 面部表情痛苦，常用手托住患侧脸部，头部倾向患侧，张口流涎，语音含糊不清似口中含物，多为扁桃体周围脓肿。

2. 患儿重病面容，头偏向一侧，哭声含糊不清，烦躁，拒食或吸奶时吐奶或奶汁反流入鼻腔，应考虑咽后脓肿。

3. 儿童张口呼吸，缺乏表情，腭骨高拱，上切牙突出，牙列不齐，上颌骨变长，闭塞性鼻音，应考虑腺样体肥大。

4. 面色苍白，消瘦、虚弱，有恶臭，呈恶病质，应考虑恶性肿瘤。

5. 面色苍白而发青，一般情况衰弱，双侧下颌或颈部淋巴结肿大，声音嘶哑甚至伴有吸气性呼吸困难的儿童应怀疑咽喉白喉。目前较少见。

6. 口角有瘢痕，切牙呈锯齿状或有间质性角膜炎者多为先天性梅毒。

二、口咽部法

(一) 视诊

检查者应按顺序检查口腔及口咽部：先观察牙齿及咬合是否正常，牙龈、硬腭、舌及口底有无出血、溃疡及肿块；然后使用压舌板轻压患者舌前 2/3 处使舌背低下（图 22-1），观察咽部形态变化和黏膜色泽，注意有无充血、肿胀、隆起、黏膜干燥、萎缩、脓痂、溃疡、假膜或异物等病变，主要观察以下部位。

1. 软腭（soft palate）　观察有无软腭瘫痪，可嘱患者发"啊"声，一侧软腭瘫痪者健侧向上运动正常，患侧不能运动或下垂。另外，应观察软腭有无充血、溃疡、缺损、膨隆及新生物等。

2. 悬雍垂（uvula）　观察悬雍垂是否居中，有无水肿、充血、过长等。扁桃体周围脓肿患者悬雍垂常被推向健侧；悬雍垂水肿、充血多为急性咽炎；悬雍垂过长可见于鼾症患者。

3. 腭扁桃体（palatine tonsil）　观察腭舌弓及腭咽弓有无充血、其间有无瘢痕和粘连、扁桃体是否肿大或萎缩、隐窝口处有无脓液或豆渣样物栓塞、有无角化物或新生物等。若有溃疡经久不愈应考虑恶性肿瘤可能，必要时活检确认。对隐藏在腭舌弓后的扁桃体，可将压舌板深压舌根部使其恶心，趁扁桃体被挤出扁桃体窝时进行查看。

4. 咽后壁（posterior wall of pharynx）　　正常咽后壁黏膜呈淡红色、湿润，有散在的小淋巴滤泡。若见多个较大淋巴滤泡或较多淋巴滤泡融合成片状、紫红色，常为慢性咽炎；若一侧咽后壁充血肿胀、隆起，应考虑咽后脓肿或咽后间隙肿瘤的可能；若黏膜表面干燥、菲薄，多为干燥性咽炎的表现；咽后壁黏膜上有较多脓液或黏液，多为鼻腔或鼻窦处流下所致；过敏性咽炎或咽异物感患者咽部检查可以无特异性发现。

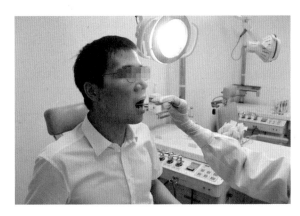

图 22-1　口咽部视诊

（二）触诊

口咽部触诊是临床上常用的检查方法，尤其咽部肿块触诊较视诊更有价值，通过触诊可了解肿块范围、大小、硬度、活动度。方法：受检者端坐，检查者位于受检者对面，右手带手套或指套，嘱患者张口并用左手固定下颌骨，拇指紧压患者颊部使患者不能闭口，右手示指沿患者右侧口角伸入咽部。对扁桃体窝、舌根及咽侧壁的触诊有助于肿瘤的诊断；茎突过长症患者咽部触诊常触及扁桃体窝内条索或凸起、有压痛。

三、鼻咽部法

（一）间接鼻咽镜

嘱患者正坐，头微前倾，经鼻轻轻呼吸。利用左手持压舌板轻压舌前 2/3，右手持加温而不烫的间接鼻咽镜，镜面向上，由左侧口角送入，置于软腭与咽后壁之间（图 22-2）。应避免接触咽后壁或舌根以免引起恶心而影响检查。检查时应通过转动镜面按顺序观察软腭背面、鼻中隔后缘、后鼻孔、下鼻甲后端、咽鼓管咽口、圆枕、咽隐窝、鼻咽顶部及腺样体等结构，观察有无黏膜充血、粗糙、出血、溃疡、新生物等。咽隐窝是鼻咽癌的好发部位，检查时应注意两侧对比，咽隐窝饱满、溃疡或新生物常是鼻咽癌的早期特征之一。

咽反射敏感导致检查不能合作者，可先行丁卡因表面麻醉，待数分钟后再检查。如仍不成功可使用软腭拉钩拉开软腭或用细导尿管插入前鼻孔（两侧或一侧均可），其前端经口腔拉出，后端留于前鼻孔之外，将两端系紧、固定，则软腭被拉向前、可显露鼻咽，并可进行活检。由于纤维鼻咽喉镜的广泛应用，需要麻醉并牵拉软腭的机会越来越少，但这种暴露方法在腺样体切除术中依然有广泛应用。

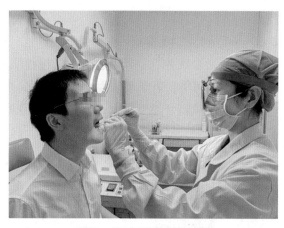

图 22 - 2　间接鼻咽镜检查

（二）触诊

受检者正坐，头稍前倾，如为儿童应由助手（一般为其父母）抱好固定。检查者位于患者右后方，左手紧压患者颊部，使患者难以闭口以防止咬伤检查者手指。右手示指经口腔伸入鼻咽触诊鼻中隔后缘、后鼻孔、下鼻甲后端及鼻咽后壁，注意后鼻孔有无闭锁、腺样体大小、有无肿块、大小硬度如何以及病变与周围结构关系。撤出手指时注意指端有无脓液或血迹。此项检查对受检者有一定痛苦，事先应向患者或其家长解释清楚，操作时宜轻柔、迅速而准确。由于纤维鼻咽镜的广泛应用，这种检查方法的应用机会已很少。

四、下咽部法

间接喉镜检查法（图 22 - 3）：间接喉镜为检查下咽部最常用的工具，将间接喉镜置于口咽部，观察镜中下咽的影像。方法：受检者正坐，上身稍前倾，头稍上仰、张口、伸舌。检查者先调整额镜对光，使焦点光线能照射到悬雍垂；然后用纱布包裹舌前部 1/3，以左手拇指在上、中指在下捏住舌前部，把舌拉向前下方，注意避免下切牙损伤舌系带；示指推开上唇、抵住上列牙齿以求固定和暴露；右手执笔姿势持间接喉镜，稍稍加热镜面，不使起雾，但切勿过烫，检查前应先在左手背试温后再放入咽部，以免烫伤黏膜；将喉镜伸入咽内，镜面朝向前下方，镜背紧贴悬雍垂前面，将软腭推向上方，避免接触咽后壁以免引起恶心；检查者可根据需要略微转动、调整镜面角度和位置以求对下咽部做完整的检查。首先检查舌根、舌扁桃体、会厌谷、下咽后壁、下咽侧壁、会厌舌面及游离缘、梨状窝等处。检查时应注意下咽部的黏膜色泽和有无充血、水肿、增厚、溃疡、瘢痕、新生物或异物等。

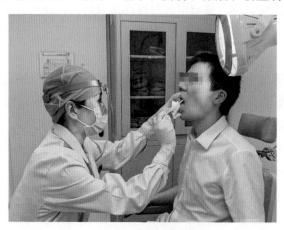

图 22 - 3　间接喉镜检查

五、颈部法

由于咽部与颈部关系密切，颈部淋巴结肿大常提示某些咽部疾病的存在，故应仔细检查颈部。

⊕ **知识链接**

间接喉镜的发明

间接喉镜的发明历史悠久。英国医生 Benjamin Guy Babington（1794—1866）在 1829 年描述了喉镜（当时称为"声门镜"），该工具包括压舌器和利用阳光照明的镜子。患者背对太阳取坐位，检查者左手持镜，将光线反射到被检查咽喉部。这是首个通过压迫咽部组织和会厌来观察喉入口的设备。西班牙音乐家 Manuel García 于 1881 年在伦敦举行的国际会议上描述了吸气和发声期间的声带活动情况。1857 年，维也纳医生 Ludwig Turck 尝试将喉镜应用于临床中，但由于阳光强度不够，该尝试失败。1857 年 11 月，匈牙利教授 Johann Nepomuk Czermak 完善了喉镜检查系统，换成更亮的人造光源，并且能够通过凹面眼科检查镜进行聚焦照明。至此，间接喉镜的形态基本呈现。

六、咽腔纤维镜法

纤维内镜（fiberscope）具有细、软、可弯曲的特点，适合检查鼻咽喉部不规则腔隙的各个角度，并可与显示器和打印机相连，可以演示和保存资料，为目前鼻咽部常用的检查方法。检查前先清理鼻腔内分泌物，以 1% 丁卡因行鼻腔和鼻咽部黏膜表面麻醉。患者取坐位或平卧位。将纤维内镜接于冷光源上，检查者左手握镜体的操纵体，右手将镜体远端经前鼻孔送入鼻腔底部，缓缓送入鼻咽部。拨动操纵杆以使镜体远端弯曲，观察鼻咽各壁，对可疑的病变部位可利用活检钳取活检，进行病理组织学检查。

七、影像检查法

由于 CT 和 MRI 具有显示咽部病变的巨大优势，除鼻咽侧位 X 线片用来显示鼻咽部软组织阴影外，其他咽部 X 线平片的使用机会越来越少。

（一）CT 扫描

1. 鼻咽部　常用轴位扫描，冠状位亦可用于观察鼻咽顶壁及侧壁的情况。CT 可确定鼻咽癌扩展范围：鼻咽癌表现为鼻咽侧壁切迹变平、变形，软组织影不规则增厚（图 22-4）；侵犯鼻腔、鼻窦时可见鼻腔、鼻窦软组织肿块或窦腔密度增高；侵犯翼腭窝时可见翼前、翼后及上颌窦后脂肪垫消失，翼腭窝出现软组织肿块，翼板破坏、消失；累及颅底可见中颅底不同范围的骨质破坏。CT 能准确地显示鼻咽纤维血管瘤形态、生长方式及颅底骨质改变，增强扫描时肿块可有明显强化，容易发现瘤体并明确肿瘤侵犯范围，肿瘤较大时可侵及鼻腔、鼻窦及翼腭窝等处。

2. 咽旁间隙　CT 平扫显示肿瘤密度与肌肉相仿或略高于肌肉，增强后有轻度强化。由于咽旁间隙肿瘤种类繁多，因此在定性诊断方面有一定难度，某些肿瘤具有特征影像：畸胎瘤、软骨类肿瘤、脊索瘤可见钙化；脊索瘤伴有枕骨斜坡骨质破坏；神经源性肿瘤呈椭圆形，边界清楚，呈不均匀强化；副神经节瘤血运丰富，不均匀强化明显（图 22-5）。

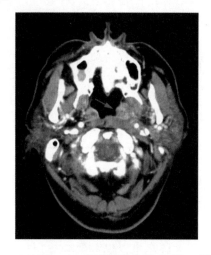 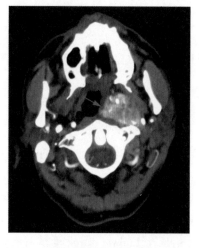 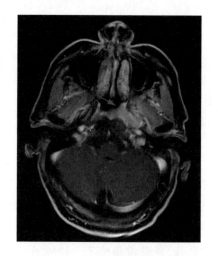

图 22 - 4　鼻咽癌轴位增强 CT　　图 22 - 5　咽旁间隙副神经节瘤轴位增强 CT，　　图 22 - 6　鼻咽癌轴位 MRI
可见左侧鼻咽侧壁软组织较对侧增厚，　　　　　　强化明显　　　　　　　　压脂序列显示左侧咽隐窝变浅
不均匀强化（箭头）

（二）MRI

1. 鼻咽部　常用矢状位、轴位和冠状位。矢状位主要用于观察脊柱上颈段、斜坡和颅内基底池；轴位显示咽隐窝、咽后淋巴结、咽旁间隙等（图 22 - 6）；冠状位适于观察病变向颅底上下及海绵窦侵犯情况。

2. 口咽部　冠状位可显示软腭及咽侧壁，轴位可更好地显示软腭、舌根及咽后壁。由于 MRI 优良的软组织对比，可清楚显示肿瘤对各器官的侵犯程度和范围，可与该部位 CT 检查优势互补。

目标检测

答案解析

一、选择题

1. 下列关于咽部检查法的说法，不正确的是（　　）

　　A. 受检者自然张口，压舌板轻压舌前2/3

　　B. 咽反射敏感者，可先黏膜麻醉喉再行间接鼻咽镜检查

　　C. 观察软腭活动时，让患者发"啊"音

　　D. 鼻咽指诊用于腺样体检查

　　E. 纤维鼻咽喉镜只可用于检查，不能用于治疗

2. 下列关于鼻咽检查法的操作，不正确的是（　　）

　　A. 鼻咽镜尽量不触及周围组织，以免引起恶心而妨碍检查

　　B. 咽反射敏感的可口喷1%丁卡因

　　C. 鼻咽触诊主要用于成人

　　D. 检查时要转动镜面角度，依次观察鼻咽各壁

　　E. 鼻咽镜检查可全面观察鼻咽部

3. 下列有关口咽检查的操作，不正确的是（　　）

　　A. 受检者端坐，放松，自然张口

B. 用压舌板轻压舌前 1/3 处，观察口咽黏膜

C. 咽部触诊可以了解咽后及咽旁肿块的性质

D. 咽反射过于明显者，可喷 1% 丁卡因

E. 咽部检查需观察软腭的活动度

4. 在儿童的鼻咽部触诊时，要用左手示指紧压患儿颊部的原因是（　　）

A. 让口张得更大，以便于检查　　　　　B. 帮助固定患儿头部

C. 减轻患儿的咽部反射　　　　　　　　D. 防止被患儿咬伤

E. 保护患儿的口角

5. 观察软腭运动时，应嘱患者（　　）

A. 发"啊"声　　　　　　　　　　　　B. 发"衣"声

C. 张口做吞咽动作　　　　　　　　　　D. 伸舌

E. 用鼻子吸气

（冯国栋　张立芹）

书网融合……

本章小结　　　　　题库

第二十三章　咽部症状学

📖 学习目标

1. **掌握**　咽部常见症状的原因、性质。
2. **熟悉**　吞咽困难的分类。
3. **了解**　咽感觉异常的原因。
4. 学会辨别常见的咽部症状，具备对常见咽部症状进行病因分析的能力。

咽部症状主要有咽痛、咽异常感觉、吞咽困难、声音异常及饮食反流等，多由咽部疾病引起，咽部邻近器官疾病和一些全身性疾病也可引发咽部症状。

一、咽痛

咽痛为咽部疾病中的常见症状。除咽部疾病或咽部邻近器官疾病所致外，也可为全身性疾病伴随症状。咽痛有刺痛、钝痛、烧灼痛、隐痛、跳痛、胀痛等，可为阵发性或持续性。疼痛程度轻重不一，视疾病的性质和患者对疼痛的敏感程度而异，与病情的严重程度并不完全一致。临床上可见两种类型：自发性咽痛和激发性咽痛。前者在咽部无任何动作的平静状态时出现，常局限于咽部某一部位，多由咽部疾病所引起；后者由咽部各种活动如吞咽、进食等刺激所引起。凡咽部黏膜和淋巴组织的急（慢）性炎症、咽部创伤、溃疡、异物、特异性感染（结核、白喉）、恶性肿瘤、茎突过长、颈动脉鞘炎、颈部纤维组织炎、咽肌风湿性病变以及某些全身性疾病（白血病、艾滋病）等，均有不同程度咽痛症状，但剧烈疼痛多见于急性炎症、咽周间隙感染和下咽癌等，疼痛可放射至耳部。

二、咽异常感觉

患者自觉咽部有毛刺、异物、堵塞、贴附、瘙痒、干燥等异常感觉，常因此而用力"吭""喀"或频频吞咽以期清除。空咽涎液时异物感明显，吞咽食物时反而不明显。常见原因如下。

1. 咽部及其周围组织器质性病变　如慢性炎症、工业粉尘和有毒气体吸入、咽角化症、扁桃体肥大、悬雍垂过长、茎突过长或口咽、喉咽部肿瘤等。

2. 功能性因素　常为神经官能症的一种表现，呈间歇性或持续性，多与恐癌、焦虑等精神因素有关，亦可因内分泌功能紊乱引起。

3. 粉尘或其他过敏原导致的咽部黏膜过敏　随着工业化进程加快和空气污染加重，咽部异常感觉的患者呈增加趋势。

三、吞咽困难

吞咽是一系列复杂而协调的反射运动，当支配吞咽运动的神经、肌肉及口腔、咽、喉等处病变时可引起吞咽运动障碍，称为吞咽困难（dysphagia）。其程度视病变性质、部位和程度而异。常见病因如下。

1. 先天性疾病　先天性畸形如后鼻孔闭、腭裂等出生后即有吮奶及吞咽困难。

2. 咽部局部病变或周围病变累及咽部　剧烈咽痛患者往往伴有吞咽困难，其程度随疼痛的轻重而异；咽部或食管狭窄、肿瘤或异物等妨碍食物下行均可导致梗阻性吞咽困难，表现为固体食物难以咽下，流质饮食尚可通过，严重时流质食物或水亦不能咽下；中枢性病变或周围性神经炎所致咽肌麻痹，进而导致吞咽困难，由于咽肌运动主要由舌咽神经和迷走神经支配，凡侵犯两神经的病变均可引起吞咽困难，如Vemet综合征（颈静脉孔综合征）可引起第Ⅸ、Ⅹ、Ⅺ对脑神经同时受累，Tapia综合征（迷走与舌下神经综合征）等；中枢性病变如延髓麻痹，由于延髓及其发出的第Ⅸ、Ⅹ、Ⅺ、Ⅻ对脑神经病损可引起吞咽障碍，伴有呼吸困难及循环障碍。

3. 癔症性疾病　某些精神性因素亦可导致吞咽不适，甚至难以下咽，体格检查时往往难以发现阳性体征。

四、构音异常

咽腔是发声共鸣腔，腭与舌是协助发声的重要器官，与声音的清晰度和音质音色密切相关。如有缺陷和病变时所发声音含混不清或音色改变称为构音异常。咽部结构如唇、齿、舌、腭有缺陷时对某些语音发音困难，导致口齿不清或音色改变；腭裂、软腭麻痹等患者由于发音时鼻咽不能关闭，出现开放性鼻音；腺样体肥大、后鼻孔息肉、肥厚性鼻炎、鼻咽部肿瘤等阻塞鼻咽时则出现闭塞性鼻音；咽腔脓肿或肿瘤等占位性病变导致发音缺乏共鸣，说话时如口内含物、吐字不清，幼儿哭声如鸭鸣。

五、腭咽反流

当饮食不能顺利通过咽部进入食管而反流到口腔、鼻咽和鼻腔时称为饮食反流，又称腭咽反流。咽部手术如治疗睡眠呼吸暂停综合征的悬雍垂腭咽成形术可能导致软腭功能受损，引起腭咽反流，为阻塞性睡眠呼吸暂停低通气综合征（OSAHS）手术治疗的并发症。当存在咽肌麻痹、咽后脓肿、扁桃体周围脓肿、食管病变、喉咽部肿瘤及腭裂畸形等病变时，此症状常伴随吞咽困难出现。

⊕ **知识链接**

构音

发音是指声带振动产生基音，经过咽、腭、舌、牙齿、唇等共鸣器官的调制，从而产生不同的元音和辅音，构成言语的声音，因此也称为构音。影响发音的主要物理特征并造成言语发音发生改变的称为发音障碍或构音障碍。噪音声学分析参数主要包括基频、基频微扰、振幅微扰、标准化噪声能量、谐噪比等。声嘶指喉发音失去了圆润清亮的音质，是气息声和粗糙声的结合，由声带不规则振动和空气超量逸出产生。导致声嘶等噪音障碍的重要病因之一是创伤性发音行为，指双侧声带在发音过程中过度紧张、内收力量过强，从而导致双侧声带相互撞击、摩擦的情况。长期的创伤性发音行为会导致声带黏膜出现各种损伤。创伤性发音行为包括喊叫、尖叫、咳嗽、清嗓等行为。

答案解析

目标检测

1. 吞咽时，食团最大的阻力来源于（　　）

　　A. 中咽缩肌　　　　B. 下咽缩肌　　　　C. 环咽肌　　　　D. 环甲肌　　　　E. 颏舌肌

2. 吞咽困难是指食物摄入和进入到（　　）的过程中发生的障碍

 A. 口腔   B. 咽   C. 喉   D. 食管   E. 胃

3. 以咽部异物感为主诉的患者就诊时，一定要先排除（　　）

 A. 上呼吸道消化道肿瘤   B. 慢性咽炎

 C. 鼻后滴流   D. 反流性咽喉炎

 E. 慢性肥厚性咽炎

4. 下列关于确诊咽异感症的患者的治疗，不恰当的是（　　）

 A. 咽部淋巴滤泡烧灼术   B. 解释病情

 C. 颈部穴位封闭   D. 心理治疗

 E. 中成药治疗

5. 引起单纯咽部感觉功能减退的最常见原因是（　　）

 A. 功能性 B. 脑干肿瘤 C. 卒中 D. 颅内感染 E. 白喉

6. 引起吞咽困难的病因不包括（　　）

 A. 咽部疼痛   B. 神经系统疾病

 C. 梗阻性病变   D. 退行性改变

 E. 环咽肌切开术

7. 下列关于咽的症状，不正确的是（　　）

 A. 咽异常感觉 B. 吞咽困难 C. 咽痛 D. 饮食反流 E. 咳嗽

8. 下列有关咽痛的症状，不正确的是（　　）

 A. 是咽部疾病中最常见的症状之一

 B. 可因咽部邻近器官疾病引起

 C. 可分为自发性咽痛和激发性咽痛

 D. 不会是全身疾病的伴随症状

 E. 咽痛可放射至耳部

9. 中医上指的"梅核气"指的是（　　）

 A. 咽痛   B. 咽异常感觉

 C. 吞咽困难   D. 声音异常

 E. 饮食反流

10. 引起开放性鼻音的疾病是（　　）

 A. 肥厚性鼻炎   B. 鼻咽部肿瘤

 C. 腭裂   D. 腺样体肥大

 E. 后鼻孔息肉

（冯国栋　张立芹）

书网融合……

本章小结   题库

第二十四章　咽　炎

PPT

📑 学习目标

1. **掌握**　咽炎的临床表现及诊断。
2. **熟悉**　咽炎的鉴别诊断。
3. **了解**　咽炎的治疗原则。
4. 学会正确诊断咽炎，具备治疗急性咽炎的能力。

➡️ **案例引导**

　　案例　患者，男，28岁，主诉"反复咽痒、咳嗽1年余"来院就诊。1年多前感冒后出现咽痛、咳嗽，伴低热，当地卫生所给予口服"阿莫西林"等治疗，咽痛、咳嗽、低热消失。2个月后再次出现干咳，伴有咽痒不适，说话多时症状加重，伴咽喉部隐痛。间断口服多种中草药，病情反复，影响到日常生活。所以前来就诊。

　　讨论　根据主诉、现病史初步诊断为何疾病？如何进行必要的专科检查？根据初步诊断，请给出治疗措施。

第一节　急性咽炎

　　急性咽炎（acute pharyngitis）是咽黏膜及黏膜下组织的急性炎症，多累及咽部淋巴组织，常继发于上呼吸道感染后，亦可单独发生，多发于秋冬或冬春之交。

　　（一）病因

　　病因包括病毒、细菌感染及环境因素等。病毒感染以柯萨奇病毒、腺病毒、副流感病毒多见，经飞沫和密切接触传染。细菌感染以链球菌、葡萄球菌、肺炎链球菌多见，以A组乙型链球菌最为严重，可致急性脓毒性咽炎（acute septicpharyngitis）。

　　（二）临床表现

　　起病较急，初起时咽干、灼热，继之咽痛，吞咽时为著，可放射至耳部，全身情况一般较轻，可有头痛、低热、食欲不振及四肢酸痛等。查体可见咽黏膜急性充血，腭弓、悬雍垂水肿，咽后壁淋巴滤泡及咽侧索红肿，颌下淋巴结可有压痛。一般病程在1周左右。

　　（三）诊断及鉴别诊断

　　根据病史、症状及体征，本病诊断不难。应与某些急性传染病（如麻疹、猩红热、流感等）的前驱期相鉴别，对儿童尤为重要。咽部出现假膜坏死者应行血液检查，以排除血液病。

　　（四）并发症

　　急性咽炎可并发会厌水肿、中耳炎、鼻窦炎及呼吸道急性炎症。若病菌及毒素入血可致急性肾炎、风湿热、败血症、急性心肌炎等。

（五）治疗

1. 局部治疗 全身症状较轻时可采用局部治疗，如复方硼砂溶液含漱、碘含片含服等。

2. 全身治疗 包括抗病毒治疗和抗生素治疗：可选用抗生素加激素雾化吸入治疗，消炎止痛作用较好；选用广谱抗生素或根据药物敏感试验结果选用抗生素，严重者应采用静脉给药。

3. 中药治疗 该病多为外感风寒，宜疏风解表、清热解毒，可选用中草药制剂。

第二节　慢性咽炎

慢性咽炎（chronic pharyngitis）为咽黏膜、黏膜下及淋巴组织的弥漫性慢性炎症，常为上呼吸道慢性炎症的一部分，成年人多见。病程长，症状顽固，较难彻底治愈。

（一）病因

1. 局部因素

（1）急性咽炎反复发作。

（2）各种鼻病及呼吸道慢性炎症、长期张口呼吸或炎性分泌物刺激或受慢性扁桃体炎、牙周炎影响等。

（3）外界环境因素如烟酒过度、粉尘、有害气体刺激及辛辣食物等。

（4）职业因素（教师、唱歌者等）及体质因素亦可引起本病。

（5）胃食管反流可刺激咽部引起本病。

（6）过敏因素也可引起本病。

2. 全身因素 贫血、消化不良、心血管疾病、下呼吸道慢性炎症、维生素缺乏、免疫功能低下、内分泌紊乱、自主神经失调等均可引发。

（二）病理

1. 慢性单纯性咽炎（chronic simple pharyngitis） 黏膜下结缔组织及淋巴组织增生、黏液腺肥大、分泌亢进。

2. 慢性肥厚性咽炎（chronic hypertrophic pharyngitis） 黏膜下结缔组织及淋巴组织广泛增生，黏液腺周围淋巴组织增生，形成咽后壁多个颗粒状隆起。常累及咽侧索淋巴组织，使其增生、肥厚呈条索状。

3. 萎缩性与干燥性咽炎（atrophic pharyngitis and pharyngitis sicca） 腺体分泌减少，常伴萎缩性鼻炎。病因不明，较少见。

4. 慢性变应性咽炎 又称慢性过敏性咽炎（chronic allergic pharyngitis），发生 IgE 介导的 I 型变态反应，多伴发于全身变应性疾病或变应性鼻炎，亦可单独发病，其症状常有季节性变化。

（三）临床表现

慢性咽炎常见于成人，病程长，症状多样化、不典型，多有咽部不适，如异物感、痒感、灼热感、干燥感等。病情顽固，较难治愈。

患者咽部较敏感，张口压舌易作呕。应常规做鼻咽、喉腔检查。

（1）**慢性单纯性咽炎** 黏膜充血，分泌物附着，咽后壁淋巴滤泡散在。

（2）慢性肥厚性咽炎　黏膜充血增厚，咽后壁淋巴滤泡明显增生，可融合成块，形成颗粒型隆起。

（3）萎缩性咽炎与干燥性咽炎　黏膜干燥萎缩，色苍白，常有黏稠分泌物或黄褐色痂皮附着。

（四）诊断及鉴别诊断

本病诊断不难，但应与鼻、咽、喉、食管等处隐匿性疾病鉴别，尤其是癌症早期，如食管癌、下咽癌、喉癌声门上型等。

（五）治疗

1. 病因治疗　改善生活习惯，戒除烟酒，增加户外锻炼，保持室内空气清新，积极治疗呼吸道慢性炎症及其他全身慢性病。

2. 局部治疗

（1）慢性单纯性咽炎　常用复方硼砂溶液含漱，亦可含服碘含片、薄荷含片等。

（2）慢性肥厚性咽炎　除上述治疗外，可用激光、低温等离子等治疗，淋巴滤泡增生广泛者宜分次进行。

（3）萎缩性咽炎与干燥性咽炎　2%碘甘油涂抹咽部可改善咽部血液循环、促进腺体分泌，服用维生素 A、维生素 B_2、维生素 C、维生素 E 等以促进黏膜生长。

3. 中医中药　慢性咽炎系脏腑阴虚、虚火上扰，宜滋阴、清热，可用增液汤加减，临床亦常用中成药。

⊕ **知识链接**

急（慢）性咽炎广泛影响人们的日常生活、工作和学习

　　急（慢）性咽炎常因感冒、劳累和上呼吸道感染而引发。另外，吸烟、饮酒以及长期暴露在不卫生的空气环境中（如雾霾等）也易患此病。随着工业发展、城市化进程以及工作压力的增加，咽炎的发病率逐年增加。据统计，急（慢）性咽炎的发病率为咽喉部疾病的 10% ~ 20%，多发生于成年人，城市发病率高，尤其以教师、歌手等居多。咽喉部发病时不仅严重影响人们正常的呼吸、吞咽和交谈，还使得病毒细菌易侵入肺部引发气管炎、支气管炎和肺炎，使得淋巴组织受损导致免疫力下降，从而引发其他身体疾病，影响人们的正常工作、生活和学习交流。

　　值得欣慰的是，随着我国生态环境的逐步改善、倡导健康生活方式等，急（慢）性咽炎的发病率有望降低。

目标检测

答案解析

一、选择题

【A 型题】

1. 下列对急性咽炎的描述，不正确的是（　　）

　　A. 常发生于秋冬及冬春之交　　　　B. 以病毒感染为主

　　C. 本病无传染性　　　　　　　　　D. 全身症状一般较轻

　　E. 若无并发症一般 1 周可治愈

2. 治疗急性咽炎不应（　　）

　　A. 首先广谱抗生素治疗　　　　　　　B. 复方硼砂溶液停含漱

　　C. 应用抗病毒药物　　　　　　　　　D. 适当休息，多饮水

　　E. 全身症状较重都予以支持治疗法

3. 下列关于慢性咽炎的叙述，正确的是（　　）

　　A. 急性咽炎反复发作，转为慢性　　　B. 伴有消化不良症状

　　C. 间歇性低热　　　　　　　　　　　D. 易转变为咽部恶性肿瘤

　　E. 以上都不是

4. 慢性单纯性咽炎表现为（　　）

　　A. 咽黏膜充血，咽后壁少数散在淋巴滤泡

　　B. 咽黏膜充血，咽后壁淋巴滤泡显著增生，咽侧索增粗

　　C. 咽黏膜干燥，苍白发亮

　　D. 咽黏膜弥漫性充血、肿胀，表面可见脓性分泌物附着

　　E. 咽黏膜水肿

5. 有关慢性咽炎的诊断错误的是（　　）

　　A. 详细询问病史　　　　　　　　　　B. 排除隐匿性病变

　　C. 警惕早期恶性肿瘤　　　　　　　　D. 根据症状

　　E. 仔细体格检查

6. 慢性咽炎的临床特征不包括（　　）

　　A. 一般无明显全身症状

　　B. 咽部有异物感或灼热感

　　C. 下颌角淋巴结经常肿大，压痛

　　D. 咽后壁常有黏稠分泌物附着

　　E. 一般无明显咽喉疼痛

7. 慢性肥厚性咽炎表现为（　　）

　　A. 咽黏膜充血，咽后壁少数散在淋巴滤泡

　　B. 咽黏膜充血，咽后壁淋巴滤泡显著增生，咽侧索增粗

　　C. 咽黏膜干燥，苍白发亮

　　D. 咽黏膜弥漫性充血、肿胀，表面可见脓性分泌物附着

　　E. 咽黏膜水肿

8. 慢性咽炎的临床表现不包括（　　）

　　A. 咽异物感　　　　　　　　　　　　B. 咽干、咽烧灼感

　　C. 剧烈咽痛　　　　　　　　　　　　D. 咽后壁淋巴滤泡增生

　　E. 吞咽困难

【X型题】

9. 慢性咽炎的治疗，不恰当的是（　　）

　　A. 去除病因　　　　　　　　　　　　B. 应用广谱抗菌素静脉滴注

　　C. 局部药物疗法　　　　　　　　　　D. 手术治疗

　　E. 放射治疗

二、简答题

1. 简述急性咽炎的诊断及治疗方法。
2. 简述慢性咽炎的病因及病理。

（秦江波　陈志飞）

书网融合……

本章小结

题库

第二十五章　扁桃体炎

PPT

学习目标

1. **掌握**　扁桃体炎的诊断及鉴别诊断、扁桃体手术的适应证。
2. **熟悉**　慢性扁桃体炎的鉴别诊断。
3. **了解**　扁桃体切除手术的常用方法。
4. 学会正确诊断急、慢性扁桃体炎，具备诊疗急性扁桃体炎的能力。

⇨ 案例引导

　　案例　患者，女，18 岁，因"咽痛 3 天，加重伴发热 1 天"来医院就诊。患者于 3 天前淋雨后出现咽痛，自行口服中草药后症状无缓解，1 天前出现畏寒、发热、头痛、食欲减退、乏力等症状，自行口服头孢呋辛酯后症状无缓解。既往身体健康，无咽部手术史及外伤史。查体：咽部充血，牙龈无红肿，双侧扁桃体表面可见散在的黄白色分泌物，易拭去。双侧下颌角淋巴结肿大、触痛。间接喉镜下会厌抬举好，无红肿。血常规检查：白细胞计数 12×10^9/L，中性粒细胞百分比 78%。

　　讨论　1. 可能诊断考虑什么？
　　　　　　2. 需要哪些疾病相鉴别？
　　　　　　3. 患者下一步当如何处理？

第一节　急性扁桃体炎

　　急性扁桃体炎（acute tonsillitis）是腭扁桃体急性非特异性炎症，为常见咽部疾病，往往伴有不同程度的咽黏膜和淋巴组织的急性炎症，常继发于上呼吸道感染。儿童及青少年多发，春秋气温变化时多见。

（一）病因

　　本病主要由细菌和（或）病毒感染引起，乙型溶血性链球菌是主要致病菌，其他还有非溶血性链球菌、葡萄球菌、腺病毒和鼻病毒等，近年来发现厌氧菌感染、革兰阴性杆菌感染有上升趋势。

　　正常人咽部及扁桃体隐窝内潜伏有致病菌，当机体抵抗力下降时病原体大量繁殖可导致炎症。受凉、潮湿、过度劳累、烟酒过度、有害气体刺激及上呼吸道感染等均为诱因。

（二）分型

根据病理变化分为三型。

　　1. 急性卡他性扁桃体炎（acute catarrhal tonsillitis）　　多见于病毒感染，病变较轻，仅局限于黏膜表面。

　　2. 急性滤泡性扁桃体炎（acute follicular tonsillitis）　　炎症侵及扁桃体实质淋巴滤泡，引起充血、肿胀甚至化脓，隐窝口可见黄白色斑点。

3. 急性隐窝性扁桃体炎（acute lacunar tonsillitis） 扁桃体充血、肿胀，隐窝口有渗出物，由脱落上皮、纤维蛋白、脓细胞、细菌等组成，可连成一片，形成假膜，易拭去。

临床上将急性扁桃体炎分为两型：急性卡他性扁桃体炎和急性化脓性扁桃体炎，后者对应后两种病理分型。

（三）临床表现

局部症状以咽痛为主，程度较剧烈，吞咽时加重，常放射至耳部，可伴吞咽困难。部分病例出现颌下淋巴结肿大、触痛，由于口咽部肿胀引起言语含糊不清。全身症状多见于急性化脓性扁桃体炎，可有畏寒、高热、头痛、食欲下降等。儿童症状严重时可出现呼吸困难、抽搐、呕吐及昏睡等。

（四）诊断与鉴别诊断

根据本病典型临床表现，一般不难诊断，但仍需与以下疾病进行鉴别（表25-1）。

表25-1 急性扁桃体炎的鉴别诊断

	咽痛	咽部表现	淋巴结	全身情况	实验室检查
急性扁桃体炎	剧烈，咽下困难	两侧扁桃体表面覆有白色或黄色渗出物，有时连成膜状，易拭去	下颌下淋巴结肿大，压痛	急性病容、高热、寒战	涂片：多为链球菌、葡萄球菌 血液：白细胞明显增多
咽白喉	轻	灰白色假膜冲超出扁桃体范围。假膜坚韧，不易拭去，强剥易出血	有时肿大，呈"牛颈"状	精神萎靡，低热，面色苍白，脉搏微弱，呈中毒症状	涂片：白喉杆菌 血液：白细胞一般无变化
猩红热	咽痛程度不一	咽部充血，灰黄色假膜，易拭去	颌下淋巴结肿大	急性病容、高热、典型皮疹，可有杨梅舌	涂片：可检出链球菌 血液：白细胞明显增多，中性及嗜酸性粒细胞升高
樊尚咽峡炎	单侧	一侧扁桃体覆有灰色或黄色假膜，拭去后可见溃疡。牙龈常有类似病变	患侧有时肿大	全身症状较轻	涂片：梭形杆菌及樊尚螺旋菌 血液：白细胞略增多
单核细胞增多性咽峡炎	轻	扁桃体红肿，有时覆有白色假膜，易拭去	全身淋巴结节肿大，有"腺性热"之称	高热、头痛，急性病容有时出现皮疹、肝脾大等	涂片：阴性或查见呼吸道常见细菌 血液：异常淋巴细胞、单核细胞增多可超过50%。血清嗜异性凝集试验（+）
粒细胞缺乏性咽峡炎	程度不一	坏死性溃疡，覆有深褐色假膜，周围组织苍白、缺血。软腭、牙龈有同样病变	无肿大	脓毒性弛张热，全身情况迅速衰竭	涂片：阴性或查到一般细菌 血液：白细胞显著减少，中性粒细胞锐减或消失
白血病性咽峡炎	一般无痛	早期一侧扁桃体浸润肿大，继而表面坏死，覆有灰白色假膜，常伴口腔黏膜肿胀、溃疡或坏死	全身淋巴结肿大	急性期体温升高，早期出现全身性出血，全身衰竭	涂片：阴性或查到一般细菌 血液：白细胞增多，分类以原始白细胞和优质白细胞为主

（五）并发症

局部并发症由炎症累及周围邻近组织引起，包括颈深部感染如扁桃体周炎、扁桃体周围脓肿、咽后脓肿及咽旁脓肿等，向上蔓延可引起急性中耳炎、急性鼻炎及鼻窦炎等，向下蔓延可引起急性喉气管炎、急性支气管炎甚至肺炎、颈内静脉血栓性静脉炎等；全身并发症主要与Ⅲ型变态反应有关，如急性风湿热、急性心肌炎、急性心内膜炎、急性肾小球肾炎等。

（六）治疗方法

1. 一般疗法 卧床休息，进流质饮食，多饮水，加强营养，疏通大便，咽痛剧烈或高热时可口服解热镇痛药。必要时适当隔离,嘱戴口罩。

2. 抗生素 首选青霉素类药物,给药途径视病情轻重而定。若治疗 2~3 天后病情未见好转应分析原因,必要时改用其他种类的抗生素。若有条件可送细菌培养加药敏试验以便选用敏感抗生素。可酌情使用糖皮质激素。

3. 局部治疗 常用复方硼砂溶液漱口。

4. 手术治疗 病情反复发作、每年 3 次或以上或已有并发症者应在急性期后 2~3 周施行扁桃体切除术。

5. 中医中药 部分患者可选择中医药治疗或针刺疗法。

第二节 慢性扁桃体炎

慢性扁桃体炎(chronic tonsillitis)多由于急性扁桃体炎反复发作或扁桃体隐窝引流不畅,窝内细菌、病毒滋生感染所致。

(一)病因

主要致病菌为链球菌和葡萄球菌。急性扁桃体炎反复发作导致周围组织增生或纤维蛋白样变性,隐窝口引流不畅,细菌与炎性渗出物积聚其中,导致本病发生及发展,也可继发于其他传染性疾病如猩红热、白喉等。

(二)病理

1. 增生型 炎症反复刺激,腺体增生、肥大,超过腭弓外缘。多见于儿童。

2. 纤维型 纤维瘢痕组织取代萎缩的淋巴组织和滤泡组织,腺体小而硬,与周围组织粘连。病灶感染多为此型。多见于成年人。

3. 隐窝型 扁桃体隐窝内脱落大量上皮细胞、淋巴细胞、白细胞和细菌积聚形成脓栓或隐窝口瘢痕粘连、内容物不能排除而形成感染灶。此型病变严重,易产生并发症。

(三)临床表现

患者常有急性扁桃体炎反复发作病史。平时症状不重,可有咽干、发痒、异物感和咳嗽等症状。大量厌氧菌感染或隐窝内潴留腐败物时可有口臭。小儿扁桃体过度肥大会导致呼吸、睡眠、吞咽或言语共鸣障碍。隐窝内脓栓被咽下可导致胃肠道症状,若细菌及毒素被吸收可伴发全身症状。

(四)诊断及鉴别诊断

依据反复发作的病史和局部检查,本病不难诊断。应与以下疾病鉴别。

1. 扁桃体生理性肥大 多见于儿童及青少年,无自觉症状,扁桃体光滑,呈淡红色,隐窝口清晰,无分泌物潴留,与周围组织无粘连,无反复急性炎症发作史。

2. 扁桃体角化症 易误诊为慢性扁桃体炎。本病由扁桃体隐窝口上皮过度角化所致,表面有白色尖形砂砾样物,质硬,附着牢固,不易拭去,强剥出血。咽后壁及舌根亦可见类似角化物。

3. 扁桃体肿瘤 一侧扁桃体肿大、溃烂伴同侧颈淋巴结肿大需高度怀疑肿瘤,应行活检确诊。

(五)并发症

慢性扁桃体炎常被认为是全身感染的"病灶"之一,在受凉、全身衰弱、内分泌紊乱、自主神经失调或生活、劳动环境不良时易发生变态反应而致并发症,如风湿性关节炎、风湿热、心肌炎、肾病等。慢性扁桃体炎是否已成为全身感染"病灶",可考虑以下两点。

1. 询问病史 并发症与慢性扁桃体炎存在明确因果关系,如肾炎患者每次扁桃体炎急性发作一段时间后出现尿检异常。

2. 实验室检查 测定红细胞沉降率（简称血沉）、抗链球菌溶血素"O"、血清黏蛋白、心电图等时发现异常结果。

（六）治疗

1. 保守治疗 即非手术治疗，除抗感染治疗外，还应结合免疫治疗，使用具有脱敏作用的细菌制品和增强免疫力药物。局部涂药、隐窝灌洗及激光疗法等远期效果并不理想。应建议患者加强锻炼，增强体质。

2. 手术治疗 扁桃体切除术。

（1）**适应证** 慢性扁桃体炎反复急性发作或多次发作扁桃体周围脓肿；扁桃体过度肥大，妨碍吞咽、呼吸及语言含混不清；慢性扁桃体炎成为全身感染"病灶"或与邻近组织器官病变相关联；扁桃体角化或白喉带菌者经保守治疗无效；各种扁桃体良性肿瘤；恶性肿瘤则应慎重选择适应证及手术范围。

（2）**禁忌证** 需在急性期炎症消退后 2~3 周方可手术；造血系统疾病及凝血机制障碍者不宜手术；若扁桃体炎导致血液病恶化必须手术者应在充分准备后施行手术；严重全身疾病者如活动性肺结核、风湿性心脏病、高血压等；急性传染病流行季节或流行地区不宜手术；患上呼吸道感染病期间不宜手术；女性月经期前、月经期及妊娠期不宜手术；患者家属免疫球蛋白缺乏或自身免疫病发病率高、白细胞计数过低者不宜手术；老年人及 2 岁以下儿童应慎重手术。

（3）**手术方法** ①剥离法：传统技术，在局麻或全麻下进行。麻醉后先用扁桃体钳牵拉扁桃体，使用弯刀切开舌腭弓游离缘及咽腭弓部分黏膜；再用剥离器分离扁桃体包膜，自上而下游离扁桃体；最后用圈套器绞断其下极根蒂达到完整切除。②等离子切除术：目前临床最常用的方法，原理是借助双极电流产生一个等离子场来分离组织，产生温度仅 60~70℃ 可减少损伤周围组织。优点：术中出血少、手术时间短、术后愈合快。③挤切法：多用于儿童扁桃体肥大者，过去常采用无麻醉，但对儿童可能造成精神伤害，且术中软腭撕裂的风险较大，现已基本弃用。④其他：超声刀切除术、激光切除术、单极电凝术等。

（4）**并发症及处理** ①出血：原发性出血发生于术后 24 小时内，可因术中止血不彻底、遗留残体或肾上腺素后作用所致。继发性出血多见于术后 5~6 天，多因进食擦伤创面所致。发生出血后应快速查明出血部位，采用压迫止血、双极电凝止血或止血钳结扎止血。上述方法无效或弥漫性出血时可用消毒纱球填压扁桃体窝，于舌腭弓及咽腭弓缝合 3~4 针，留置纱球 1~2 天。如大量出血应同时予以补液、输血等治疗措施。②伤口感染：术后 3 天体温突然升高或术后体温一直在 38.5℃ 以上、腭弓肿胀、创面不长白膜或白膜生长不均、咽痛加剧、下颌下淋巴结肿大疼痛者应及时使用抗生素治疗。③肺部并发症：可通过 X 线检查证实，术中吸入大量血液或异物者行支气管镜检查并予以吸除，同时使用足量抗生素。

⊕ 知识链接 --

扁桃体切除术

扁桃体切除术是经典的、历久弥新的外科手术之一，用于治疗慢性扁桃体炎、扁桃体周脓肿、上气道阻塞以及扁桃体肥大引起的 OSAHS，偶尔用于扁桃体的活检。在儿童中，常与腺样体同时切除。扁桃体切除有多种手术方法，目前常用的是有电凝止血功能的电切术，如等离子术。扁桃体术后出血率在 1%~4%，对于耳鼻咽喉科头颈外科医师而言，预防出血、处理出血仍是一项严峻挑战。扁桃体手术并非是人们所认为的简单手术，因为存在潜在的致死性后果，应予以重视。目前扁桃体手术指征明确，若能严格掌握，将使真正需要手术的患者从中获益。

答案解析

目标检测

一、选择题

1. 急性扁桃体炎的致病菌不包括 （　　）
   - A. 溶血性链球菌
   - B. 白念珠菌
   - C. 肺炎球菌
   - D. 葡萄球菌
   - E. 腺病毒

2. 有关急性扁桃体炎最常见的并发症是 （　　）
   - A. 咽后脓肿
   - B. 咽旁脓肿
   - C. 急性中耳炎
   - D. 扁桃体周脓肿
   - E. 急性肾炎

3. 急性扁桃体炎的并发症不包括 （　　）
   - A. 急性中耳炎
   - B. 急性心肌炎
   - C. 颌下淋巴结炎
   - D. 溃疡膜性咽峡炎
   - E. 急性关节炎

4. 临床中诊断慢性扁桃体炎，最具有诊断意义的是 （　　）
   - A. 有急性扁桃体炎反复发作的病史
   - B. 双侧扁桃体肿大并伴有腺窝周围白色角化物
   - C. 一侧扁桃体肿大并伴有同侧淋巴结肿大
   - D. 咽痛发热伴有扁桃体溃疡
   - E. 腭扁桃体肿大伴有抗链球菌溶血素"O"升高

5. 下列对慢性扁桃体炎病因的描述，错误的是 （　　）
   - A. 多由急性扁桃体炎反复发作所致
   - B. 因扁桃体隐窝引流不畅，窝内细菌、病毒滋生感染所致
   - C. 因扁桃体增生肥大所致
   - D. 葡萄球菌及链球菌感染所致
   - E. 可继发于白喉等其他感染

6. 下列属于慢性扁桃体炎并发症的是 （　　）
   - A. 扁桃体角化症
   - B. 风湿性关节炎
   - C. 扁桃体周围脓肿
   - D. 咽后壁脓肿
   - E. 扁桃体肿瘤

7. 扁桃体切除术最常见的并发症是 （　　）
   - A. 术后出血
   - B. 创面感染
   - C. 肺炎
   - D. 气管异物
   - E. 免疫低下

8. 急性化脓性扁桃体炎需与以下哪些疾病鉴别 （　　）
   - A. 咽白喉
   - B. 白血病性咽颊炎
   - C. 单核细胞增多症性咽颊炎
   - D. 扁桃体肿瘤
   - E. 樊尚咽峡炎

9. 对于急性扁桃体炎发作期，可采取的治疗措施有（　　）

　　A. 支持疗法　　　　　　　　　　　B. 口服解热镇痛药

　　C. 应用敏感抗生素　　　　　　　　D. 复方硼砂溶液漱口

　　E. 施行扁桃体切除术

10. 行扁桃体切除术的手术适应证是（　　）

　　A. 并发扁桃体周脓肿　　　　　　　B. 扁桃体二度肿大

　　C. 病灶扁桃体　　　　　　　　　　D. 白喉带菌者保守治疗无效

　　E. 扁桃体良性肿瘤

二、简答题

1. 急性扁桃体炎的鉴别诊断如何进行？

2. 慢性扁桃体炎的治疗方法有哪些？

3. 扁桃体切除术的适应证与禁忌证是什么？

（秦江波　陈志飞）

书网融合……

本章小结

题库

第二十六章　腺样体肥大

⇨ **案例引导**

　　案例 患儿，男，6岁，因"睡眠时打鼾、张嘴呼吸半年，伴双耳闷1个月"入院，半年前患儿无明显诱因出现睡眠时打鼾、张嘴呼吸，白天容易打瞌睡，间歇性鼻塞，无头痛、脓涕、喷嚏、鼻痒，未行特殊诊治，1个月前，患儿自诉双耳闷胀感，无耳漏、耳鸣、发热。既往无类似发作，入院查体：正常面容，双侧扁桃体Ⅱ度大，表面无充血、脓点，鼻腔可见少许黏性分泌物，间接鼻咽镜患儿无法配合检查，双耳鼓膜完整、蜡黄色、标志不清。鼻内镜检查：鼻咽部腺样体增生堵塞双侧后鼻孔约3/4；鼓室图示双耳"B"型曲线。

　　讨论 患者目前的诊断和治疗方案是什么？

一、概述

　　腺样体又称咽扁桃体，位于鼻咽顶壁与咽后壁交界、两侧咽隐窝之间（图26-1）。在正常生理情况下，6~7岁发育至最大，青春期后逐渐萎缩，在成人则基本消失。腺样体自身或鼻咽部各种急慢性炎症反复刺激，致使腺样体产生病理性增生。引起相应临床症状，即称为腺样体肥大，常合并有慢性扁桃体炎，且与分泌性中耳炎密切相关。

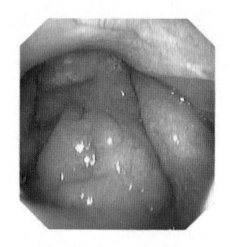

图26-1　正常腺样体

二、临床表现

　　本病多见于3~5岁儿童，常伴有慢性扁桃体炎。

（一）局部症状

　　以鼻塞为主，可伴流涕、闭塞性鼻音、张口呼吸、打鼾等症状。腺样体肥大是儿童阻塞性睡眠呼吸暂停低通气综合征（OSAHS）最常见的病因。若堵塞咽鼓管可致分泌性中耳炎，出现耳闷、耳痛、听力减退等。分泌物下流刺激呼吸道黏膜，可引起咽痒、阵咳或支气管炎症状。患者长期张口呼吸，影响面骨发育，上颌骨变长，腭骨高拱，牙列不齐，上切牙突出，唇厚，缺乏表情，即"腺样体面容"。

（二）全身症状

患者发育及营养状况差，注意力不集中、反应迟钝、夜惊及遗尿等。

三、诊断及治疗

（一）诊断及鉴别诊断

发现典型"腺样体面容"者诊断较易，鼻咽内镜可见腺样体肥大（图26-2），鼻咽侧位X线摄片及CT检查均有助于诊断。本病应与鼻咽良、恶性肿瘤及后鼻孔息肉相鉴别。

（二）治疗

对生长发育、日常生活影响不大者可先行保守治疗，增强抵抗力，预防感冒。保守治疗效果不佳者宜尽早切除腺样体，多采用经内镜腺样体切除术或低温等离子射频消融术，注意避免损伤咽鼓管圆枕等周围结构，减少术中和术后出血风险。

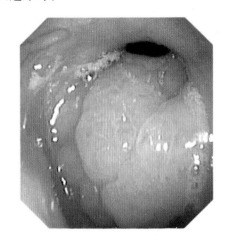

图26-2 腺样体肥大

⊕ 知识链接

重视腺样体肥大对儿童健康的危害

腺样体又称咽扁桃体、增殖体，位于鼻咽顶壁和后壁交界处，两侧咽隐窝之间，其黏膜上皮为假复层柱状纤毛上皮，间以复层鳞状上皮岛，基质为淋巴网状结构，是咽淋巴环的重要组成部分。腺样体出生后即存在，6~7岁时最为显著，10岁后逐渐萎缩，故腺样体疾病多发于儿童。腺样体肥大是儿童OSAHS最常见的病因之一，鼾声过大和睡眠时憋气为两大主要症状。严重的腺样体肥大不仅引起儿童张口呼吸、汗多，而且还可有晨起头痛、白天嗜睡、学习困难等，甚至导致儿童全身发育和营养状态差，并有睡眠多梦易惊醒、磨牙、反应迟钝、注意力不集中和性情暴躁等表现。因此，应该高度重视腺样体肥大对儿童健康的危害。

目标检测

答案解析

一、选择题

1. 腺样体一般在（ ）阶段最大

　　A. 2~3岁　　　　　　B. 4~5岁　　　　　　C. 6~7岁　　　　　　D. 8~9岁

2. 下列描述错误的是（ ）

　　A. 腺样体肥大多发生于儿童

　　B. 随着年龄的增长，腺样体逐渐萎缩，所以成年人不会有腺样体肥大

　　C. 腺样体肥大常合并慢性扁桃体炎、扁桃体肥大

　　D. 腺样体肥大与分泌性中耳炎密切相关

3. 腺样体肥大的病因是（　　）

    A. 遗传因素　　　　　　B. 病毒感染　　　　　C. 免疫因素　　　　　D. 炎性刺激

4. 儿童鼾症最常见的原因是（　　）

    A. 肥胖　　　　　　　　　　　　　　B. 支气管肺炎

    C. 过敏性鼻炎　　　　　　　　　　　D. 腺样体肥大和扁桃体肥大

5. 腺样体肥大常见的局部症状不包括（　　）

    A. 鼻塞　　　　　　　　　　　　　　B. 鼻咽部疼痛

    C. 耳闷、听力下降　　　　　　　　　D. 张嘴呼吸

6. 下列关于腺样体肥大治疗的描述，错误的是（　　）

    A. 为防止"腺样体面容"，诊断腺样体肥大后应尽快手术治疗

    B. 手术常采用直视下腺样体切除术和低温等离子射频消融术

    C. 腺样体手术常同扁桃体切除术一并施行

    D. 腺样体手术常在全麻下进行

7. 下列有关腺样体肥大的辅助检查描述，错误的是（　　）

    A. 鼻咽部 X 线片　　　　　　　　　B. 鼻内镜检查

    C. 电子纤维镜检查　　　　　　　　D. 鼻咽部增强 CT

8. 下列描述正确的是（　　）

    A. 腺样体又称咽扁桃体，在青少期发挥重要的免疫作用

    B. 腺样体肥大以鼻塞为主，可伴流涕、开放性鼻音、打鼾等症状

    C. "腺样体面容"患者常上颌骨变长，腭骨高拱，牙列不齐，下切牙突出，唇厚，缺乏表情

    D. 腺样体手术后一般不易发生出血

9. 腺样体肥大常见的全身症状不包括（　　）

    A. 发育及营养状况差　　　　　　　B. 注意力不集中

    C. 反应迟钝　　　　　　　　　　　D. 发热

二、简答题

简述腺样体肥大的临床表现和治疗原则。

（张宏征　舒　繁）

书网融合……

本章小结

题库

第二十七章 阻塞性睡眠呼吸暂停低通气综合征

📖 学习目标

1. **掌握** OSAHS 的诊断标准及病因。
2. **熟悉** OSAHS 的病理生理改变及临床表现。
3. **了解** OSAHS 的治疗原则。
4. 学会 OSAHS 的基本诊断方法，具备诊治 OSAHS 的基本临床能力。

阻塞性睡眠呼吸暂停低通气综合征（obstructive sleepapnea hypopnea sundrome，OSAHS）：7 小时夜间睡眠时间内至少有 30 次呼吸暂停，每次发作时口、鼻气流停止至少 10 秒以上或呼吸暂停指数大于 5。OSAHS 往往对患者生活质量和工作效率造成严重影响，甚至可能威胁生命，儿童患者严重者可影响其生长发育。

⇒ 案例引导

　　案例　患者，男，43 岁，因"睡眠时打鼾伴呼吸暂停 7 年"入院，7 年前开始睡眠时打鼾、憋醒，白天嗜睡、疲劳，反复鼻塞，无头痛、脓涕，鼻用激素治疗症状控制逐渐变差，高血压病史 3 年，平时口服抗高血压药，血压控制好。查体：血压 135/80mmHg，身高 171cm，体重 85kg，体型中等，鼻中隔"S"型偏曲，底部形成嵴突，双侧下鼻甲肥大、充血；咽腔狭窄，双侧扁桃体Ⅱ度大，舌根淋巴滤泡增生。纤维鼻咽喉镜辅以 Müller 检查法，喉腔未见明显塌陷。PSG 监测：AHI 42 次/时，平均血氧饱和度 76%；鼻窦 CT 显示鼻中隔偏曲，鼻窦未见明显异常。
　　讨论　目前的诊断和治疗方案是什么？

一、病因

1. 上气道狭窄或阻塞　可发生在鼻、鼻咽、口咽、喉咽和喉腔等部位：口咽腔狭窄最常见，包括腭扁桃体肥大、软腭肥厚、舌根肥厚等；鼻及鼻咽部狭窄亦较常见，包括鼻中隔偏曲、鼻息肉等；上气道骨性结构狭窄也是重要原因之一，如上颌骨、下颌骨发育不良、畸形等。

2. 肥胖　体重超标者占严重 OSAHS 患者的 70%。

3. 内分泌紊乱　甲状腺功能减退者可因黏液性水肿和肢端肥大症导致舌体肥大。

4. 老年性变化　老年期组织松弛、肌张力减退导致咽壁松弛塌陷引发 OSAHS。

二、病理生理

OSAHS 基本特征：睡眠中反复发生打鼾、呼吸暂停和微觉醒，导致低氧血症和高碳酸血症反复发作，产生一系列病理生理改变（图 27 - 1）。

1. 低氧及二氧化碳潴留　反复发作呼吸暂停导致缺氧，儿茶酚胺分泌增加，形成高血压；继发性红细胞增多，血糖、血脂升高诱发冠心病、脑血栓等；肾小球滤过率下降导致夜尿增多。

2. 睡眠结构紊乱　快速眼动睡眠（REM）明显减少，睡眠效率下降，白天嗜睡，记忆力减退，长期影响可致精神、行为异常；夜间激素分泌受影响，如生长激素分泌减少影响儿童生长发育；性器官末梢神经损害，导致性功能障碍。

3. 胸腔压力变化　吸气时胸腔负压增大，抽吸作用使回心血量增多，增加心脏前负荷；胃内容物反流，致反流性食管炎、咽喉炎。

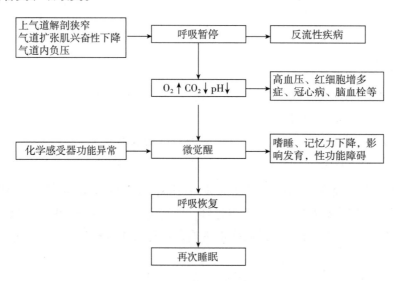

图 27－1　OSAHS 的病理生理

三、临床表现

晨起头痛，咽干、异物感。白天倦怠、嗜睡、记忆力减退，注意力不集中。夜间不能安静入睡，躁动、多梦。睡眠中打鼾，呼吸暂停，严重者可憋醒。可伴有高血压、心律失常、心肺功能衰竭等。儿童还可出现胸廓发育畸形、生长发育迟缓、学习成绩下降。

四、检查

（一）多导睡眠图监测

多导睡眠图（polysomnography，PSG）是 OSAHS 诊断的金标准，包括脑电图、眼电图、下颌颏肌电图、心电图、口鼻呼吸气流和胸腹呼吸运动、血氧饱和度、体位、鼾声、胫前肌肌电图等。基本概念如下。

1. 睡眠呼吸暂停（SA）　睡眠过程中口鼻呼吸气流消失或明显减弱（较基线幅度下降 > 90%），持续时间 ≥ 10 秒。呼吸气流与呼吸运动同时丧失为中枢性呼吸暂停；仅呼吸气流停止为阻塞性呼吸暂停；二者兼而有之为混合性呼吸暂停。

2. 低通气（hypopnea）　睡眠过程中口鼻气流较基线水平降低 ≥ 30% 并伴 SaO_2 下降 ≥ 4%、持续时间 ≥ 10 秒或者口鼻气流较基线水平降低下降 ≥ 50% 并伴 SaO_2 下降 ≥ 3%、持续时间 ≥ 10 秒。

3. 呼吸努力相关微觉醒（RERA）　未达到呼吸暂停或低通气标准，但有 ≥ 10 秒的异常呼吸努力并伴有相关微觉醒。

4. 呼吸暂停低通气指数（AHI）　平均每小时呼吸暂停与低通气的次数之和。

5. 呼吸紊乱指数（RDI）　平均每小时呼吸暂停、低通气和 RERA 事件的次数之和。

（二）咽喉内镜辅以 Müller 检查法

通过咽喉内镜可观察上气道各部位狭窄情况，结合 Müller 检查法（患者捏鼻闭口、通过用力吸气模拟咽腔塌陷），可评估上气道阻塞部位。

（三）影像学检查

CT、MRI 检查通过断层图像和三维重建，有助于评估气道狭窄的部位。

五、诊断

主要根据病史、体征和 PSG 监测结果。典型夜间睡眠打鼾伴呼吸暂停、日间嗜睡等症状，查体可见上气道某部位狭窄及阻塞，AHI≥5 次/h 者可诊断 OSAHS；对于日间嗜睡不明显者，AHI≥10 次/时或 AHI≥5 次/时，存在认知功能障碍、高血压、冠心病、脑血管疾病、糖尿病和失眠等 1 项或 1 项以上 OSAHS 合并症也可确立诊断。应注意与中枢性及混合性睡眠呼吸暂停低通气综合征鉴别，通过呼吸暂停类型不难判断。

六、治疗

依据患者自身不同情况，采用针对性个体化综合治疗方案。

1. 非手术治疗　调整睡姿，改为侧卧或俯卧位；减肥；无创气道正压通气（目前应用较广），保持患者上气道开放；药物治疗（黄体酮、肺达宁、丙烯哌三嗪等）。

2. 手术治疗　依据上气道阻塞或狭窄部位可采用鼻息肉切除术、扁桃体切除术、腭垂腭咽成形术（uvulopalatopharyngoplasty，UPPP）或腭咽成形术、下颌骨延长术、舌骨上提术等。

⊕ 知识链接

重视阻塞式睡眠呼吸暂停低通气综合征对健康的危害

阻塞性睡眠呼吸暂停低通气综合征是一种睡眠呼吸紊乱疾病，夜间有反复呼吸暂停发作或微觉醒发生，主要表现为打鼾、睡眠结构紊乱，可引起全身多器官多系统损害。常见病因有上气道解剖结构异常、上气道扩张肌肌张力异常和呼吸中枢调节功能异常等。诊断主要依据多导睡眠图和临床表现。以综合治疗为主，包括调整睡姿、减肥、无创气道正压通气等，部分患者可考虑手术治疗。阻塞性睡眠呼吸暂停低通气综合征已经成为多种心、脑血管疾病，内分泌系统疾病及咽喉部疾病的源头性疾病，应受到全社会的重视。

目标检测

答案解析

一、选择题

1. 阻塞性睡眠呼吸暂停低通气综合征是指（　　）

    A. 7 小时夜间睡眠时间内至少有 30 次呼吸暂停，每次发作时口、鼻气流停止至少 10 秒以上或呼吸暂停指数大于 5

    B. 8 小时夜间睡眠时间内至少有 30 次呼吸暂停，每次发作时口、鼻气流停止至少 10 秒以上或呼吸暂停指数大于 5

    C. 8 小时夜间睡眠时间内至少有 30 次呼吸暂停，每次发作时口、鼻气流停止至少 10 秒以上或呼吸暂停指数大于 10

    D. 7 小时夜间睡眠时间内至少有 30 次呼吸暂停，每次发作时口、鼻气流停止至少 10 秒以上或呼吸暂停指数大于 10

2. 下列有关阻塞性睡眠呼吸暂停低通气综合征的说法，不正确的是（ ）

    A. 呼吸暂停频繁发生，可导致低氧血症和高碳酸血症

    B. 容易同时伴有反流性咽炎

    C. 可采用腭咽成形手术

    D. 心力衰竭是睡眠中猝死的主要原因

3. OSAHS 常见的原因不包括（ ）

    A. 肥胖   B. 上呼吸道狭窄   C. 睡眠不足   D. 内分泌紊乱

4. 患者，男，45 岁，睡眠时打鼾伴呼吸暂停 5 年，白天有嗜睡、疲劳，高血压病史 6 年。查体：体型胖，小下颌，鼻腔无明显异常，咽腔狭窄，扁桃体 Ⅱ 度大，舌根肥厚。对帮助诊断最有价值的检查手段是（ ）

    A. 颈部 CT   B. 纤维鼻咽喉镜辅以 Müller 检查法

    C. PSG 监测   D. 食管测压

5. OSAHS 的临床表现不包括（ ）

    A. 咽干   B. 记忆力减退   C. 晨起头痛   D. 夜尿增多

6. 患者，女，42 岁，身高 162cm，体重 65kg，睡眠时打鼾 3 年，PSG 监测：AHI 3.5 次/时，脑电图显示有频繁微觉醒，平均血氧饱和度 97%，最有可能的诊断是（ ）

    A. 阻塞性睡眠呼吸暂停低通气综合征

    B. 中枢性睡眠呼吸暂停低通气综合征

    C. 混合性睡眠呼吸暂停低通气综合征

    D. 呼吸努力相关未觉醒

7. 多导睡眠图监测内容不包括（ ）

    A. 脑电图   B. 心电图   C. 血氧、血压   D. 胸腹呼吸运动

8. 下列有关 OSAHS 治疗的说法，不正确的是（ ）

    A. 一旦确诊应尽快治疗

    B. 首选手术治疗，不耐受手术的选择保守治疗

    C. 非手术治疗包括调整睡姿、减肥、无创气道正压通气等

    D. 手术治疗包括腭咽成形手术、下颌骨延长术、舌骨上提术等

9. 患者，男，46 岁，体型肥胖，睡眠时打鼾伴憋气 6 年，既往有高血压病史 3 年，白天有嗜睡、疲劳。正确的处理流程是（ ）

    A. 高血压治疗 + PSG 监测 + CPAP

    B. PSG 监测 + 耳鼻咽喉专科检查 + 决定治疗方案

    C. 高血压治疗 + PSG 监测 + 手术治疗

    D. PSG 监测 + CPAP + 手术治疗

二、简答题

简述阻塞性睡眠呼吸暂停低通气综合征的病因、临床表现及诊断标准。

（张宏征 舒繁）

书网融合……

本章小结   题库

第二十八章　咽部良性肿瘤

📖 学习目标

1. **掌握**　鼻咽纤维血管瘤的好发人群、好发部位与临床表现。
2. **熟悉**　鼻咽纤维血管瘤的诊断要点及治疗原则。
3. **了解**　咽部乳头状瘤的临床表现。
4. 学会咽部良性肿瘤常用的检查方法，具备基本的诊疗能力。

➡ 案例引导

案例　患者，男，18 岁，因"阵发性鼻腔出血 1 年"入院，1 年前无明显诱因出现右鼻出血，量约 150ml，自行塞鼻和休息后出血停止，伴鼻塞，无耳闷、头痛，未行特殊诊治。查体：血压 110/65mmHg，眼球无突出，面颊部无隆起，前鼻镜下见右侧鼻腔肿物，淡红色，间接鼻咽镜检查见鼻咽部分叶状红色肿物，血常规检查 Hb 110g/L。

讨论　可能的诊断是什么？还需要做哪些检查明确诊断？应为患者制定什么样的治疗方案？

第一节　鼻咽部良性肿瘤

鼻咽部良性肿瘤的发病率远低于鼻咽部恶性肿瘤，以血管纤维瘤最常见。

一、鼻咽血管纤维瘤

鼻咽血管纤维瘤（nasopharngeal angiofibroma）是鼻咽部最常见的良性肿瘤，病因不明。瘤体血管丰富，极易出血。好发于 10~25 岁青年男性，一般 25 岁后可能停止生长。

（一）病理

肿瘤起源于枕骨底部、蝶骨体及翼突内侧骨膜。胶原纤维及多核成纤维细胞组成瘤体网状基质，其间分布大量无收缩能力薄壁血管，受损后极易出血。瘤体呈扩张性生长，可侵入鼻腔、鼻窦、眼眶、翼腭窝及颅内。

（二）临床表现

反复出血、进行性鼻塞，常伴流涕。瘤体增大可出现堵塞、压迫症状：压迫咽鼓管引起耳鸣及听力下降；侵入颅内，压迫颅神经引起头痛及颅神经麻痹；侵入眶内导致眼球突出；侵入翼腭窝、颞下窝导致面颊部隆起。

（三）检查

前鼻镜检查可见鼻腔后端淡红色肿物，鼻咽内镜检查可发现肿物呈圆形或分叶状，表面光滑，富含血管纹。增强 CT 及 MRI 检查可显示瘤体大小、位置、形态及其与周围组织、解剖结构之间的关系，了解累及范围及破坏程度。数字减影血管造影可了解肿瘤血供情况。为避免活检引起的肿瘤大出血，通常不对高度怀疑鼻咽纤维血管瘤的病例进行活检。

（四）诊断及鉴别诊断

根据病史及检查，结合患者年龄及性别多能做出诊断。由于术前不做活检，最终确诊有赖于术后病理检查。应与鼻咽恶性肿瘤（特别是淋巴肉瘤）、鼻息肉、腺样体肥大、鼻咽部脊索瘤相鉴别。

（五）治疗

手术切除为主，根据肿瘤范围、部位不同，可采用经腭进路、鼻侧切开术、颅颌联合进路、鼻内镜手术等。为减少术中出血，可行术前供瘤血管栓塞。

二、其他良性肿瘤

其他良性肿瘤少见，曾有报道鼻咽部息肉、畸胎瘤、混合瘤、鼻咽部囊肿、血管瘤以及表皮样囊肿、神经纤维瘤、颅咽管瘤、脊索瘤等罕见肿瘤。

第二节　口咽及喉咽部良性肿瘤

口咽及喉咽部良性肿瘤包括乳头状瘤、血管瘤、潴留囊肿、纤维瘤等，乳头状瘤最常见。

一、乳头状瘤

乳头状瘤为咽部最常见的良性肿瘤，可能与病毒感染有关。男性占多数，多为单发。鳞状上皮向外过度生长形成乳头，乳头呈圆形或椭圆形上皮团块，中心有疏松而富有脉管的结缔组织。

（一）临床表现

肿瘤多发生于悬雍垂底部、软腭、腭舌弓、腭咽弓及扁桃体表面。表面呈砂粒状，形如桑葚，呈淡红色或灰色，质较软，根部带蒂或较宽广（图28-1）。瘤体小者多无自觉症状，少数可有咽干、痒、异物感等，多在咽部检查时发现；瘤体大者可有吞咽及呼吸不适或障碍。多数患者单发，但在小儿可呈弥漫性、多发性。并发喉乳头状瘤者可有呼吸困难，病情严重者可窒息。

（二）诊断及治疗

根据肿瘤部位及外观，本病不难诊断，确诊需经病理检查。

治疗以手术为主，可采取表面麻醉下切除、钳除、剪除或用激光、电灼、冷冻去除。本病预后良好，但可复发，多发性或伴有喉乳头状瘤者尤为值得注意。

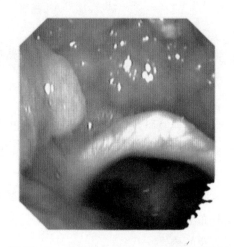

图28-1　咽部乳头状瘤（左侧咽会厌壁）

二、纤维瘤

纤维瘤的好发部位与乳头状瘤相似，瘤体大小不一，多呈圆形突起，质地坚实，一般为广基，也可见带蒂者。肿瘤大小及部位不同其临床表现也不同：肿瘤小者可无任何症状，肿瘤较大者常影响进食及言语，位于喉咽部可引起呼吸困难。治疗以手术切除为主，较小肿瘤可经口咽部切除或经支撑喉镜下切除，较大肿瘤应在气管插管全麻下经颈部切口切除。

三、潴留囊肿

潴留囊肿好发于咽后壁、咽侧壁、会厌谷及会厌游离缘。呈圆形或半球形隆起，表面光滑，色灰黄，大小不等。一般无明显自觉症状，常在检查时发现。瘤体较小者可观察处理，瘤体较大者可行支撑喉镜下剥离切除或二氧化碳激光切除。

四、血管瘤

血管瘤常发生于咽后壁及咽侧壁，表现为紫红色不规则肿块（图28-2）。患者有咽部不适或咽异物感，常有出血现象。一般可用冷冻、硬化剂注射治疗，瘤体较大者治疗较困难。

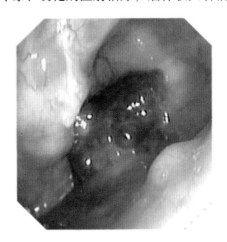

图 28-2　咽部血管瘤（右侧梨状窝）

⊕ **知识链接**

鼻咽纤维血管瘤——引起青少年男性恶性鼻出血的隐匿肿瘤

咽部良性肿瘤包括鼻咽部、口咽部、喉咽部良性肿瘤，鼻咽部最常见者为鼻咽纤维血管瘤，由致密结缔组织、大量弹性纤维和血管组成，常发生于10~25岁青年男性，又名"男性青春期出血性鼻咽血管纤维瘤"。该肿瘤由于生长部位特殊，早期常无症状；随着瘤体的逐渐增大，可出现一侧或双侧鼻塞，有时伴流涕等非特异性鼻部症状。但该肿瘤最具特点的临床表现是青少年男性反复发生的阵发性鼻出血，出血可为鲜红色血液，自鼻腔和（或）口腔流出。这种出血常为患者的首诊主诉。由于反复多次大出血，患者常有不同程度的贫血。由于该肿瘤血管丰富且薄壁，盲目活检应作为禁忌，以免导致不可控的严重鼻出血。应加强科普，提升广大医务工作者和人民群众的认识，防止患者因误诊误治而引发的健康伤害。

目标检测

答案解析

一、选择题

1. 下列关于鼻咽纤维血管瘤的说法，错误的是（　　）

A. 鼻咽纤维血管瘤是鼻咽部最常见的良性肿瘤

B. 好发于 10~25 岁青年男性，一般 25 岁后停止生长

C. 瘤体血供丰富，极易出血

D. 常呈破坏性生长

2. 鼻咽纤维血管瘤患者的检查一般不包括（　　）

A. 间接鼻咽镜检查

B. 鼻咽部 CT

C. 肿瘤组织活检

D. DSA

3. 下列关于鼻咽纤维血管瘤的临床表现，说法错误的是（　　）

A. 反复鼻塞、鼻出血

B. 耳闷、听力下降

C. 头痛，侵入眼眶导致眼球活动受限

D. 侵入颞下窝、翼腭窝可导致面颊部隆起

4. 关于鼻咽纤维血管瘤患者术前检查错误的是（　　）

A. CT 及 MRI 检查可显示瘤体大小、位置、形态

B. 专科检查主要是前鼻镜和间接鼻咽镜检查

C. 术前可以取瘤体病理检查确定肿瘤的性质

D. 术前数字减影血管造影可以了解肿瘤血供情况

5. 患者，男，19 岁，确诊为鼻咽纤维血管瘤，该病的病理表现为（　　）

A. 胶原纤维及多核成纤维细胞组成瘤体网状基质，其间分布大量无收缩能力薄壁血管

B. 空泡细胞和黏液基质，瘤细胞被纤维组织分隔成小叶

C. 多为囊性，成单房或多房，囊壁光滑

D. 肿瘤主要由复层鳞状上皮、胶原纤维、角质蛋白构成

6. 鼻咽纤维血管瘤常用的手术方式为（　　）

A. 鼻内镜手术　　　B. 鼻侧切开术　　　C. 硬腭进路手术　　　D. 口咽进路手术

7. 患者，男，16 岁，因"反复鼻出血 10 天"就诊，经前鼻镜检查发现右侧鼻腔淡红色肿物，诊断应受限考虑为（　　）

A. 出血坏死性息肉

B. 鼻咽纤维血管瘤

C. 鼻咽癌

D. 鼻腔乳头状瘤

8. 下列关于口咽、喉咽部肿瘤的描述，错误的是（　　）

A. 乳头状瘤为口咽部最常见的良性肿瘤

B. 乳头状瘤可能与病毒感染有关，多发生于悬雍垂底部、软腭、腭舌弓、腭咽弓及扁桃体表面

C. 乳头状瘤以手术为主，预后良好，不复发

D. 咽部血管瘤常发生于咽后壁及咽侧壁，瘤体较大者治疗困难

9. 下列咽部良性肿瘤的描述，错误的是（　　）

A. 鼻咽纤维血管瘤起源于枕骨底部、蝶骨体及翼突内侧骨膜

B. 潴留囊肿好发于咽后壁、咽侧壁、会厌谷及会厌游离缘

C. 纤维瘤一般可用冷冻、硬化剂注射治疗

D. 乳头状瘤多数患者单发，但在小儿可呈弥漫性、多发性

二、简答题

简述鼻咽纤维血管瘤的诊断和临床表现。

（张宏征　舒　繁）

书网融合……

本章小结

题库

第四篇 喉科学

第二十九章 喉部应用解剖及生理

PPT

📖 学习目标

1. **掌握** 喉部位置、喉腔形态结构和主要体表标志。
2. **熟悉** 喉软骨及其连结、喉肌名称、位置及作用。
3. **了解** 小儿喉部特点、喉血管及淋巴。
4. 学会喉部应用解剖及生理，具备诊断喉部疾病的解剖学基础。

第一节 喉部应用解剖

喉（larynx）位于颈前正中、舌骨下方，上通喉咽，下接气管，后邻食管入口。喉上端为会厌上缘，下端为环状软骨下缘，前为舌骨下肌群，后为咽及颈椎，两侧为颈部血管、神经及甲状腺侧叶。男性喉部相当于第 3~6 颈椎平面，高约 8cm，女性及小儿喉部位置稍高。喉以软骨为支架，间以肌肉、韧带、纤维组织及黏膜等构成锥形管状器官（图 29-1）。

一、喉软骨

喉软骨共计 11 块：单个而较大者为甲状软骨、环状软骨、会厌软骨；成对而较小者包括杓状软骨、小角软骨、楔状软骨共 8 块（图 29-2）。

1. 会厌软骨（epiglottic cartilage） 位于舌骨及舌根后面、喉入口之前，上宽下窄形如树叶。软骨上缘游离，成人多呈圆形、平展，儿童两侧缘向内卷曲、较软。会厌软骨覆以黏膜称会厌，为喉入口的活瓣，吞咽时会厌向下封闭喉入口，保护呼吸道免受食团侵入。

2. 甲状软骨（thyroid cartilage） 为喉软骨最大者，由左右对称的四方形甲状软骨板组成，构成喉前壁和侧壁大部（图 29-3）。甲状软骨板前缘在正中线融合构成前角（anterior horn），后缘彼此分开。正中融合处上方呈"V"形切迹，称甲状软骨切迹（thyroid notch）。甲状软骨板后缘钝圆，附着茎突咽肌和咽腭肌。甲状软骨板外侧面自后上向前下之斜线为甲状舌骨肌、胸骨舌骨肌及咽下缩肌附着处，斜线上端名甲状上结节，下端名甲状下结节。两侧翼

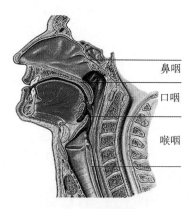

鼻咽

口咽

喉咽

图 29-1 喉的位置

板后缘各向上下延伸形成甲状软骨上角及下角，上角借甲状舌骨侧韧带与舌骨大角连接，下角内侧面有关节面与环状软骨形成环甲关节。

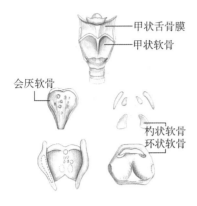

图 29 - 2　喉的软骨支架

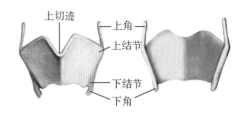

图 29 - 3　甲状软骨

3. 环状软骨（cricoid cartilage）　喉部唯一呈完整环形的软骨，形成喉腔下部前壁、侧壁、后壁支架，对于支撑呼吸道、保持其通畅特别重要（图 29 - 4）。前部细窄名环状软骨弓，垂直径为 5～7mm；后部高而成方形为环状软骨板，垂直径为 2～3cm，构成喉后壁大部。环状软骨如被损伤常造成喉狭窄。

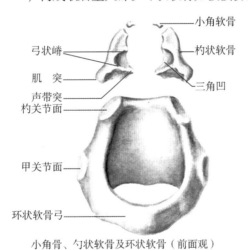

小角骨、勺状软骨及环状软骨（前面观）

图 29 - 4　环状软骨

4. 杓状软骨（arytenoid cartilages）　亦称披裂软骨。形如三棱锥体，可分为尖、底、两突及三面。位于环状软骨板上缘外侧，两者之间构成环杓关节（图 29 - 4）。大部分喉内肌起止于此软骨：杓状软骨前外侧面不光滑，下部附着甲杓肌和环杓侧肌；内侧面较窄而光滑，构成声门后端的软骨部分，约占声门全长的 1/3。

5. 喉软骨关节

（1）环甲关节（cricothyroid joint）　由甲状软骨下角内侧关节面与环状软骨弓板相接处外侧关节面构成。此对关节是甲状软骨和环状软骨之间的两个共同支点，增加声带张力，配合闭合声门。

（2）环杓关节（cricoarytenoid joint）　由环状软骨板上部关节面与杓状软骨底部关节面构成。环杓关节是一对更为灵活的关节，对声门的开闭起重要作用。

二、外部标志

喉部各软骨之间有纤维状韧带组织相连接，构成喉外部标志，主要如下（图 29 - 5）。

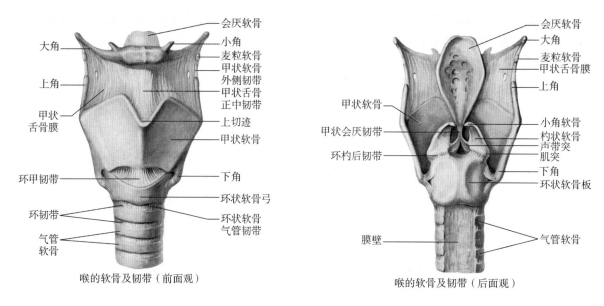

图 29 - 5 喉的软骨及韧带

1. 甲状软骨切迹（thyroid notch）　为颈部手术重要标志。两块甲状软骨板在前缘会合形成一定角度，此角度在男性近似直角，上端向前突出，称为喉结（laryngeal prominence），为成年男性的特征；在女性则近似钝角。

2. 甲状舌骨膜（thyrohyoid membrane）　为连系舌骨与甲状软骨上缘的薄膜，由弹性纤维组织构成。中央部分增厚为甲状舌骨中韧带（median thyrohyoid ligament），两侧较薄，喉上神经内支及喉上动脉、静脉经此穿膜入喉；后外侧缘增厚部分为甲状舌骨侧韧带（lateral thyrohyoid ligament）。

3. 环甲膜（cricothyroid membrane）　在甲状软骨下缘与环状软骨弓上缘之间为环甲膜，其中央增厚而坚韧的部分称环甲中韧带（median cricothyroid ligament），为环甲膜切开术入喉之处。

三、喉肌

喉肌分为喉外肌及喉内肌两组，均为横纹肌。除杓横肌为单块外，均成对存在。

（一）喉外肌

喉外肌连接喉与周围结构，包括附着于颅底、舌骨、下颌骨、喉及胸骨的肌肉。以舌骨为中心可分为舌骨上肌群和舌骨下肌群：前者包括二腹肌、茎突舌骨肌、下颌舌骨肌和颏舌骨肌；后者包括胸骨舌骨肌、胸骨甲状肌、甲状舌骨肌和肩胛舌骨肌。喉外肌作用：升降、固定喉体，辅助吞咽、发音。咽中缩肌等可使喉体随舌骨上升，发声时则在胸骨甲状肌的共同作用下，当舌骨固定时使甲状软骨向前、下方倾斜，从而增加声带张力（图 29 - 6）。

（二）喉内肌

起止点均在喉部，依其功能分成以下 4 组（图 29 - 7）。

1. 声门张开肌　环杓后肌（posterior cricoaryteoid muscle）为唯一外展肌。该肌起于环状软骨背面之浅凹，止于杓状软骨肌突之后部。两侧环杓后肌麻痹可能发生窒息。

2. 声门关闭肌　包括环杓侧肌（lateral cricoarytenoid muscle）和杓肌（arytenoid muscle）。环杓侧肌紧贴在弹性圆锥外面，外侧被甲状软骨遮盖。起于环状软骨弓两侧上缘，向上后止于杓状软骨肌突前面。收缩时声带突内转、向中央会合，内收声带、关闭声门裂膜间部。

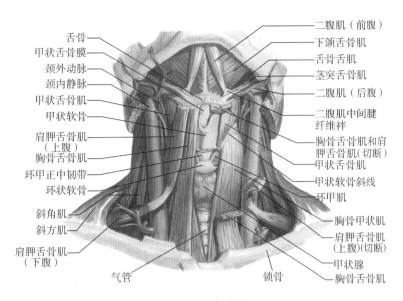

图 29-6 喉外肌

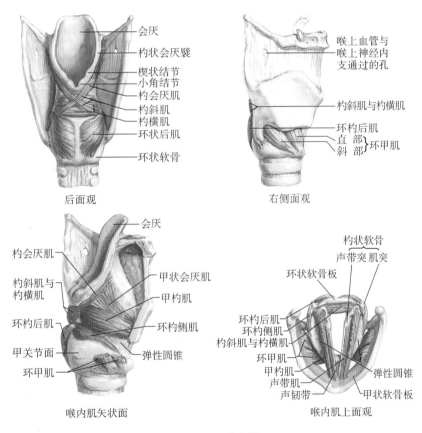

图 29-7 喉内肌

3. 声带紧张松弛肌群 包括环甲肌（cricothyroid muscle）和甲杓肌（thyroarytenoid muscle）。环甲肌起于环状软骨弓前外侧，向上止于甲状软骨下缘。该肌收缩时甲状软骨和环状软骨弓接近，拉紧甲杓肌，增加声带紧张度，声带略内收；甲杓肌包括由甲状软骨至杓状软骨的所有肌纤维，收缩时内转杓状软骨、缩短声带（使声带松弛）、关闭声门裂。

4. 会厌活动肌群 包括杓会厌肌（aryepiglottic muscle）和甲状会厌肌（thyroepiglottic muscle）。杓会厌肌为一部分杓斜肌绕杓状软骨顶部延展至杓会厌襞而成，收缩使喉入口收窄；甲状会厌肌为甲杓肌一部分延展于声带突及杓状软骨之外侧缘达杓会厌襞及会厌软骨外侧缘而成，收缩使喉入口扩大。

四、喉腔分区

喉腔由喉支架围成，上通喉咽，下连气管。以声带为界将喉腔分为声门上区（supraglottic portion）、声门区（glottic portion）和声门下区（infraglottic portion）三部（图29-8）。

（一）声门上区

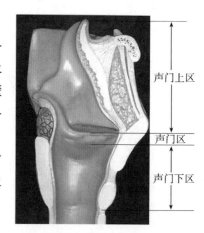

声门上区位于声带上缘以上，其上口呈三角形称喉入口（laryngeal inlet），由会厌游离缘、杓会厌襞（楔状软骨）、小角结节及杓状软骨间切迹所围成。前壁为会厌软骨，侧壁为杓会厌襞，后壁为杓状软骨。介于喉入口与室带之间者又称喉前庭（laryngeal vestibule），上宽下窄，前壁较后壁长。

声门上区又可分为两个亚区：上喉区和声门上区。前者包括舌骨上会厌舌面、两侧杓会厌襞，后者包括舌骨下会厌喉面、室带及喉室。

图29-8　喉腔分区

（二）声门区

声门区位于声带之间，包括两侧声带、前连合、杓状软骨和后连合。

1. 声带（vocal cords）　位于室带下方，左右各一，由声韧带、声带肌和膜组成。声带呈白色带状，边缘整齐。

2. 前连合　声带前端位于甲状软骨板交角内面，两侧声带在此融合成声带腱（vocal tendon），称前连合（anterior commissure）；声带后端附着于杓状软骨声带突，可随声带突运动而开闭。

3. 声门　声带张开时出现一个等腰三角形裂隙，称为声门裂（rimavocalis），简称声门，为喉最狭窄处，空气由此进出。声门裂前2/3介于两侧声韧带之间者称膜间部，后1/3介于两侧杓状软骨声带突之间者称为软骨间部，又称后连合（posterior commissure）。成年男性声带平均长度约为21mm，成年女性约为17mm。声带结构大致分为上皮层、固有层和声带肌，显微结构分为5层：第1层系上皮层，为复层鳞状上皮；第2层为任克层（Reinker layer），为疏松结缔组织；第3层为弹力纤维层；第4层为胶原纤维层；第3、4层构成声韧带；第5层为肌肉层，即声带肌。声带肌的肌束纤维走行与人体其他部位肌束纤维走行不同，分为纵、横、斜三个方向。

（三）声门下区

声门下区为声带下缘以下至环状软骨下缘以上的喉腔，该腔上小下大。此区黏膜下组织疏松，炎症时容易发生水肿，常引起喉阻塞。

五、喉部神经

喉部神经主要包括喉上神经（superior laryngeal nerve）和喉返神经（recurrent laryngeal nerve），均为迷走神经分支（图29-9）。另外还有交感神经。

1. 喉上神经　在相当于舌骨大角高度分为内、外两支：外支主要为运动神经，支配环甲肌及咽下缩肌，但也有感觉支穿过环甲膜

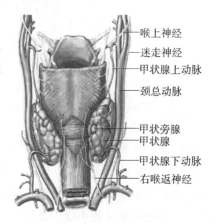

喉上神经
迷走神经
甲状腺上动脉
颈总动脉

甲状旁腺
甲状腺
甲状腺下动脉
右喉返神经

图29-9　喉神经

分布至声带及声门下区前部黏膜；内支主要为感觉神经，在喉上动脉后方穿入甲状舌骨膜，分布于会厌谷、会厌、声门后部声门裂、口咽、部分喉咽及杓状软骨前面等处黏膜。喉上神经受损时喉黏膜感觉丧失、环甲肌瘫痪、声带松弛、音调降低。

2. 喉返神经　迷走神经下行分出喉返神经，两侧径路不同。右侧在锁骨下动脉之前离开迷走神经，绕经该动脉前、下、后再折向上行，沿气管食管沟前方上升，在环甲关节后方进入喉内；左侧径路较长，在迷走神经经过主动脉弓时离开迷走神经，绕主动脉弓部之前、下、后，然后沿气管食管沟上行，与右侧相似途径入喉。喉返神经主要为运动神经，但也有感觉支分布于声门下腔、气管、食管及部分喉咽黏膜。喉返神经分支变异甚多，一般在环甲关节后面或内面分为前、后两支。喉返神经（包括前、后支）支配除环甲肌以外的喉内各肌。左侧喉返神经走行较右侧为长，临床上受累机会也较多。单侧喉返神经损伤后出现短期声音嘶哑，双侧损伤则使声带外展受限，常有严重呼吸困难，需行气管切开。

3. 交感神经　颈上神经节发出咽喉支，通过咽神经丛分布到喉部腺体及血管。

六、血管和淋巴

（一）血管

1. 甲状腺上动脉　来自颈外动脉，喉上动脉（superior laryngeal artery）在喉返神经前下方穿过甲状舌骨膜进入喉内，环甲动脉（喉中动脉）自环甲膜上部穿入喉内。

2. 甲状腺下动脉　来自锁骨下动脉，喉下动脉（inferior laryngeal artery）随喉返神经于环甲关节后方进入喉内。

静脉与动脉伴行，汇入甲状腺上、中、下静脉（图 29 – 10）。

（二）淋巴

淋巴分布引流情况（图 29 – 11）与喉癌局部扩展及颈部转移有密切关系。

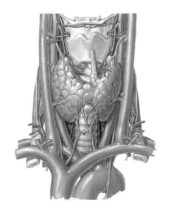

图 29 – 10　喉血管

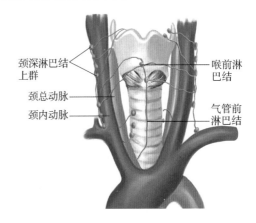

图 29 – 11　喉淋巴

1. 喉部淋巴　分成两个高度分隔的系统，即浅层和深层淋巴系统。

（1）浅层淋巴系统　为喉黏膜内系统，左右互相交通。

（2）深层淋巴系统　为喉黏膜下系统，左右互不交通。声门区几乎没有深层淋巴组织，故将声门上区和声门下区淋巴系统隔开。又因左右彼此互不交通，故深层淋巴系统可分成 4 个互相分隔区域：即左声门上、左声门下、右声门上及右声门下。婴儿和儿童淋巴管更发达，既稠密又粗大。

2. 喉腔各区淋巴分布引流情况

（1）声门上区　淋巴组织最丰富，淋巴管稠密而粗大，多数引流至颈总动脉分叉部和颈深上淋巴结群。喉室淋巴管穿过同侧环甲膜、甲状腺进入颈深中淋巴结群（喉前、气管旁、气管前和甲状腺前淋巴结）和颈深下淋巴结群。

（2）声门区　声带几乎无深层淋巴系统，故声带癌转移率极低。

（3）声门下区　较声门上区稀少，亦较纤细，分为两部分：一部分通过环甲膜中部进入喉前淋巴结和气管前淋巴结（常在甲状腺峡部附近），然后汇入颈深中淋巴结群；另一部分在甲状软骨下角附近穿过环气管韧带和膜汇入颈深下淋巴结群、锁骨下、气管旁和气管食管淋巴结群。环状软骨附近的声门下淋巴系统收集来自左右两侧的淋巴管，然后汇入两侧颈深淋巴结群，故声门下癌可向对侧转移。

七、喉部间隙

喉部间隙包括会厌前间隙、声门旁间隙和任克间隙，与喉癌扩展有密切关系。

1. 会厌前间隙（preepiglottic space）　位于会厌之前，形如倒置锥体，上宽下窄，分为上界、前界和后界。上界：舌骨会厌韧带，表面被覆黏膜，构成会厌谷之底部。前界：甲状舌骨膜和甲状软骨翼板前上部。后界：舌骨平面以下会厌软骨。会厌前间隙内充满脂肪组织。会厌软骨下部有多个血管、神经穿行小孔与会厌前间隙相通，故会厌癌易向该间隙扩展。

2. 声门旁间隙（paraglottic space）　左右各一，位于甲状软骨翼板内膜和甲杓肌之间，向上与会厌前间隙相通。分为前外、内、内下和后界（图 29 - 12）：前外界，甲状软骨翼板前部内膜；内界，喉弹性膜之上部、喉室、甲杓肌；内下界，弹力圆锥；后界，梨状窝内壁黏膜转折处。

3. 任克间隙（Reink space）　潜在微小间隙，左右各一。位于声带游离上皮下层和声韧带之间，占声带游离缘之全长。正常时该间隙难以辨认，炎症时上皮下层水肿、间隙扩大，声带息肉即形成于此。

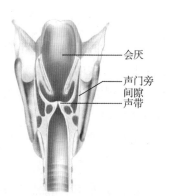

会厌

声门旁
间隙
声带

图 29 - 12　喉的间隙

八、小儿喉部解剖特点

小儿喉体位置较高，软骨尚未骨化，颈外解剖结构不清。喉黏膜下组织疏松，淋巴丰富。小儿喉腔、声门均较狭小，会厌卷曲状，声带较短。环状软骨弓为施行气管切开术的重要标志，位置有年龄差异：3 个月婴儿其高度约相当于第 4 颈椎下缘平面，6 岁时降至第 5 颈椎以下，青春期降至第 6 颈椎平面。

1. 喉内黏膜松弛，肿胀时易致声门阻塞。

2. 喉软骨柔软、黏膜与黏膜下层附着疏松，罹患炎症时肿胀较重。

3. 喉黏膜下淋巴组织及腺体组织丰富，炎症易发生黏膜下肿胀而使喉腔变窄。

4. 小儿咳嗽反射较差，气管及喉腔分泌物不易排出。

5. 小儿抵抗力及免疫力不如成人，故炎症反应较重。

6. 小儿神经系统较不稳定，容易受激惹而发生喉痉挛。

7. 喉痉挛除可引起喉梗阻外，又促使充血加剧，喉腔更加狭小。

第二节　喉部生理

喉既是发声器官，又是呼吸道门户，主要功能包括呼吸、发声、保护、吞咽屏气功能等。

一、呼吸功能

喉部不仅是呼吸空气通道，对气体交换调节亦有一定作用。声门为喉腔最狭窄处，通过声带运动可改变其大小。平静呼吸时声带位于轻外展位（声门裂大小约13.5mm），吸气时声门稍增宽，呼气时声门稍变窄，剧烈运动时声带极度外展、声门大开（声门裂宽度约为19mm），使气流阻力降至最小。

喉黏膜内存在化学感受器，受到刺激时反射性地影响脑干呼吸中枢控制呼吸功能，当喉黏膜受氨气和烟雾等刺激时可反射性地使呼吸减慢、变深。这些化学感受器由脱髓鞘传入神经纤维支配，经喉返神经传入中枢。

二、发声功能

正常人在发声时先吸入空气，然后将声带内收、拉紧并控制呼气，自肺部呼出的气流冲击闭合的声带，使之振动发出声音。声音强度决定于呼气时声门下压力和声门阻力，声调决定于振动时声带长度、张力、质量和位置。喉部发出声音为基音，经口、咽、鼻、鼻窦（上共鸣腔）和气管、肺（下共鸣腔）等器官共鸣作用而增强并发生变化，形成日常听到的声音。至于构词则由舌、唇、牙及软腭等所完成。

发声机制：根据空气动力–肌弹力学说（aerodynanic–myoelastic theory），声音的产生决定于呼出气流的压力与喉内肌肉弹性组织力量之间的平衡作用，这种平衡作用的变动可以改变声调、声强及音质。发声时先吸气使声带外展到中间位（intermediate position）或外侧位（lateral position），呼气时喉内收肌收缩、两侧声带互相靠近以对抗呼出气流的力量，使二者平衡。青年男性的基本频率为124Hz，青年女性为227Hz。

三、保护功能

杓会厌襞、室带和声带类似瓣状组织，具有括约肌作用，可保护下呼吸道。杓会厌襞含有甲杓肌及杓间肌纤维，收缩时关闭喉入口可以防止食物、呕吐物、异物等落入呼吸道。室带下面平坦，上面则成斜坡状，当室带外侧肌纤维收缩时室带内缘可以相互接触，关闭第二个喉入口；因其上斜、下平外形，室带也有活瓣作用，气流易进难出，咳嗽反射时室带关闭迅速，时间短暂，固定胸部时动作缓慢，关闭持久；室带主要功能为增加胸腔内压力、完成咳嗽及喷嚏动作，大小便、呕吐、分娩及举重时要求固定胸部、升高腹腔压力，此时室带括约肌作用极为重要。

四、吞咽屏气功能

吞咽时喉头上升、喉入口关闭、呼吸受抑制、咽及食管入口开放，这是一个复杂的反射动作。食物到达下咽部时刺激黏膜内机械感受器，会厌向后下倾斜、盖住喉上口、声带关闭，食物沿两侧梨状窝下行进入食道，而不致误入下呼吸道。另外，咳嗽反射能将误入下呼吸道的异物通过防御性反射性剧咳排出异物。喉外肌亦参与吞咽反射，正常吞咽时由于甲舌肌收缩和环咽肌松弛使甲状软骨与舌骨接近、喉头抬高。喉部可通过关闭声门、提高腹腔和胸腔压力来完成咳嗽、呕吐、排便、分娩和上肢用力动作。

⊕ **知识链接**

声带沟

声带沟主要是由于声带发育缺陷引起的，作为发音障碍原因常被忽略，随着喉显微外科发展逐渐为人们所重视。研究发现患者均有持续性声音嘶哑伴疲劳感及气息声、发音无力，多数自幼发病、变声期不明显；频闪喉镜检查在吸入相可见一侧或两侧位于声带游离缘内侧平行于声带的凹陷，发音位声带呈现弓形，声带振动组织僵硬度不同程度的增加，振动幅度、黏膜波减弱或消失，声门上结构出现不同程度的代偿增生及功能亢进。音声学指标中基频、微扰、标准噪音能量值均增加，最大发音时间明显缩短，男性患者尤为突出。

答案解析

目标检测

【A 型题】

1. 喉软骨中最大的是（　　）
    A. 环状软骨 　　　　　B. 会厌软骨 　　　　　C. 甲状软骨 　　　　　D. 杓状软骨

2. 声门张开肌是（　　）
    A. 环杓后肌 　　　　　B. 环杓侧肌 　　　　　C. 杓肌 　　　　　　　D. 环甲肌

3. 属于舌骨上肌群的是（　　）
    A. 颏舌骨肌 　　　　　B. 甲状舌骨肌 　　　　C. 肩甲舌骨肌 　　　　D. 胸骨舌骨肌

4. 喉的下界是（　　）
    A. 环状软骨上缘 　　　　　　　　　　　　　　B. 环状软骨下缘
    C. 第一气管环上缘 　　　　　　　　　　　　　D. 第一气管环下缘

5. 成对的软骨是（　　）
    A. 甲状软骨 　　　　　B. 环状软骨 　　　　　C. 杓状软骨 　　　　　D. 会厌软骨

6. 保持喉气管通畅性最重要的软骨是（　　）
    A. 杓状软骨 　　　　　B. 甲状软骨 　　　　　C. 环状软骨 　　　　　D. 会厌软骨

7. 下列对喉返神经的描述，正确的是（　　）
    A. 迷走神经分支
    B. 支配喉内各肌的运动
    C. 喉的主要感觉神经
    D. 左侧绕锁骨下动脉，右侧绕主动脉弓

8. 声门上区淋巴结主要汇入（　　）
    A. 气管旁淋巴结 　　　　　　　　　　　　　　B. 颈深下淋巴结
    C. 颈深上淋巴结 　　　　　　　　　　　　　　D. 喉前淋巴结

9. 下列关于小儿喉解剖特点的说法，错误的是（　　）
    A. 小儿喉位置较低 　　　　　　　　　　　　　B. 软骨柔软，尚未骨化
    C. 喉内黏膜松弛 　　　　　　　　　　　　　　D. 喉黏膜下淋巴组织及腺体组织丰富

（于振坤　张海东）

书网融合……

本章小结

微课

题库

第三十章　喉部检查法

📖 **学习目标**

1. **掌握**　间接喉镜检查法。
2. **熟悉**　喉外扪诊法。
3. **了解**　直接喉镜，纤维喉镜检查法，喉影像检查法。
4. 学会间接喉镜检查，具备喉部查体能力。

由于喉部位置深在、结构复杂，检查时往往需要借助一些特殊设备。进行喉部检查之前应先询问病史、分析症状，并要注意患者全身情况，包括表情、气色、呼吸等。观察喉部有无畸形、大小是否正常、位置是否在颈前正中、两侧是否对称等。可用手指触诊甲状软骨和环状软骨前部，注意喉部有无肿胀、触痛、畸形以及颈部有无肿大淋巴结或皮下气肿等。可用拇指、示指按住喉体向两侧推移，扪及正常喉关节的摩擦和移动感，如喉癌发展到喉内关节，这种感觉往往消失。进行气管切开术时可以环状软骨弓为标志，找到与其下缘连接的气管。若患者表情痛苦、呼吸困难、口唇发绀等常提示喉部梗阻性疾病。遇有明显喉阻塞时可根据主要病史和症状做出初步诊断，首先解决呼吸困难，抢救患者生命，待病情稳定后再进行常规喉部检查。

一、间接喉镜

间接喉镜的操作方法详见咽科学。进行喉部检查时可根据需要转动和调整镜面角度和位置以求对喉及喉咽部做完整的检查。首先检查舌根、舌扁桃体、会厌谷、喉咽后壁、喉咽侧壁、会厌舌面及游离缘、杓状软骨及两侧梨状窝等处。然后嘱受检者发"衣"使会厌上举，此时可看到会厌喉面、杓会厌襞、杓间区（位于两侧杓状软骨之间）、室带与声带及其闭合情况。正常情况下喉及喉咽左右两侧对称，梨状窝无积液，黏膜呈淡红色，声带呈白色条状。发"衣"声时声带内收，向中线靠拢；深吸气时声带分别向两侧外展，此时可通过声门窥见声门下区或部分气管软骨环。检查时应注意喉黏膜色泽和有无充血、水肿、增厚、溃疡、瘢痕、新生物或异物存留等，同时观察声带及杓状软骨活动情况。间接喉镜检查有时比较困难。导致检查失败的原因包括：舌背向上拱起，不能很好地暴露咽部；咽反射过于敏感，喉镜伸入后受检者屏气甚至呕吐；会厌不能上举或会厌发育不良（婴儿型会厌），掩盖喉入口。为了克服上述各种困难，首先可训练受检者安静呼吸，自然地将舌伸出。有时在初次检查时受检者咽反射突很敏感，经几次训练后尚能顺利接受检查，因此检查者应有充分耐心。若咽反射确实很敏感，可于悬雍垂、软腭和咽后壁处喷以1%丁卡因2~3次，表面麻醉黏膜后再进行检查，绝大多数患者能够完成检查。若根据病情必须做喉部检查，而间接喉镜检查又不成功，可使用纤维喉镜检查、喉动态镜或直接喉镜检查，首选纤维喉镜检查。

二、纤维喉镜

纤维喉镜（fibrolaryngoscope）系统包括纤维内镜、摄像系统、光源、彩色监视器、录像机及彩色影像打印机等，可以观察喉部任何部位，操作简单、应用广泛，使用频率仅次于间接喉镜。优点：①患者痛苦小、创伤小；②操作简便，更利于在自然发音状态下检查喉部的各种病变，不影响发音结构；③镜管末端可接近病变部位，对于颈短、舌体肥厚、咽腔狭小及婴儿型会厌患者检查效果更好；④镜体细软可弯曲，患者不需要特殊体位，对于颈部畸形、张口困难及体弱、危重患者均可进行检查；⑤可与照相机、录摄像设备连接，便于研究及教学。

患者取坐位或卧位，检查前可在鼻、咽喉处施以表面麻醉。检查者左手握镜柄操纵体，右手持镜管远端，经鼻腔、鼻底、鼻咽部进入口咽部；调整远端伸至喉部可观察舌根、会厌谷、会厌、杓会厌襞、梨状窝、室带、喉室、声带、前连合、后连合和声门下区等。若镜管配以负压吸引及活检钳通道，必要时可同时进行吸引及活检。

三、直接喉镜

基本原理：使口腔和喉腔处于一条直线上以便直接喉镜通过，视线直达喉部，进行喉腔内各部检查及手术，如切取喉部活体组织、摘除息肉、切除小肿瘤、取出异物、切除瘢痕组织、扩张喉腔等；导入支气管镜；气管内插管；窒息新生儿气管内吸引。有严重颈椎病变（如骨折、结核）和张口受限者不宜施行硬管直接喉镜检查。

四、频闪喉镜

频闪喉镜（stroboscopy）由频闪光源、硬质内镜（70°、90°）或纤维喉镜、麦克风、脚踏开关、摄像系统及显示系统等组成。检查时环境应安静、光线较暗，患者坐位。麦克风固定于甲状软骨处或直接连接在喉内镜上，将喉内镜伸入患者口咽部，患者平静呼吸，旋转镜头对准喉部。嘱患者发"衣"者，检查者可通过脚踏开关启动并控制声脉冲与闪光光源间相位角从而观察声带振动过程中任何瞬间的动相（缓慢振动）及静止相。观察项目包括声带振动频率、声门上活动、声带振动幅度、黏膜波、非振动部位、声带振动对称性及周期性等。频闪喉镜较纤维喉镜具有放大作用，多为 3 ~ 5 倍，可获得更为清晰的影像，且无鱼眼效应，观察喉功能更全面。

五、喉肌电图

喉肌电图（electromyography，EMG）通过检测喉部在发音、呼吸、吞咽时喉肌生物电活动状况判断喉神经、肌肉功能状态，对神经性喉疾病、吞咽障碍、痉挛性发音困难、喉关节损伤及其他喉神经肌肉病变的诊断及治疗提供科学依据。检查目的是区分正常及异常动作电位、发现并评估肌肉及局部神经病变的严重性，确定喉神经肌肉病变部位、评估自发恢复预后、指导临床手术。

（一）分类

1. 肌电检测 检查者将记录电极经皮插入待测肌肉，观察肌肉在静止状态下、以特殊动作刺激肌肉时所产生的随意动作电位。

2. 神经诱发电位检测 刺激运动神经以观察复合肌肉动作电位。正常肌电图可观察电静息（electrical silence）、插入电位（insertion potential）、单个或多个运动单位电位。

（二）分析

1. 评估静止状态下肌肉、确定肌肉正常或异常、是否有纤维化。轴突退化显示为纤颤电位或正向波形电位（positive wave potential）；慢性去神经支配可表现为复杂的重复性放电；去神经支配可表现为肌纤维束颤电位。

2. 当肌肉收缩力量增加时运动单位募集相（recruitment）数量及速度发生变化。

3. 发现运动单位波形结构。

六、影像学检查法

喉部影像检查方法包括透视、平片、体层片、喉造影和 CT、MRI 扫描等。随着 CT、MRI 的普及，利用喉部 X 线检查肿瘤的机会越来越少。喉部 CT（图 30 - 1）及 MRI 扫描对了解喉部肿瘤位置、大小、范围有一定价值，同时可以了解喉周围间隙、会厌前间隙及喉软骨受累情况；对于颈部淋巴结有无转移及淋巴结被膜外受侵状况有所了解；对于喉癌分期及预后评估更有价值；CT 对于喉部外伤程度、软骨骨折移位程度、呼吸道梗阻状态也有一定诊断价值。

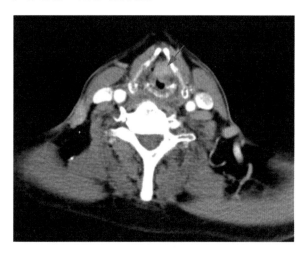

图 30 - 1　喉部增强 CT
显示左侧喉部软组织增厚，不均匀强化，喉腔狭窄

目标检测

答案解析

选择题

1. 不能使喉腔前部暴露得更好的方式是（　）

    A. 使间接喉镜的镜面向水平方向转动

    B. 使间接喉镜的镜面向垂直方向转动

    C. 使患者头后仰

    D. 嘱患者检查时发"衣"声

    E. 牵引钩牵拉会厌喉面向前

2. 能使喉腔后部暴露得更好的方式是（　）

    A. 使间接喉镜的镜面向水平方向转动　　　　B. 使间接喉镜的镜面向垂直方向转动

    C. 使患者头后仰　　　　　　　　　　　　　D. 嘱患者检查时发"衣"声

    E. 以上都不是

3. 直接喉镜检查的适应证不包括（　）

    A. 间接喉镜检查不成功者　　　　　　　　　B. 喉部活检

    C. 声带息肉摘除　　　　　　　　　　　　　D. 支气管镜检查下管困难者

    E. 颈椎外伤后

4. 不属于直接喉镜的是 （　　）

  A. 支撑喉镜　　　B. 前连合喉镜　　　C. 悬吊喉镜　　　D. 纤维喉镜　　　E. 侧裂直接喉镜

5. 间接喉镜检查时，镜内所见喉部的影像与真实的喉部位置是 （　　）

  A. 前后倒置，左右不变　　　　　　　　　B. 前后不变，左右相反

  C. 前后倒置，左右相反　　　　　　　　　D. 前后及左右均不变

  E. 以上都不是

6. 间接喉镜下，声带及室带的正常颜色为 （　　）

  A. 声带为白色，室带为红色　　　　　　　B. 声带为红色，室带为白色

  C. 声带和室带均为白色　　　　　　　　　D. 声带和室带均为红色

  E. 以上都不是

7. 喉部触诊时所及喉的摩擦感是 （　　）

  A. 舌骨和颈椎接触摩擦所产生　　　　　　B. 甲状软骨和颈椎接触摩擦所产生

  C. 甲状软骨和舌骨接触摩擦所产生　　　　D. 甲状软骨和环状软骨接触摩擦所产生

  E. 环状软骨和颈椎接触摩擦所产生

8. 喉部检查中最常用、最简便的检查方法是 （　　）

  A. 间接喉镜　　　B. 直接喉镜　　　C. 纤维喉镜　　　D. 喉动态镜　　　E. 电子喉镜

9. 造成间接喉镜检查困难的原因不包括 （　　）

  A. 舌短而厚　　　B. 舌系带太短　　　C. 会厌太长　　　D. 口底肿胀　　　E. 下颌骨宽大

10. 直接喉镜的禁忌证不包括 （　　）

  A. 颈椎脱位　　　B. 颈椎外伤　　　C. 颈椎结核　　　D. 重度衰弱　　　E. 上呼吸道急性感染

（冯国栋　张立芹）

书网融合……

本章小结

题库

第三十一章 喉部症状学

学习目标

1. **掌握** 喉部常见症状。
2. **熟悉** 吸气性呼吸困难的分类。
3. **了解** 喉痛、声嘶的病因及鉴别。
4. 学会识别喉部常见症状，具备判断呼吸困难轻重的能力。

喉为发声、呼吸的重要器官，并在吞咽过程中起重要作用。喉部常见疾病症状多与上述功能有关，包括喉痛、声嘶、喉鸣、呼吸困难、咯血、吞咽困难等。

一、喉痛

喉痛（pain of the larynx）：因喉部病变进程、范围、性质及个人耐受程度而异。

1. 急性炎症 疼痛通常放射至耳部，喉部触痛明显。急性会厌炎及会厌脓肿发病急、疼痛较为剧烈、吞咽时加重；喉软骨膜炎及喉关节炎疼痛相对较轻。

2. 慢性炎症 喉部微痛不适，伴异物感及干燥感。

3. 喉结核 浸润溃疡期喉部疼痛剧烈，尤其是当会厌、杓状软骨、杓会厌襞受侵时可伴有吞咽疼痛、吞咽困难，从而影响进食。

4. 恶性肿瘤 肿瘤晚期合并感染时可出现疼痛。当肿瘤向喉咽部发展时疼痛可放射至同侧耳部，并可引起吞咽痛。

5. 外伤 喉部创伤、呼吸道烧伤、腐蚀伤、放射线损伤及喉部异物刺激等常导致喉部疼痛。

二、声嘶

声带非正常振动表现为声音嘶哑（hoarseness），由于不同原因引起声带增厚及僵硬程度增加、关闭相声门裂隙增大所致，可出现粗糙声、气息声、耳语声甚至完全失声等。引起声音嘶哑的常见原因如下。

1. 先天性发音障碍 喉蹼、声带发育不良、杓状软骨移位等引起声音嘶哑，出生后即出现。

2. 炎症 急性炎症发病急，轻者声音粗糙、发音费力，重者由于喉部分泌物较多且黏稠、声带充血肿胀、声门闭合不良、声音嘶哑明显，可出现失声，并伴有全身不适。喉白喉时黏膜肿胀伴白膜形成，发音嘶哑无力。慢性炎症缓慢发病，初为间断性，用声过度后声嘶加重，后逐渐发展成为持续性声音嘶哑。反流性咽喉炎所致的发音障碍除声音嘶哑外，还常伴有咽部异物感、较多黏痰、经常咽痛等。

3. 发音滥用 用声不当所致慢性机械性损伤、声带磨损、上皮增厚，可见于声带小结、声带息肉、任克层水肿等。

4. 肿瘤 直接损伤声带或者损伤喉返神经导致声带麻痹引起声嘶。良性肿瘤声音嘶哑发展缓慢，恶性肿瘤声音嘶哑可在短期内进行性加重，甚至完全失声。

5. 外伤 各种原因外伤、异物、手术等原因导致声带局部形成瘢痕。

6. 声带麻痹 中枢神经系统、周围神经系统或肌源性疾病所致声带麻痹均可出现不同程度的声音嘶哑，症状严重程度多取决于麻痹声带位置及喉功能代偿程度。喉上神经麻痹声音低而粗糙，不能发高音，双侧喉上神经麻痹可伴有饮食、唾液误吸入呼吸道引起呛咳；单侧喉返神经麻痹表现为不同程度声门关闭不全，发音嘶哑易疲劳，伴有误吸或气息声，对侧代偿后也可无明显症状；双喉返神经瘫痪引起声带麻痹，双声带固定于中间位，发音低哑、无力、不能持久，可出现耳语声并伴有不同程度的呼吸困难。迷走神经损伤不仅破坏喉运动神经，同时咽肌亦失神经支配。颈部手术所致迷走神经损伤往往伴有其他脑神经损伤症状。

7. 癔症性声嘶 喉部结构正常，多突发声音嘶哑，自耳语至完全失声程度不同，但咳嗽、哭笑声正常，声嘶恢复快，可复发。

8. 其他 由于年龄、性别及激素水平变化等导致在变声期、女性月经期及老年阶段出现不同程度的声音嘶哑。

三、喉鸣

喉部病变导致喉腔变窄，呼吸时气流通过狭窄管腔产生喉鸣（laryngeal stridor），是喉部的特有症状之一。由于发病年龄及病变部位不同，喉鸣特性也不同。病变在声带或声带以上者为吸气性喉鸣；病变在声带以下者为双重性或呼气性喉鸣；狭窄严重者多出现高调喉鸣。小儿喉腔小、组织松弛，易发生喉鸣。喉鸣原因如下。

1. 先天性喉鸣 由于喉部畸形、喉蹼、甲状软骨、环状软骨发育不良或喉组织松弛等所致。出生后即出现，可为间歇或持续性，活动后加重、安静或睡眠时减轻。

2. 炎症 急性炎症如急性喉气管支气管炎、急性会厌炎、急性喉水肿等伴发急性喉梗阻，儿童常见。发病急、喉鸣明显，可同时伴有三凹征及不同程度的呼吸困难及呼吸道感染征象。

3. 外伤 喉外伤、异物梗阻均可引起明显喉鸣并伴有呼吸困难。

4. 喉肌痉挛 多发生于体弱、发育不良儿童，也可发生于血钙过低者，多夜间发病。起病急、睡眠中突然惊醒，有呼吸紧迫及窒息感，发作时间短。

5. 神经性 双侧喉返神经麻痹常伴有吸气性喉鸣及呼吸困难。

6. 阻塞（压迫）性 良、恶性肿瘤阻塞喉腔可引起喉鸣，以喉内肿瘤阻塞多见。良性肿瘤发病较为缓慢，恶性肿瘤起病即伴有呼吸困难症状。

四、呼吸困难

呼吸困难是呼吸功能不全的主要症状，患者主观上感到气体不足，客观上表现为呼吸费力，严重时出现鼻翼扇动、发绀、辅助呼吸肌参与呼吸运动，可有呼吸频率、深度及节律异常。

（一）分类

1. 吸气性呼吸困难 多见于上呼吸道（喉、气管、大支气管）狭窄或阻塞。表现为吸气费力、吸气时间延长、吸气时胸腔内负压加大，严重时呼吸肌极度紧张、胸廓周围软组织出现凹陷，于胸骨上窝、锁骨上窝及肋间隙发生凹陷，称为三凹征，当剑突下亦发生凹陷时称为四凹征。喉源性呼吸困难即由于各种原因所致喉腔狭窄，吸气时空气不能通畅地进入气管、支气管及肺内，从而导致吸气性呼吸困难并伴高调吸气性喉鸣，同时可伴有声音嘶哑。

2. 呼气性呼吸困难 下呼吸道病变所致。主要表现为呼气费力，呼气时间延长，呼吸频率缓慢并伴有哮鸣音，无三凹征。可见于肺气肿、支气管痉挛、痉挛性支气管炎等。

3. 混合性呼吸困难　上下呼吸道均有病变，导致吸气与呼吸均感费力，呼吸频率增加，呼吸运动受限。

（二）喉源性呼吸困难的病因

1. 先天性喉畸形　喉蹼、喉囊肿、喉软骨畸形或声门下梗阻等。

2. 喉感染性疾病　小儿急性喉炎、急性会厌炎、急性喉气管支气管炎、喉白喉、喉结核等。

3. 喉外伤　喉钝挫伤、创伤、烫伤、腐蚀伤和喉异物等。

4. 喉神经性疾病　双侧喉返神经麻痹、喉痉挛等。

5. 喉水肿　药物过敏、血管神经性水肿及全身疾病均可引起喉水肿。

6. 喉肿瘤　良性肿瘤如喉乳头状瘤、纤维瘤、血管瘤、软骨瘤等，其中小儿乳头状瘤在出生后不久即可出现呼吸困难。恶性肿瘤在晚期可出现呼吸困难。

五、咯血

咯血（hemoptysis）是指喉或喉部以下呼吸器官出血，经咳嗽动作从口腔排出。喉炎、喉血管瘤、喉外伤、喉异物、喉结核、喉癌等均可引起咯血或痰中带血。

六、吞咽困难

吞咽困难（dysphagia）指患者吞咽费力，食物通过口、咽或食管时有梗阻感，吞咽时间较长，伴或不伴有吞咽痛，严重时甚至不能咽下食物。吞咽困难患者感到吞咽过程明显延长，并可相当准确地感觉到梗阻部位。喉部疾病由于喉部疼痛、肿胀或压迫也可引起吞咽困难。引起吞咽困难的喉部疾病如下。

1. 急性炎症　急性会厌炎或会厌脓肿由于会厌肿胀吞咽时会厌后倾困难，使食物下行受阻，同时由于吞咽时疼痛加剧可引起吞咽困难，严重时唾液亦不能下咽；喉软骨膜炎及喉关节炎由于疼痛及肿胀可引起吞咽困难。

2. 喉水肿　会厌、杓会厌襞、杓状软骨后水肿引起梨状窝狭窄导致吞咽困难。

3. 喉结核　病变位于会厌、杓会厌襞、杓状软骨等处，特别是发生溃疡时常常伴有吞咽痛及吞咽困难。

4. 喉神经病变　吞咽时喉部失去保护作用，食物或唾液常误咽入气管而发生呛咳导致吞咽困难，并常伴吸入性肺炎。喉神经病变常由中枢神经病变引起，包括脊髓空洞症、播散性硬化、延髓型脊髓灰质炎、脑肿瘤、脑出血及小脑下后动脉栓塞等。

5. 喉肿瘤　较大良性肿瘤或恶性肿瘤晚期常发生吞咽困难。

⊕ **知识链接**

阻塞性呼吸困难

广义的阻塞性呼吸困难指呼吸器官的任何部位发生狭窄或阻塞，阻碍气体交换而引起的呼吸困难。狭义的阻塞性呼吸困难指气管隆凸以上的呼吸道发生狭窄或阻塞所引起的呼吸困难。阻塞性呼吸困难主要包括吸气性呼吸困难和呼气性呼吸困难。吸气性呼吸困难主要表现为吸气运动加强，吸气时相延长，故吸气深而慢。吸气时可有喉喘鸣和三凹征（或四凹征）。呼气性呼吸困难主要表现为呼气运动加强，呼气时相延长，呼气由被动动作转变为主动动作。

目标检测

答案解析

选择题

1. 吞咽困难最常见的合并症是（　　）

 A. 呼吸困难 B. 重度营养不良 C. 误吸   D. 吸入性肺炎 E. 衰弱

2. 防止误吸最重要的解剖结构是（　　）

 A. 会厌   B. 舌根   C. 披裂   D. 声带   E. 室带

3. 引起吞咽困难最常见的因素是（　　）

 A. 卒中后遗症   B. 帕金森病

 C. 老年退行性改变   D. 重症肌无力

 E. 运动神经元病

4. 患者受凉后自觉咽痛，吞咽时加重，伴发热，说话时口齿含混不清，检查口咽黏膜和扁桃体无明显红肿。患者无声嘶。应首先考虑（　　）

 A. 急性喉炎   B. 急性会厌炎

 C. 急性喉气管支气管炎   D. 环杓关节炎

 E. 喉结核

5. 发生于声带的病变首发症状是（　　）

 A. 声嘶   B. 喉痛   C. 喉喘鸣   D. 咯血   E. 呼吸困难

6. 下列疾病可无声嘶症状的是（　　）

 A. 急性会厌炎 B. 急性喉炎 C. 声带息肉 D. 声带小结 E. 声带癌

7. 双侧喉返神经不完全麻痹时，突出的症状是（　　）

 A. 声嘶   B. 呛咳   C. 吞咽困难 D. 呼吸困难 E. 喉喘鸣

8. 声带息肉最主要的症状是（　　）

 A. 声嘶   B. 喉痛   C. 咳嗽   D. 咽喉异物感 E. 喉干燥感

9. 慢性喉炎的主要症状是（　　）

 A. 声嘶   B. 喉痛   C. 咯血   D. 呼吸困难 E. 吞咽困难

10. 吞咽时，食团最大的阻力来源于（　　）

 A. 中咽缩肌 B. 下咽缩肌 C. 环咽肌   D. 环甲肌   E. 颏舌肌

（冯国栋　张立芹）

书网融合……

   本章小结   题库

第三十二章 喉部急性炎性疾病

PPT

学习目标

1. **掌握** 急性喉炎、会厌炎、小儿喉炎的临床表现、诊断要点和治疗原则。
2. **熟悉** 急性喉炎、会厌炎、小儿喉炎的实验室检查。
3. **了解** 急性喉炎、会厌炎、小儿喉炎的病因及预防。
4. 学会喉部急性炎症的检查及诊断，具备喉部急性炎症的应急处置能力。

案例引导

案例 患者，男，45 岁。以咽喉疼痛伴发热 3 天入院。3 天前患者饮酒后出现咽喉疼痛、吞咽时加重，发音有口若含物感；伴发热，体温达 38.6℃，口服阿斯匹林后体温下降。但咽喉疼痛未见好转入院。查体：T 38.1℃，P 90 次/分，R 25 次/分，BP 124/67mmHg。咽充血，双侧扁桃体Ⅱ度大，未见脓点。纤维喉镜检查：会厌舌面呈半球形充血肿胀。血常规：WBC 15.01×10^9/L。胸片：双肺纹理增强。

讨论 该患者诊断为什么疾病？应如何治疗？

一、急性喉炎

急性喉炎（acute laryngitis）为喉黏膜急性卡他性炎症，是好发于冬、春季节的急性呼吸道感染性疾病。

（一）病因

本病常与急性鼻炎、急性咽炎同时存在或继发于上述疾病。

（1）感染，多为病毒感染，后继发细菌感染。

（2）有害气体或粉尘过多吸入。

（3）用声过度。

（4）喉外伤。

（5）烟酒过度。

（二）临床表现

（1）声嘶 急性喉炎主要症状，开始声音粗糙低沉，以后变为沙哑，严重者完全失音。

（2）咳嗽、咳痰 喉黏膜发生卡他性炎症引起分泌物增多。

（3）喉痛 发声时疼痛加重，伴有喉部不适、干燥和异物感。

（4）呼吸困难 小儿多见，呈吸气性呼吸困难。

（5）鼻塞、流涕、咽痛等。

（6）全身症状 畏寒、发热、乏力等。

（三）检查

喉镜检查可见喉黏膜不同程度充血，声带由白色变为粉红色或红色，严重时可见声带黏膜下出血，但两侧声带运动正常。

（四）诊断

感冒或用声过度后出现声嘶等症状，喉镜检查可见喉黏膜充血水肿，尤其是声带充血，即可做出急性喉炎诊断。

（五）治疗

1. 抗炎治疗，给予足量抗生素、适量糖皮质激素。
2. 呼吸不畅或呼吸困难者给予吸氧、吸痰及雾化吸入，呼吸困难加重者随时准备气管切开。
3. 控制用声，休息声带。
4. 全身支持治疗，尤其小儿。

⊕ 知识链接

急性上呼吸道感染

70%～80%的急性上呼吸道感染由病毒引起，20%～30%由细菌感染直接或继发于病毒感染。人类在气候变化、淋雨或过度疲劳等导致机体防御功能降低时，可通过存在于上呼吸道或侵入的病原体诱发本病发生。因患病后产生的免疫力弱而短暂，加上机体对不同病毒的感染无交叉免疫，故可多次感染，尤其是年幼体弱者。病理表现为鼻腔及咽黏膜充血、水肿、炎性渗出，继发细菌感染后可出现脓性分泌物。治疗措施主要有隔离、对症、支持治疗等。

二、急性会厌炎

急性会厌炎为喉科急重症之一。目前分为急性感染性会厌炎和急性变态反应性会厌炎：前者是以会厌为主的急性非特异性感染性炎症；后者属于 I 型变态反应。

（一）病因

（1）感染为最常见的病因，以 B 型流感嗜血杆菌居多，其他包括金黄色葡萄球菌、链球菌、肺炎链球菌、类白喉杆菌和卡他奈瑟球菌等。

（2）外伤、异物、创伤、食物刺激、有害气体、放射线损伤等。

（3）邻近组织感染累及会厌，急性扁桃体炎、咽炎、口腔炎、鼻炎及鼻窦炎等蔓延至声门上黏膜。

（4）变态反应因素。

（5）会厌囊肿感染形成会厌脓肿。

（二）临床表现

1. 症状

（1）全身中毒症状　发热、畏寒，并有全身不适等。

（2）咽喉疼痛　吞咽时加剧。

（3）呼吸困难　以吸气性呼吸困难为主，伴有高调吸气性喘鸣声。如病情恶化可迅速窒息。

（4）吞咽困难　轻者咽部阻塞感，重者饮水呛咳。

2. 查体　间接喉镜或纤维喉镜可见会厌舌面充血肿胀，甚至肿胀成球状。由于会厌严重肿胀无法抬举，无法窥清声门。患者咳嗽声基本正常，发声时似口含有物。对于儿童，利用压舌板压下舌根即可见会厌游离缘充血肿胀。

（三）辅助检查

1. 实验室检查　白血细胞总数增加，常在 1.0 万～2.5 万/mm³ 之间，中性粒细胞增多。

2. 影像学检查　一般很少应用，对于不易检查患儿，喉部侧位平片有助于诊断。

（四）诊断及鉴别诊断

1. 诊断　对于急性喉痛且吞咽加重者，口咽部检查无特殊病变或有炎症但不足以解释症状时，应考虑急性会厌炎。由于急性会厌有缓慢型和急速型者，对此病应高度重视。

2. 鉴别诊断

（1）急性喉气管支气管炎　多见于 3 岁以下小儿，常有轻微咳嗽、哮喘性干咳、声音嘶哑及吸气性呼吸困难等。

（2）喉白喉　有流行病史，常见于儿童。起病缓慢，全身中毒症状较严重，常有"空空"咳嗽声、进行性呼吸困难、声音嘶哑等症状。

（3）会厌囊肿　慢性病，多无全身症状。间接喉镜、硬管喉镜和纤维喉镜检查均可确诊。

（五）治疗

1. 高度重视，出现呼吸困难或者呼吸较粗者应准备好气管切开等抢救措施，及时收住院严密观察。

2. 使用抗生素和糖皮质激素抗感染、消除水肿。

3. 纠正全身状况，注意水、电解质平衡。

4. 若发现会厌脓肿，做好抢救措施，及时做脓肿切开。若是会厌囊肿感染形成的脓肿可在急性炎症控制后行 CO_2 激光会厌囊肿切除。

三、小儿急性喉炎

小儿急性喉炎（acute laryngitis in children）是指小儿以声门下区为主的喉黏膜急性炎症，多见于冬春季节。小儿喉腔狭小、喉内黏膜松弛、喉黏膜下淋巴组织丰富，炎症易致肿胀造成喉腔狭窄，出现呼吸困难；喉软骨柔软、黏膜及黏膜下层附着疏松，炎症易于蔓延；咳嗽反射差、分泌物不易咳出；神经系统不稳定、易受炎症激惹发生喉痉挛；由于小儿抵抗力和免疫力差，故症状多较严重。

（一）病因

多由病毒引起，常继发于急性鼻炎、咽炎。病毒以副流感病毒居多，其他如腺病毒、流感病毒、麻疹病毒等；继发细菌感染如金黄色葡萄球菌、乙型链球菌、肺炎链球菌等。

小儿急性喉炎亦可为流行性感冒、肺炎、麻疹、百日咳、猩红热、水痘等急性传染病的前驱症状。

（二）临床表现

起病急，多有发热、声嘶和咳嗽等。早期以喉痉挛为主，声音嘶哑并不严重，可有阵发性犬吠样咳嗽或呼吸困难，也可夜间突然发病、声嘶、频繁咳嗽。严重者可出现吸气性呼吸困难、三凹征、烦躁不安、出汗、发绀，若不及时救治可能致命。

（三）诊断及鉴别诊断

1. 诊断　根据病史、症状和体征可以初步做出诊断。具备条件且患儿合作时可做间接喉镜、纤维喉镜等检查明确诊断。血氧饱和度检测对于诊断和病情动态检测有益。

2. 鉴别诊断

（1）气管支气管异物　起病急，异物吸入史，影像学检查可以辅助诊断。

（2）小儿喉痉挛　常见于较小婴儿。

（3）先天性喉病　如先天性喉软化症等。

（4）急性传染病。

（四）治疗

1. 解除喉梗阻导致呼吸困难，及时给予足够抗生素、适量激素抗炎和消肿，随时准备进行气管切开解除呼吸困难。

2. 吸氧、解除痉挛、化痰，保持呼吸道通畅可用蒸汽或雾化吸入等。

3. 保持环境安静、减少患儿哭闹。

4. 加强全身支持疗法，严重者动态监护。

目标检测

答案解析

一、选择题

1. 不符合急性喉炎临床表现的是 （ ）

    A. 声音嘶哑   B. 咳嗽、咳痰   C. 喉痛   D. 吞咽困难

2. 急性喉炎的治疗错误的是 （ ）

    A. 全身使用足量抗生素和糖皮质激素   B. 雾化吸入糖皮质激素

    C. 重度呼吸困难，可给予气管切开   D. 耳语讲话不受影响

3. 急性会厌炎最主要的原因是 （ ）

    A. 病毒感染   B. 异物   C. 细菌感染   D. 外伤

4. 急性会厌炎一般不会出现 （ ）

    A. 吞咽疼痛   B. 畏寒、高热   C. 声音嘶哑   D. 剧烈咽喉痛

5. 急性会厌炎最严重的情况是 （ ）

    A. 吞咽困难   B. 咽喉疼痛   C. 败血症   D. 吸气性呼吸困难

6. 小儿急性喉炎的特征性表现是 （ ）

    A. 声嘶   B. 喉痛   C. 犬吠样咳嗽   D. 畏寒、发热

7. 小儿急性喉炎会引起 （ ）

    A. 混合性呼吸困难   B. 呼气性呼吸困难

    C. 吸气性呼吸困难   D. 以上都不是

8. 小儿急性喉炎发生的原因不正确的是 （ ）

    A. 小儿喉腔小   B. 喉软骨软，黏膜与黏膜下层附着紧密

    C. 黏膜下淋巴组织及腺体组织丰富   D. 小儿咳嗽能力差，分泌物不易排出

二、简答题

1. 急性会厌炎的诊断要点及处理原则如何？

2. 小儿急性喉炎有哪些临床特点？

（于振坤　张海东）

书网融合……

本章小结   题库

第三十三章 喉部慢性炎性疾病

PPT

学习目标

1. **掌握** 慢性喉炎、声带小结、声带息肉及任克水肿的临床表现、诊断要点和治疗原则。
2. **熟悉** 慢性喉炎、声带小结、声带息肉及任克水肿的实验室检查。
3. **了解** 慢性喉炎、声带小结、声带息肉及任克水肿的病因及预防。
4. 学会喉部慢性炎症的诊断要点，具备喉部慢性炎症诊疗的能力。

案例引导

案例 患者，男，32 岁。主诉声嘶半年。半年前无明显诱因出现声音嘶哑，偶有喉部异物感，声音嘶哑进行性加重，无咳嗽、咳痰、发热、呼吸困难等。查体：T 36.5℃，P 75 次/分，R 20 次/分，血压 120/70mmHg。咽部充血，双侧扁桃体Ⅱ度大，无脓性分泌物。纤维喉镜检查：双侧声带活动正常，右声带前中 1/3 处可见粉红色半球形新生物、表面光滑，声门关闭不全、声带闭合呈漏斗状。

讨论 患者诊断为哪种疾病？如何治疗？

第一节 慢性喉炎

慢性喉炎（chronic laryngitis）为喉部黏膜的慢性炎症，可波及黏膜下层及喉内肌。根据病变程度不同分为慢性单纯性喉炎（chronic simple laryngitis）、慢性肥厚性喉炎（chronic hypertrophic laryngitis）和慢性萎缩性喉炎（chronic atrophic laryngitis）。

（一）病因

1. 感染因素 急性喉炎反复发作或迁延不愈、鼻-鼻窦感染向下蔓延或肺、气管支气管感染分泌物长期刺激喉黏膜导致。

2. 发音损伤 发声不当、过度用声等，常见于教师、演员、歌唱家等，长期高声讲话、过高、过长时间演唱均可以导致本病。

3. 职业因素 物理及化学物质长期刺激咽喉部，如粉尘、化学药品、高温环境及过度烟酒等。

4. 其他因素 全身性疾病（心、肾疾病，糖尿病，风湿病等）使血管功能紊乱或喉部黏膜长期淤血，继发慢性喉炎。

（二）病理

初期，黏膜弥漫性充血、腺体分泌增加和淋巴细胞浸润，黏膜肿胀、浸润可向深层甚至喉内肌浸润，表现为典型慢性单纯性喉炎；若致病因素持续存在，病变继续发展，则有纤维变性及腺体萎缩，黏膜上皮由纤毛上皮变为多层鳞状上皮，黏膜由暗红色转变为灰蓝色并增厚，腺体分泌减少，演变为慢性肥厚性喉炎。

（三）临床表现

1. 症状

（1）声音嘶哑　发音低沉、无力、粗糙，不能长时间讲话。晨起加重，待活动或分泌物咳出后声嘶改善。

（2）喉部分泌物增多，讲话前常需要咳嗽清嗓。

（3）喉部干燥或疼痛。

2. 查体

（1）慢性单纯性喉炎　喉黏膜弥漫性充血，黏膜表面附着稠厚黏液，声门运动时可见声带之间黏液丝。

（2）慢性肥厚性喉炎　喉黏膜肥厚，杓间区明显；声门闭合不良，室带肥厚遮盖部分声带。

（3）慢性萎缩性喉炎　喉黏膜干燥、变薄而发亮，喉腔可见痂皮，声带张力减退，声门闭合不全。

（四）诊断

根据症状和喉镜检查不难做出正确诊断，注意与急性喉炎、喉异物、喉白喉、声带小结、喉返神经麻痹、喉结核、喉乳头状瘤、喉癌等相鉴别。

（五）治疗

1. 去除病因　积极治疗鼻 - 鼻窦炎和气管支气管炎，避免继续接触有害气体和粉尘等刺激因素。

2. 合理用声　避免嗓音滥用。

3. 糖皮质激素　局部超声雾化或蒸气吸入。

4. 其他　中医中药治疗。

⊕ **知识链接**

反流性喉炎

反流性喉炎是喉炎的一种特殊类型，亦称酸性喉炎，是因为食管下端括约肌短暂松弛导致酸性胃液向食管反流到达喉部引起，可能与胃酸的直接刺激和通过迷走神经反射引起慢性咳嗽有关。临床表现有声音嘶哑、持续干咳、胸骨后烧灼感等；检查可见喉部尤其是喉的后部黏膜红斑或白斑状改变，严重者可见声带溃疡或息肉；治疗可用抗酸药如奥美拉唑等以及局部消炎，促进溃疡愈合。

第二节　声带小结

声带小结（vocal nodule）多见于男孩及成年女性，常双侧发病。

（一）病因

多因长期用声不当或用声过度所致。双侧声带反复、硬性对抗运动及高速呼气气流作用导致声带组织损伤，声带前、中 1/3 交界处为发音时最大气流冲击处。其他因素包括心理因素、过敏、内分泌失调、呼吸道感染、烟雾刺激、声带水肿、慢性咳嗽及胃食管反流等。

（二）病理

长期声带局限性充血和水肿导致上皮增厚、潜在间隙透明样变性形成小结，任克层、声韧带、肌层不受影响。分类：①软性小结，发音不当及疲劳所致局限性炎性改变伴有水肿，质软、表面脆；②硬性小结，发音不当致病变声带白厚、纤维化明显。

（三）临床表现

1. 声嘶 间歇性或持续性发作，声嘶程度与小结位置、类型、体积有关。

2. 音域改变 不能高调，音域降低。

3. 发音疲劳 早期为间歇性。

4. 咽喉部疼痛 可伴有不同程度咽喉部不适等。

（四）检查

喉镜检查可见声带游离缘前、中1/3交界处局限性、对称性黏膜肿胀或结节性突起，发音时声门呈漏斗样关闭不全，频闪喉镜发现声带黏膜波减低，硬性小结黏膜波常不对称。

（五）诊断与鉴别诊断

声带小结诊断不难，但应与黏膜下潴留囊肿、声带息肉、喉癌等相鉴别。

（六）治疗

1. 首选发声训练 指导患者正确发音。

2. 雾化吸入或蒸气吸入 有利于声带炎症消散吸收。

3. 支撑喉镜下声带小结切除术 保守治疗无效时采用手术治疗，注意保护声带游离缘正常黏膜、精细操作，有利于术后声带振动功能的恢复。

🜨 知识链接

痉挛性发音障碍

痉挛性发音障碍（spasmodic dysphonia，SD）是一种中枢运动神经系统病变，发音时喉部肌肉非随意运动。病因和发病机制不明，流行病学调查提示女性多发。根据喉部肌肉痉挛时声带开放、关闭位置不同分为三种类型：内收型、外展型、混合型。诊断主要依靠病态声音特征的感性判断，需神经科医师、嗓音医师、耳鼻喉科医师联合组成诊疗小组共同工作。治疗方案主要是对症治疗、缓解声带痉挛状态，尚无根治方法。

第三节 声带息肉

（一）病因

1. 长期发声不当与过度用声 导致声带黏膜下血管破裂形成血肿，周围组织发生局部循环障碍，出现继发性水肿、血管扩张等继发淋巴细胞浸润的炎症变化，即"循环障碍 - 出血学说"。发声过度或不当发声的机械作用引起声带血管扩张、通透性增加造成声带局部水肿，而水肿在声带振动时又加重声带创伤，从而形成息肉，即"机械创伤学说"。

2. 继发于上呼吸道感染 在此基础上再滥用声带发声容易形成声带息肉。

3. 吸烟 可刺激声带使血浆渗入到任克间隙，逐渐加重导致声带息肉。

4. 内分泌紊乱 声带息肉多见于更年期女性，可能与雌激素有关；甲状腺功能亢进或减退也可导致声带息肉。

5. 其他 变态反应因素。

（二）病理

声带膜部边缘上皮下任克间隙发生局限性水肿，血管扩张或出血。上皮层通常正常，但在疾病发展过程中可以变薄或伴有不同程度的棘细胞增生及角化。陈旧性病变可以发现淀粉样蛋白沉积及纤维变性。

（三）临床表现

1. 声音嘶哑 广基息肉较带蒂息肉对声带振动及发音影响更大。

2. 音域及音调改变 音域减低、音调单调。

3. 发音疲劳 引起声带振动所需声门下压增加导致发音易疲劳，最长发音时间缩短。

4. 喉部不适 可伴有喉部异物感。

（四）检查

在一侧或双侧声带前、中 1/3 附近有带蒂或广基半透明淡红色或白色肿物、表面光滑，声门关闭不全，声带振动不对称。

（五）诊断与鉴别诊断

声带息肉诊断不难，应与声带小结、喉癌、喉乳头状瘤等相鉴别。

（六）治疗

有效治疗手段为手术切除。两种方式：喉显微器械切除术和 CO_2 激光切除术。注意操作应该在任克层的浅面进行，保护声带正常黏膜及声韧带，避免前连合损伤，术后发音休息 4~6 周。

🌐 知识链接

CO_2 激光物理特性

1. CO_2 激光波长 10.6μm，光亮及强度可以调控。

2. 正确掌握聚焦距离时激光切缘产生 10~50μm 的破坏（5~10 个细胞）。

3. 深层组织穿透能力为 0.1mm，所以热损伤小，对于深部组织的影响小，可以做表面组织的切割和汽化。

4. 影响组织损伤的因素包括激光的功率、组织机械特性以及切割组织的含水量和热弥散特性。

第四节　任克水肿

任克水肿（Reinke edema）为慢性喉炎的特殊形式，曾称息肉样声带炎、息肉样喉炎、息肉样退行性变、慢性肥厚性喉炎等。水肿位于声带黏膜下任克间隙，多位于声带上表面或喉室，常为双侧非对称性。

（一）病因

过度发音、吸烟影响最大，常发生于女性吸烟者。另外，与咽喉反流因素有关。

（二）病理

固有层表面广泛、弥漫性肿胀。水肿影响固有层浅层，声韧带、肌层、基底膜不受影响。声带鳞状上皮下细微蜂窝状网状结构内可发现凝胶状液体沉积，早期沉积物清亮、相对稀薄；随着病程进展，沉积物变得黏稠，近似胶耳。病变最初位于声带上表面、喉室，进而累及声带游离缘上唇、下唇，水肿严重时可导致吸气时声带膜部完全闭合。

（三）临床表现

1. 水肿范围不同可引起不同临床症状　声音低沉伴或不伴有声音嘶哑，水肿范围较大者可以表现为活动时气短。

2. 检查　双侧声带梭形、膨胀性水肿，表面光滑、黏膜透明，毛细血管网清晰可见或黏膜呈红色、血管瘤样。依据水肿范围和严重程度分为三度（图 33 – 1）：Ⅰ度，吸气时声带前 1/3 闭合；Ⅱ度，吸气时声带前 2/3 闭合；Ⅲ度，吸气时声带膜部全长闭合。

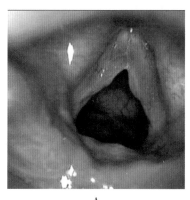 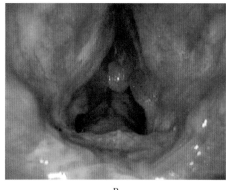 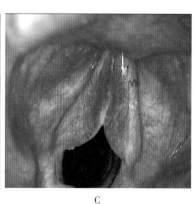

A　　　　　　　　　　　　　　B　　　　　　　　　　　　　　C

图 33 – 1　任克水肿的表现

A. Ⅰ度，吸气时声带前 1/3 闭合；B. Ⅱ度，吸气时声带前 2/3 闭合；C. Ⅲ度，吸气时声带膜部全长闭合

（四）治疗

喉显微外科手术附加发音矫治，CO_2 激光及显微缝合技术的应用有利于声带振动功能的恢复和有效避免粘连等并发症。

目标检测

答案解析

一、选择题

1. 慢性喉炎的主要症状是（　　）

　　A. 咳嗽　　　　　　　　　B. 呼吸困难　　　　　　C. 喉部不适　　　　　　D. 声嘶

2. 声带小节的好发部位为（　　）

　　A. 声带前、中 1/3 交界　　　　　　　　B. 声带后 1/3

　　C. 声带中、后 1/3 交界　　　　　　　　D. 声带全长

3. 两侧室带前部靠拢，遮盖声带前部，声带充血肥厚，边缘变钝，诊断为（　　）

　　A. 慢性单纯性喉炎　　　　　　　　　　B. 声带息肉

　　C. 慢性萎缩性喉炎　　　　　　　　　　D. 慢性肥厚性喉炎

4. 声带息肉诊断中，最主要的检查是（　　）

　　A. 喉部 CT　　　　　　　　　　　　　B. 电子喉镜检查

C. 嗓音分析　　　　　　　　　　　　　D. 喉部 X 线检查

5. 声带小结形成原因，不正确的是（　　）

A. 长期用声过度或用声不当　　　　　　B. 一次强烈发声后引起

C. 急性喉炎反复发作或迁延不愈　　　　D. 下呼吸道慢性炎症刺激

6. 声带息肉手术目前最常用的方法（　　）

A. 电子喉镜下切除　　　　　　　　　　B. 间接喉镜下切除

C. 支撑喉镜下 CO_2 激光切除　　　　　　D. 喉裂开切除

7. Ⅱ度任克水肿是指（　　）

A. 吸气时声带前 1/3 闭合　　　　　　　B. 吸气时声带前 2/3 闭合

C. 吸气时声带膜部全长闭合　　　　　　D. 吸气时声带后 1/3 闭合

二、简答题

1. 简述三种不同类型的慢性喉炎的鉴别要点。

2. 声带小结与声带息肉的鉴别要点有哪些？

3. 简述声带任克水肿的临床特点及治疗原则。

（于振坤　张海东）

书网融合……

本章小结

题库

第三十四章　喉部良性肿瘤

📖 学习目标

1. **掌握**　喉角化症、喉乳头状瘤、声带囊肿的临床表现、诊断要点和治疗原则。
2. **熟悉**　喉血管瘤、喉接触性肉芽肿的临床表现、诊断要点。
3. **了解**　喉角化症、喉乳头状瘤、声带囊肿、喉接触性肉芽肿的病因及预防。
4. 学会喉部良性肿瘤的临床特点，具备喉部良性肿瘤的诊断能力。

➡️ 案例引导

　　案例　患者，男，64 岁。主诉声嘶 7 个月。7 个月前无明显诱因出现声音嘶哑、咽喉部异物感，声音嘶哑加重，无呼吸困难、痰中血丝等。频闪喉镜检查：双侧杓状软骨活动正常，右侧声带前部可见乳白色结节样新生物，表面呈乳头状，对侧声带对应部位黏膜粗糙、声门关闭不全。

　　讨论　该患者的诊断是什么？应如何治疗？

第一节　癌前病变

　　喉癌前病变（laryngeal premalignant lesions）为具有恶变潜能的喉部疾病，包括喉角化症和成人喉乳头状瘤等。

　　（一）喉角化症

　　喉角化症（laryngeal keratosis）可以发生于喉内不同部位，最常见于声带黏膜表面，又称为声带白斑（图 34-1）。

　　1. 病因　病因不明，可能与吸烟、用声过度、慢性喉炎、吸入刺激物、维生素缺乏及食管反流性疾病等有关。

　　2. 病理　主要病理改变为上皮异型、假上皮瘤样增生及上皮下炎症。①上皮异型：细胞退化发育但基膜正常，与原位癌不同，异型改变者发展成癌的机会较大。②假上皮瘤样增生：上皮显著增生，发生棘细胞增生和不全角化。③上皮下炎症反应：侵袭性上皮改变，可以侵入基底细胞层，造成诊断困难。

　　3. 临床表现　主要症状包括声音嘶哑及咽喉部不适。喉部病变可分为以下两型。

　　（1）喉白斑病　喉黏膜表面略隆起、平整，白色斑片或散在呈点状，范围局限，常位于声带表面或边缘。

　　（2）喉乳头状角化症　较少见，喉黏膜上不规则突起或

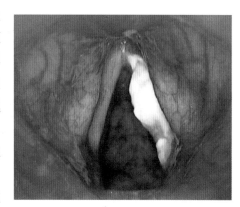

图 34-1　右侧声带全长可见白色斑片状突起

为红色乳头状、疣状、角状，覆有角蛋白。病变常发生于声带，较白斑病局限。检查见喉黏膜普遍充血，表面有白色锥形突起、周围充血。容易拭去，但很快再生。

4. 诊断　确诊应根据疾病过程、治疗反应、随访观察和反复活检来决定，注意与喉癌、喉结核等相鉴别。

5. 治疗　禁烟酒，避免一切刺激因素，密切随访观察；病情进展者可在支撑喉镜下彻底切除病变，CO_2 激光具有明显优势。

（二）喉乳头状瘤

喉乳头状瘤喉部最常见的良性肿瘤，人乳头瘤病毒（HPV）感染所致气道黏膜外生性、增生性病变。乳头状瘤可累及整个气道，但主要位于喉部或起始于喉部，又称喉乳头状瘤（papilloma of larynx）。乳头状瘤常为多发性，生长较快，易复发。可发生于任何年龄，10 岁以下儿童多见，成人有恶变倾向（图 34 - 2）。

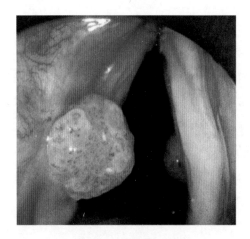

图 34 - 2　喉乳头状瘤

1. 病因　喉乳头状瘤病毒感染。HPV 对人黏膜上皮具有特异嗜性，可通过黏膜微创伤感染基底上皮并稳定储存其中（图 34 - 3），进行病毒基因低水平转录，然后大量复制。根据是否可导致恶变将病毒分为高危和低危两个类型：HPV 6/11 是 RRP 最常见的低危病毒，一般不会出现恶变，其中 HPV 11 最常见。

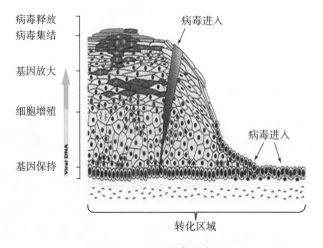

图 34 - 3　HPV 病毒感染过程

2. 病理　起源于上皮组织非浸润性良性肿瘤，常不浸润黏膜下基底组织。光镜下可见喉部鳞状上皮或纤毛上皮呈乳头状改变，有时可见上皮中有空泡化细胞，为病毒感染细胞病理组织特征（图34 - 4）。HPV感染组织学特征为表皮颗粒层出现空泡化细胞，常形成凹空细胞，特点为核异染、不规则、不同程度异型性，胞质有空晕。

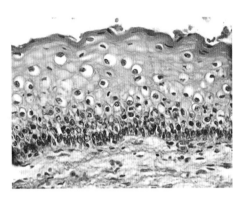

图34 - 4　喉乳头状瘤病理

🌐 知识链接

声带鳞状上皮病变病理分类

1. 鳞状上皮过度增生，即单纯的基底层细胞数量增加。

2. 轻度不典型增生，异型增生的细胞局限于上皮层的下1/3。

3. 中度不典型增生，异型增生的细胞扩展到上皮层的中1/3，病变与角化有关。

4. 重度不典型增生，异型增生的细胞扩展到上皮层的全层。

5. 原位癌，上皮细胞出现恶性转化，但无深层浸润的表现。

3. 临床表现　成年型者病程发展较缓慢，常见症状为进行性声嘶，肿瘤较大者甚至导致失声，亦可出现咳嗽、喉喘鸣和呼吸困难等；儿童型者常为多发性，生长较快，进行性加重声嘶甚至失声，易发生喉阻塞。喉镜检查可见肿瘤苍白、淡红或暗红色，表面不平，呈乳头状增生。

4. 诊断　根据病史、症状及检查，诊断不难。

5. 治疗　迄今尚无根治办法。常用治疗手段包括支撑喉镜下利用喉显微器械、CO_2激光、KTP激光、光动力、切割钻等切除肿瘤。目前"一次治疗，两次手术"的治疗理念及实践可明显减少喉乳头状瘤复发的频率。

第二节　声带囊肿

1. 病因　由于声带内腺管阻塞、黏液潴留形成囊肿（cyst of vocalcord），可逐渐增大，对侧可出现小结。多见于成人。

2. 病理　病变位于固有层浅层，分为潴留囊肿（retention cysts）和异构囊肿（malformation cysts）。潴留囊肿由腺管阻塞引起，内衬立方或扁平上皮；异构囊肿内衬假复层纤毛上皮或鳞状上皮。

3. 临床表现

（1）症状　声音嘶哑、不能发高调、发音疲劳。当囊肿自行破裂后症状可暂时缓解，但很容易反复。

（2）检查　囊肿多位于声带游离缘表面中1/3，向内侧或上表面膨出，单一、光滑，黏液潴留囊肿可合并有声带小结。发音时声门关闭不全、声带饱满、毛细血管扩张。频闪喉镜可见黏膜波缺乏、囊肿区域声带振动不对称。

4. 诊断 喉镜确诊声带囊肿较困难，频闪喉镜有助于诊断。

5. 治疗 手术切除：术中必须完全去除囊壁防止复发；同时尽量保留囊肿表面黏膜避免损伤声韧带及声带肌以免影响术后声带振动。

第三节 喉血管瘤

喉血管瘤（hemangioma of larynx）较少见，包括两种类型：毛细血管瘤和海绵状血管瘤。毛细血管瘤较常见，由成群、薄壁血管构成，间有少许结缔组织；海绵状血管瘤由窦状血管构成，质地松软，不带蒂（图34-5）。

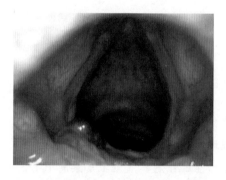

图34-5 左侧声带突近后连合处暗红色颗粒状新生物

1. 病因 ①遗传因素；②妊娠期间受到环境污染、药物刺激等不良因素导致胚胎3个月内血管网异常增长扩张；③外伤因素。

2. 病理 局限分叶状肿块，边界明确，稍突出于黏膜表面，颜色鲜红，大小不一。显微镜下观察具有发育良好的单层内皮细胞及少量结缔组织。

3. 临床表现

（1）症状 声音嘶哑、咳嗽，偶有咯血，亦有无症状者。婴幼儿血管瘤可导致喉阻塞和窒息等。

（2）检查 肿瘤呈红色或紫色，突出于黏膜表面，光滑，呈结节状，多位于声带、喉室、室带与杓会厌襞等处。

4. 诊断 根据症状及检查结果不难诊断为喉血管瘤。

5. 治疗 无症状者可暂不处理；如有咯血、肿瘤较局限者可以考虑支撑喉镜下激光切除；小海绵状血管瘤可以使用鱼肝油酸钠等硬化剂做肿瘤内注射；出血严重者宜行气管切开术、喉裂开术彻底切除肿瘤。

⊕ 知识链接

喉淀粉样变

喉淀粉样变又称喉淀粉样瘤，即淀粉样物质积聚在喉部引起的病变，非真性肿瘤。可能与喉部慢性炎症、局部血和淋巴循环障碍、蛋白质代谢紊乱和组织退行性变有关，亦有人认为与全身性免疫缺陷有关。喉淀粉样瘤常位于声带、喉室或声门下区，从而引起声嘶或呼吸困难。喉淀粉样瘤无特效治疗。

第四节　声带接触性肉芽肿

声带接触性肉芽肿（contact granuloma of vocal cord）是位于声带后部的良性病变，最常见于声带突软骨部尖端（图34-6）。

（一）病因

声带接触性肉芽肿源于声门后部损伤，分为机械性和炎症性损伤。

1. 机械性损伤

（1）发音性损伤（vocal trauma）　过度言语及低调用声最常见，当低调时杓状软骨振动明显，声带关闭速度明显增高，碰撞力明显增加。

（2）非发音性损伤　①插管损伤：由于声带软骨部血液供应差，黏软骨膜较薄，当插管管径较大、操作盲目或合并上呼吸道感染时可增加插管后肉芽肿形成的危险；其他因素包括头位、插管化学组成及消毒液、插管持续时间等。②手术损伤。

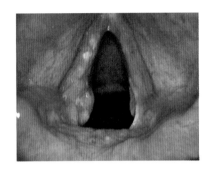

图34-6　左侧声带可见肉芽肿，声带突处溃疡，后连合黏膜水肿

2. 炎症因素

（1）胃食管反流。

（2）感染　口、鼻、肺细菌、病毒、真菌感染可促进声带肉芽肿形成。

（3）过敏因素　喉部受鼻腔分泌物或反流性胃酸刺激导致喉黏膜对于损伤因素较为敏感，产生刺激性咳嗽使声带突处产生机械性碰撞。

（二）病理

接触性肉芽肿为上皮增生伴有其下方肉芽组织增生，接触性溃疡多为接触性肉芽肿早期表现。

（三）临床表现

1. 声音嘶哑　轻度、间断性声嘶，肉芽肿较小时可无声嘶。

2. 喉部疼痛及异物感　喉部持续性轻度疼痛、痒及异物感，可伴有发音疲劳。

3. 呼吸困难　肉芽肿较大时可致呼吸道阻塞。

4. 其他　咳嗽及咯血。

（四）检查

声带肉芽肿多位于声带突，颜色从浅灰色到暗红色，大小不等，形态为息肉样、结节样或溃疡。

（五）诊断与鉴别诊断

根据症状及检查不难做出诊断，但要注意与结核、细菌胞浆菌病、球孢子菌病、芽生菌病、Wegener肉芽肿、硬结病、梅毒、麻风病、克罗恩病、喉癌等相鉴别。

（六）治疗

1. 消除致病原因　①发音矫治；②控制胃食管反流。

2. 手术治疗　手术切除复发率高，需要慎重选择，必须结合发音矫治及控制胃食管反流。

答案解析

目标检测

一、选择题

1. 下列属于喉癌前病变的是（　　）

　　A. 喉血管瘤　　　　　　B. 声带接触性肉芽肿　　　C. 喉角化症　　　　　D. 喉淀粉样变

2. 对于喉角化症，下列错误的是（　　）

　　A. 又称声带白斑

　　B. 病因不明，可能与研究刺激、胃食管反流有关

　　C. 最常位于室带黏膜表面

　　D. 保守治疗为主，病情进展者手术切除

3. 喉部最常见的良性肿瘤是（　　）

　　A. 喉血管瘤　　　　　　B. 喉角化症　　　　　C. 喉乳头状瘤　　　　D. 声带接触性肉芽肿

4. 关于喉乳头状瘤，错误的是（　　）

　　A. HPV 病毒感染所致　　　　　　　　B. 不会恶变

　　C. 多发、生长快，易复发　　　　　　　D. 常见症状为声嘶

5. 儿童喉乳头状瘤的治疗，错误的是（　　）

　　A. 支持喉镜下喉显微手术　　　　　　　B. CO_2 激光治疗

　　C. 光动力治疗　　　　　　　　　　　　D. 喉裂开乳头状瘤切除

6. 声带接触性肉芽肿常位于（　　）

　　A. 声带前、中 1/3 交界　　　　　　　B. 声带前连合

　　C. 声带突　　　　　　　　　　　　　D. 声带后连合

7. 声带接触性肉芽肿的病因，错误的是（　　）

　　A. 插管损伤　　　　　B. 手术损伤　　　　　C. 胃食管反流　　　　D. 过高音调用嗓常见

二、简答题

1. 喉角化症的临床表现有哪些？

2. 简述喉乳头状瘤的临床特点。

3. 简述声带囊肿的病因、临床表现及治疗原则。

（于振坤　张海东）

书网融合……

本章小结

题库

第五篇 头颈科学

第三十五章 颈部应用解剖及生理

PPT

📖 学习目标

1. **掌握** 颈部三角、颈部淋巴结分区。
2. **熟悉** 甲状腺和甲状旁腺的解剖特点、甲状腺血供和喉返神经的解剖走行特点。
3. **了解** 颈部主要血管和神经的体表投影；颈部肌肉、颈筋膜及筋膜间隙。
4. 学会根据体表标志进行颈部分区及颈部各主要器官的生理功能等知识，具备识别颈部重要器官、主要血管、神经等重要解剖标志的能力。

第一节 颈部应用解剖

颈部连接头面部和躯干部，颈前正中部有气管、食管、喉、甲状腺等重要器官，颈部两侧有大血管和神经走行，包括颈总动脉、颈内静脉和后组脑神经等。颈部上界：下颌骨下缘、下颌角、乳突尖、枕骨上项线与枕外隆突连线；下界：胸骨上切迹、胸锁关节、锁骨、肩峰与第7颈椎棘突连线（图35-1）。

一、颈部三角

颈部以斜方肌为界分为颈前外侧部和颈后部。颈前外侧部又以胸锁乳突肌为界分为颈前部和颈外侧部；颈前部以舌骨平面为界，分为舌骨上区和舌骨下区；颈外侧部又分为胸锁乳突肌区和颈外侧区（图35-2）。

（一）颈前三角

1. 颌下三角 前下界为二腹肌前腹，后下界为二腹肌后腹，上界为下颌下缘。

2. 颏下三角（舌骨上三角） 前界为中线，上外界为二腹肌前腹，下界为舌骨。

3. 颈动脉三角 前下界为肩胛舌骨肌上腹，上界为茎突舌骨肌和二腹肌后腹，后界为胸锁乳突肌前缘。

4. 肌三角 前界为中线，后上界为肩胛舌骨肌上腹，后下界为胸锁乳突肌前缘。

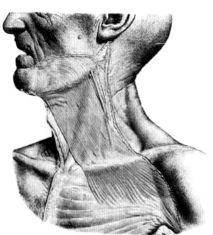

图35-1 颈部分界

（二）颈后三角

1. 锁骨上三角 前界为胸锁乳突肌后缘，上界为肩胛舌骨肌下腹，下界为锁骨。

2. 枕三角 前界为胸锁乳突肌后缘，后界为斜方肌前缘，下界为肩胛舌骨肌下腹。

（三）颈部重要体表标志

颈部重要体表标志（图35-3）包括甲状软骨上切迹（喉结）、胸锁乳突肌、锁骨上窝和胸骨上窝。

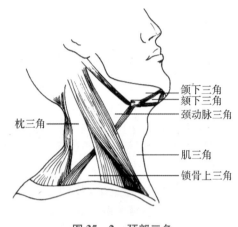

图35-2 颈部三角

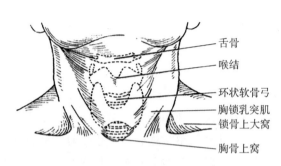

图35-3 颈部重要体表标志

二、颈部淋巴结

颈部淋巴结（cervical lymph node）按照解剖分布及回流方向分为5大群：颏下淋巴结、颌下淋巴结、颈前淋巴结、颈浅淋巴结及颈深淋巴结。

（一）颈部淋巴结收集与回流

1. 颏下淋巴结 位于颏下三角区，主要收集下唇中部、颏部、舌前部、口底前部和下切牙等处的淋巴，其输出管主要注入颌下淋巴结。

2. 颌下淋巴结 位于颌下三角区，主要收集面部、鼻腔下部、颊部、牙龈及颏下淋巴管等处的淋巴，其输出管主要注入颈深上淋巴结。

3. 颈前淋巴结 分深浅两组。浅组淋巴结沿颈前浅静脉分布；深组淋巴结位于喉、环甲膜及气管前，主要收集喉、气管、甲状腺等处的淋巴，其输出管注入颈深下淋巴结。

4. 颈浅淋巴结 位于胸锁乳突肌浅面，主要收集面部、耳后及腮腺等处的淋巴，其输出管注入颈深上淋巴结。

5. 颈深淋巴结 沿颈内静脉排列，以肩胛舌骨肌与颈内静脉交叉处为界，分为颈深上及颈深下淋巴结。

（1）颈深上淋巴结 位于肩胛舌骨肌中间腱以上与颈内静脉之间的淋巴结。主要收集鼻咽、腭扁桃体、舌部、颏下、颌下淋巴结、声门上区淋巴结回流，最终汇入颈深下淋巴结（图35-4）。

（2）颈深下淋巴结 位于肩胛舌骨肌中间腱以下与颈内静脉之间的淋巴结。主要收集声门下区、头颈部淋巴结，此外还收集部分胸部及上腹部淋巴管，其输出管左侧汇入胸导管，右侧汇入右淋巴干或直接汇入颈内静脉。临床上，胸、

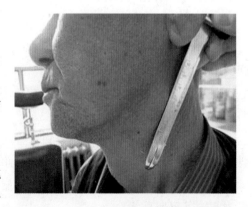

图35-4 声门上型喉癌颈深上淋巴结转移

腹部恶性肿瘤细胞可经胸导管由颈干逆行而转移至锁骨上淋巴结。

（二）颈部淋巴结分区

临床上根据颈清扫术需要将颈部淋巴结分为7个区（图35-5）。

1. 第Ⅰ区（Level Ⅰ） 包括颏下及颌下淋巴结。

2. 第Ⅱ区（Level Ⅱ） 为颈内静脉淋巴结上群，起自颅底至舌骨水平，前界为胸骨舌骨肌侧缘，后界为胸锁乳突肌后缘。

3. 第Ⅲ区（Level Ⅲ） 为颈内静脉淋巴结中群，自舌骨水平面至肩胛舌骨肌与颈内静脉交叉处，前后界同Ⅱ区。

4. 第Ⅳ区（Level Ⅳ） 为颈内静脉淋巴结下群，自肩胛舌骨肌与颈内静脉交叉处至锁骨上，前后界同Ⅱ区。

5. 第Ⅴ区（Level Ⅴ） 为颈后三角淋巴结群，包括锁骨上淋巴结，前界为胸锁乳突肌后缘，后界为斜方肌，下界为锁骨。

6. 第Ⅵ区（Level Ⅵ） 为颈前区淋巴结群，包括咽后淋巴结、甲状腺周围淋巴结、环甲膜淋巴结及气管周围淋巴结。两侧界为颈总动脉，上界为舌骨，下界为胸骨上窝。

7. 第Ⅶ区（Level Ⅶ） 为上纵隔淋巴结。

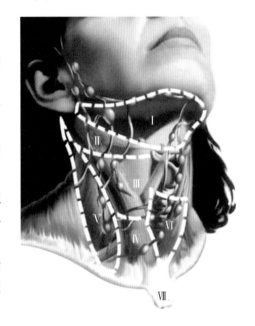

图35-5 颈部淋巴结分区

三、颈部主要血管和神经体表投影

1. 颈总动脉（common carotid artery）和颈外动脉（external carotid artery） 自胸锁关节沿胸锁乳突肌前缘向上至乳突与下颌角之间中点作一连线，该线平甲状腺软骨上缘以下为颈总动脉投影、甲状软骨上缘以上为颈外动脉投影。颈外动脉的主要分支有甲状腺上动脉、舌动脉、面动脉、颞浅动脉、上颌动脉、枕动脉、耳后动脉和咽升动脉（图35-6）。

⊕ **知识链接**

颈总动脉出血急救

临床上如出现颈总动脉急性出血，压迫止血的部位：在胸锁乳突肌前缘平喉的环状软骨水平，向后内将颈总动脉压向第6颈椎的横突，进行急救止血。

2. 颈内动脉（internal carotid artery） 自甲状软骨上缘平面沿胸锁乳突肌前缘至下颌髁状突后缘连线。颈内动脉在颈部无分支。

3. 颈内静脉（internal jugular vein） 自耳垂沿胸锁乳突肌前缘至锁骨内端的连线。与颈总动脉投影线平行，居其外侧。

4. 副神经（accessory nerve） 自胸锁乳突肌前缘上、中1/3交点至斜方肌前缘中、下1/3交点连线。

5. 颈丛（cervial plexus） 颈丛皮支于胸锁乳突肌后缘近中点处穿出，临床常用于神经阻滞麻醉。

6. 臂丛（brachial plexus） 自胸锁乳突肌后缘中、下1/3交点至锁骨中、外1/3交点连线稍内侧。

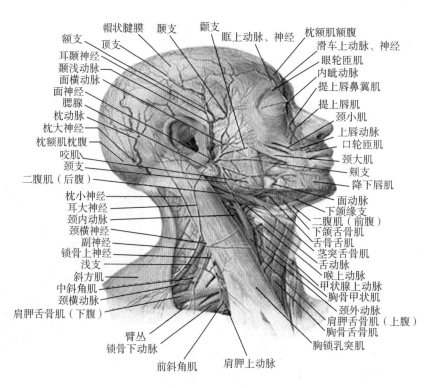

图 35 – 6　头颈部右侧肌肉、血管和神经

四、颈部肌肉

（一）颈浅肌群

颈浅肌群包括颈阔肌、胸锁乳突肌和舌骨上、下肌群。

1. 颈阔肌（platysma）　位于颈部浅筋膜中，收缩时牵拉口角向下。

2. 胸锁乳突肌（sternocleidomastoid muscle）　其浅面有颈外静脉斜行向下，深面有颈动脉鞘。一侧肌肉收缩可使头向同侧倾斜，面部转向对侧，两侧肌肉收缩可使头后仰。

3. 舌骨上肌群　位于下颌骨、颅底和舌骨之间，共 4 块：二腹肌（digastric muscle）、下颌舌骨肌（mylohyoid muscle）、颏舌骨肌（geniohyoid muscle）、茎突舌骨肌（stylohyoid muscle）。

4. 舌骨下肌群　位于舌骨下正中两侧，共 4 对：胸骨舌骨肌（sternohyoid muscle）、胸骨甲状肌（sternothyoid muscle）、甲状舌骨肌（thyrohyoid muscle）、肩胛舌骨肌（omohyoid muscle）。

（二）颈深肌群

1. 颈深内侧肌群　又称椎前肌，包括头长肌和颈长肌。

2. 颈深外侧肌群　包括前、中、后斜角肌。前斜角肌表面有膈神经通过，前下方与肋骨交角处有锁骨下静脉通过，前、中斜角肌与第一肋之间的斜角肌间隙有臂丛和锁骨下动脉通过。

五、颈筋膜和筋膜间隙

（一）颈筋膜

颈筋膜分为颈浅筋膜和颈深筋膜，颈深筋膜又分为浅、中、深三层。

1. 颈浅筋膜　位于颈部皮下组织深层，颈前区浅筋膜内薄层肌肉组织称为颈阔肌。

2. 颈深筋膜浅层　包绕胸锁乳突肌、斜方肌、舌骨下肌群，其中包绕舌骨下肌群的颈筋膜浅层形成颈白线，在舌骨上包绕颌下腺和腮腺。

3. 颈深筋膜中层 又称内脏筋膜，分为脏层和壁层。其中脏层黏附于甲状腺、喉、气管、咽、食管等脏器表面，此筋膜还包绕颈总动脉、颈内静脉及迷走神经形成颈动脉鞘。

4. 颈深筋膜深层 又称椎前筋膜，其外侧延伸包绕锁骨下血管和臂丛形成腋鞘。

（二）颈筋膜间隙

1. 舌骨上间隙

（1）下颌下间隙 包括舌下间隙和颌下间隙。

（2）咽旁间隙 与下颌下间隙、咽后间隙、腮腺间隙、颈动脉鞘等相通，炎症可在上述间隙互相扩散。

（3）扁桃体周围间隙 扁桃体周围炎症可通过咽上缩肌进入咽旁间隙。

（4）咬肌间隙。

（5）腮腺间隙 腮腺及其导管、颞浅动脉、面神经、面后静脉等位于此中，此间隙感染可扩散至咽旁间隙。

2. 舌骨下间隙 又称气管前间隙，向后与食管紧贴，两侧达颈动脉鞘，向下与前纵隔相通。

3. 其他间隙 占据颈部全长。①椎前间隙；②颈动脉鞘，由颈深筋膜中层形成，鞘内有颈总动脉、颈内静脉和迷走神经；③咽后间隙，咽后隙脓肿可波及颈动脉鞘、咽旁间隙及后纵隔。

六、甲状腺、甲状旁腺及喉返神经

（一）甲状腺

1. 解剖特点 为人体最大的内分泌腺，呈"H"形，由两个侧叶和一个峡部组成。甲状腺侧叶贴附于喉下部和气管上部外侧面，上达甲状软骨中部，下抵第6气管软骨环；峡部多位于第2～4气管软骨环前方。甲状腺表面覆盖有两层被膜：外层为甲状腺假被膜，又称甲状腺外科被膜，是气管前筋膜的一部分；内层为甲状腺真被膜，又称甲状腺固有被膜。甲状腺侧叶内侧面外被膜借韧带与环状软骨相连，故吞咽时甲状腺可随喉上下移动（图35-7）。

2. 血供 血供十分丰富，包括三对动脉、静脉。

（1）甲状腺上动脉 多由颈外动脉起始处发出，与喉上神经外支关系紧密。甲状腺手术时应紧贴甲状腺侧叶上极结扎甲状腺上动脉以免损伤喉上神经外支，造成误咽等术后并发症。

（2）甲状腺下动脉 多由锁骨下动脉的甲状颈干发出。

（3）甲状腺最下动脉 较少见，多发自主动脉弓或无名动脉，沿气管前方上行至甲状腺峡部。

（4）甲状腺静脉 甲状腺前面静脉丛汇集成甲状腺上、中、下静脉。甲状腺上静脉汇入颈内静脉或面总静脉；甲状腺中静脉汇入颈内静脉；甲状腺下静脉汇入无名静脉。

（二）甲状旁腺

扁椭圆形小体，棕黄色，多为两对，位于甲状腺侧叶后缘、甲状腺被膜之外。误切甲状旁腺可引起血钙、血磷下降，出现手足抽搐。

（三）喉返神经

喉返神经由迷走神经进入胸腔后发出，两侧喉返神经行走路径不同：左侧喉返神经绕主动脉弓沿气管食管沟上行，在环甲关节后方进入喉内，其运动纤维支配除环甲肌以外的全部喉内肌，感觉纤维支配声门裂以下的喉黏膜；右侧喉返神经绕右侧锁骨下动脉返回颈部。因左侧喉返神经走行路径较右侧长，临床上出现误伤概率相对较大。一侧喉返神经损伤可出现声音嘶哑，双侧喉返神经损伤可出现失音（图35-8）。

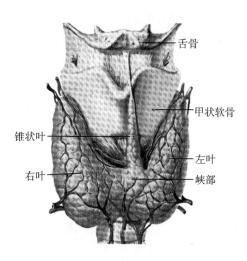

图 35 – 7　甲状腺

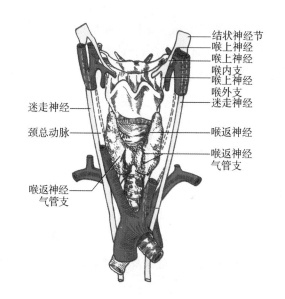

图 35 – 8　喉返神经

⊕ 知识链接

喉上神经

喉上神经由迷走神经下神经节发出，在颈内动脉内侧下行，在舌骨大角平面分为内、外两支。外支为运动支，较细小，支配环甲肌；内支为感觉支，穿甲状舌骨膜入喉，分布于声门裂以上的喉黏膜。临床上，一侧喉上神经损伤可出现饮水呛咳，双侧喉上神经损伤可出现声音低钝。

第二节　颈部生理

颈部正前方有呼吸道及消化道上端，包含咽、喉、气管、食管、甲状腺、甲状旁腺等重要器官，各个器官具备不同生理功能。咽部生理及喉部生理详见咽科学相关内容。

1. 气管生理

（1）通气及呼吸调节功能　气管不仅是吸入氧气、呼出二氧化碳的主要通道，还具有调节呼吸的功能。吸气时肺及支气管扩张，气体通过气管、支气管进入肺内，当气量到达一定容积时，引起位于气管、支气管内平滑肌中感受器的兴奋，冲动由迷走神经传入纤维传至延髓呼吸中枢，抑制吸气中枢，使吸气停止，转为呼气。呼气时肺及支气管回缩，对气管、支气管内平滑肌中感受器的刺激减弱，解除了对吸气中枢的抑制，于是吸气中枢又再次处于兴奋状态，开始又一个新的呼吸周期。

（2）清洁功能　气管黏膜上皮中的纤毛与杯状细胞及黏膜下腺体分泌的黏液和浆液在黏膜表面形成黏液纤毛传输系统，通过纤毛的摆动，起到清洁呼吸道的功能。

（3）免疫功能　包括非特异性免疫和特异性免疫。非特异性免疫除黏液纤毛传输系统的清洁功能、黏膜内的巨噬细胞吞噬和消化入侵的微生物外，还有一些非特异性可溶性因子，包括溶菌酶、补体、转铁蛋白等。特异性免疫包括体液免疫和细胞免疫，如参与体液免疫的球蛋白和细胞免疫的各种淋巴因子。

（4）其他　防御性咳嗽和屏气反射。

2. 食管生理

（1）摄入食物的重要通道。

（2）分泌功能，食管壁黏膜下层有黏液腺分泌黏液，起到润滑和免受反流胃液的刺激和损害。

3. 甲状腺生理　合成、储存和分泌甲状腺素。

4. 甲状旁腺生理功能　分泌甲状旁腺素，调节体内钙代谢，维持体内钙磷平衡。

目标检测

答案解析

选择题

1. 属于颈后三角的是（　　）
    A. 颌下三角　　　　　　　B. 肌三角　　　　　　　C. 颈动脉三角　　　　　　D. 锁骨上三角

2. 颈动脉三角前下界是（　　）
    A. 茎突舌骨肌　　　　　　　　　　　　B. 肩胛舌骨肌上腹
    C. 二腹肌后腹　　　　　　　　　　　　D. 胸锁乳突肌前缘

3. 属于颈部淋巴结第Ⅳ区的是（　　）
    A. 颈内静脉淋巴结上群　　　　　　　　B. 颈内静脉淋巴结中群
    C. 颈内静脉淋巴结下群　　　　　　　　D. 颈前区淋巴结群

4. 甲状腺峡部多位于（　　）
    A. 第 2～4 气管软骨环前方　　　　　　B. 第 3～4 气管软骨环前方
    C. 第 3～5 气管软骨环前方　　　　　　D. 第 4～5 气管软骨环前方

5. 甲状腺手术时如未紧贴甲状腺侧叶上极结扎甲状腺上动脉，可造成（　　）损伤
    A. 喉上神经外支　　　B. 喉上神经内支　　　C. 喉返神经　　　　D. 面神经

6. 一侧喉返神经损伤可出现（　　）
    A. 呼吸困难　　　　　B. 声音嘶哑　　　　　C. 饮水呛咳　　　　D. 音调降低

7. 颈部淋巴结第Ⅴ区下界为（　　）
    A. 胸锁乳突肌前缘　　　　　　　　　　B. 胸锁乳突肌后缘
    C. 斜方肌　　　　　　　　　　　　　　D. 锁骨

8. 甲状腺下动脉多由（　　）发出
    A. 颈外动脉　　　　　B. 面动脉　　　　　　C. 锁骨下动脉　　　D. 甲状腺上动脉

9. 属于颈外动脉分支的是（　　）
    A. 甲状腺上动脉　　　B. 舌动脉　　　　　　C. 面动脉　　　　　D. 上颌动脉

10. 颈部重要体表标志主要包括（　　）
    A. 甲状软骨上切迹　　　　　　　　　　B. 胸锁乳突肌
    C. 锁骨上窝　　　　　　　　　　　　　D. 胸骨上窝

（陈穗俊　熊　浩）

书网融合……

本章小结　　　　　　　微课　　　　　　　题库

第三十六章　颈部检查

1. **掌握**　颈部触诊检查方法和顺序。
2. **熟悉**　颈部视诊、影像学检查。
3. **了解**　细胞病理学检查。
4. 学会颈部查体操作，具备识别颈部异常体征的能力。

一、一般检查

患者坐位，完全暴露头颈部，光线良好，依次进行视诊、触诊、听诊。

（一）视诊

观察颈部位置、有无斜颈强直、活动受限、双侧是否对称、有无静脉充盈、血管异常搏动等；观察皮肤有无充血、肿胀、瘘管、溃烂等；注意喉结位置和外形；观察有无包块隆起以及包块部位、形态、大小和表面皮肤颜色，是否随吞咽上下移动；注意腮腺、颌下腺和甲状腺有无肿大。

（二）触诊

患者略低头、放松，检查者站在患者前方或后方按一定顺序对每个区域以双手指尖进行系统触诊。先检查颏下区和下颌下区：由颏下区、颌下区滑行至下颌角（图36-1），注意此区内淋巴结及颌下腺有无肿大；然后双手指尖深入胸乳突肌前缘深面向下触摸至胸骨，分别检查颈深上、中、下淋巴结；再行颈后三角检查，注意枕后淋巴结、副神经淋巴结有无肿大；最后检查锁骨上区：检查者拇指放在患者肩上，利用另外四个手指触摸锁骨上窝。甲状腺触诊：检查者站在患者后面，一手示、中指施压于一侧甲状软骨将气管推向对侧，另一手拇指在对侧胸乳突肌后缘向前推挤甲状腺，示、中指在其前缘触诊甲状腺；检查者也可站在患者对面，用一手拇指将甲状软骨推向检查侧使检查侧甲状腺腺叶突出，另一只手示、中指在检查侧胸乳突肌后缘推挤甲状腺，拇指在胸乳突肌前缘触诊。嘱患者做吞咽动作重复检查。

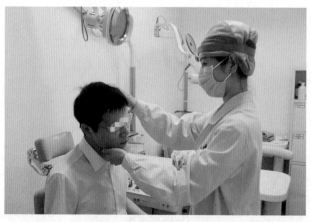

图36-1　下颌下淋巴结触诊

（三）听诊

甲亢患者因腺体内血流增加可在甲状腺区听到持续性静脉"嗡鸣"音；颈动脉瘤可听到收缩期杂音；咽和颈段食管憩室者吞咽时可在颈部相应部位听到气过水声；喉阻塞者可听到喉鸣音。

二、细胞学及病理检查

颈部肿块的诊断最终依赖于细胞学和病理检查。可以通过穿刺或切除病变组织获得活体组织。穿刺检查简单易行，痛苦小，易为患者接受。局部常规消毒，利用1%利多卡因行局部浸润麻醉，减轻患者痛苦。使用带芯穿刺针插入肿块，将针向各个方向穿刺2~3次，抽取组织进行细胞学和病理学检查。穿刺部位要准确，避开大血管，可在超声或CT引导下进行，甚至可以在影像引导下进行深部组织穿刺活检。由于穿刺获得的组织有限，有时难以获得阳性结果。对于穿刺检查失败或者诊断仍不明确以及疑为恶性转移、虽经反复检查未能发现原发病灶的颈部肿块，原则上选择一个肿块完整切除后送病理，不宜行肿块部分切除以免引起肿瘤扩散。

三、影像学检查

常用颈部影像学检查包括超声、X线、CT、MRI、DSA和放射性核素检查等。

（一）超声检查

B超检查最常用，其他包括彩色多普勒血流显像和超声多普勒等。应用于甲状腺、涎腺、淋巴结和颈部肿块等，对于确定有无占位、占位为囊性或实性变、肿块与邻近血管的关系方面很有价值。

（二）影像学检查

1. CT 具有清晰显示头颈部解剖结构的优势，已取代X线成为临床首选方法。多层螺旋CT使得器官解剖结构、病变及病变与周围结构的关系更加清晰。扫描范围：自颅底到胸骨柄上缘，多采用横断面扫描，层厚5mm。增强扫描是静脉注射造影剂后再按平扫方法进行扫描，其目的是提高病变组织与正常组织间的密度差别从而提高病变显示率。对于某些血管丰富的肿瘤及病变、区别血管与淋巴结和确定肿瘤是否复发具有较强的诊断和鉴别诊断价值。螺旋CT扫描速度快，可在12~24秒完成扫描，并可多轴位或三维重建。颈部的主要器官是喉和甲状腺，CT图像上甲状腺多表现为边缘清楚的楔形或三角形，双侧大多对称，一般密度比较均匀。平扫时密度高于周围肌肉组织，增强扫描时腺体增强明显。

2. MRI 在头颈部肿瘤诊断中以软组织对比度好为优势，能够明确地显示肿瘤范围及侵犯深度，便于观察肿瘤沿神经、肌肉蔓延，已成为诊断鼻咽癌、腮腺肿瘤、鉴别鼻咽癌放疗后复发的极有价值的检查方法。

（三）数字减影血管造影

颈动脉造影术是将造影剂注入颈动脉使其显影的技术，数字减影血管造影（digital subtraction angiography，DSA）最常用。其原理是注入造影剂后通过计算机减影使动脉显像，减影后图像的对比敏感度明显提高。DSA检查对于与血管有关的颈部肿块的诊断和治疗有重要意义。

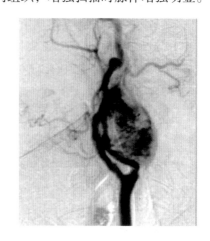

图36-2 颈动脉体瘤的DSA表现

箭头处为位于颈动脉分叉处的富血供肿物

1. 颈动脉体瘤 颈总动脉分叉处可见血管丰富肿块，颈内动脉、颈外动脉均受压移位（图36-2）：颈外动脉向内前移位，而颈内动脉向后外移位。正位造影片上颈内动脉、颈外动脉局部呈弧形左右分离而不重叠；侧位片上颈内动脉、颈外动脉分叉角度增大，从分叉根部起明显被撑开呈抱球状。

2. 颈部良性肿瘤　较大肿瘤可压迫颈动脉移位，而瘤体本身无或很少显影。

3. 颈部恶性肿瘤　恶性肿瘤可包绕或压迫血管以致血管腔变窄或闭塞，尤其是静脉更易受压。DSA除了应用于颈部肿块等疾病诊断外还可以进行介入治疗，即在 DSA 导向下经血管内导管将栓塞物注入到肿瘤血管内以阻断肿瘤的血供，达到治疗肿瘤或控制术中肿瘤出血目的。

> ⊕ **知识链接**
>
> ### 耳鼻咽喉头颈外科的历史
>
> 　　1896 年 4 月 9 日至 10 日，应医学博士 Hal Foster 的邀请，众多眼科医生和耳鼻喉科医生聚集在密苏里州堪萨斯城举行了为期 2 天的学术会议，随后成立了一个新协会，即西方眼科医师、耳科医师和喉科医师协会。这是耳鼻咽喉头颈外科协会的开端。之后经历了多次名称更改，1903 年更名为美国眼科和耳鼻喉科学会。该学会建立了 2 个委员会来规范眼科和耳鼻喉科的学生培训，分别于 1913 年成立眼科和 1924 年成立耳鼻喉科。1980 年美国耳鼻喉科学会加入了头颈外科，更名为美国耳鼻喉头颈外科学会。2007 年中华医学会耳鼻咽喉科分会更名为中华医学会耳鼻咽喉头颈外科分会，相应的会议期刊也相应更名。

目标检测

答案解析

一、选择题

1. 确诊喉部肿物性质的方法是（　　）

    A. 纤维喉镜检查　　　　　　　　　　B. CT 检查

    C. 病理检查　　　　　　　　　　　　D. MRI 检查

    E. 间接喉镜检查

2. 颈部疾病的超声诊断多应用（　　）

    A. A 超　　　　　B. B 超　　　　　C. M 超　　　　　D. D 超　　　　　E. 多普勒

3. 颈部 CT 扫描对哪种组织显示优于 MRI（　　）

    A. 脂肪　　　　　B. 骨　　　　　C. 肌肉　　　　　D. 淋巴组织　　　　　E. 神经组织

4. MRI 的 T_1 和 T_2 值与信号强度的关系，正确的是（　　）

    A. T_1 值越长，信号强度越低，图像越黑；T_2 值越长，信号强度越高，图像越白

    B. T_1 值越长，信号强度越高，图像越白；T_2 值越长，信号强度越低，图像越黑

    C. T_1 值越长，信号强度越低，图像越白；T_2 值越长，信号强度越高，图像越黑

    D. T_1 值越长，信号强度越高，图像越黑；T_2 值越长，信号强度越低，图像越白

    E. T_1 值越短，信号强度越低，图像越黑；T_2 值越短，信号强度越高，图像越白

5. DSA 的适应证包括（　　）

    A. 血管源性疾病的检查

    B. 与血管有关的肿瘤的检查

C. 介入治疗

D. 了解颈内动脉供血的代偿能力

二、简答题

1. 简述颈部触诊的内容。

2. 简述颈部视诊的内容。

（冯国栋　张立芹）

书网融合……

本章小结　　　　　题库

第三十七章 气管－食管症状学

第一节 气管、支气管疾病症状学

气管、支气管疾病主要症状有咳嗽、咳痰、咯血、气促、哮喘、胸痛与呼吸困难等。急性感染时与一般感染性疾病相同，可出现畏寒、发热、乏力等全身症状。

一、咳嗽

咳嗽（cough）是气管、支气管病的特征性症状，出现早、消失晚。咳嗽性质可以提示病变部位：比较响亮而粗糙的咳嗽常见于气管与支气管病症；带有金属声咳嗽常见于气管被纵隔肿瘤或主动脉弓肿瘤压迫；较短而深，并有疼痛咳嗽常见于肺实质部与胸膜疾病；阵发性咳嗽常见于支气管哮喘、百日咳、支气管堵塞与支气管扩张等；突发剧烈阵咳常见于气管、支气管异物；高调阻塞性咳嗽常见于气管、支气管狭窄或异物阻塞；持久性、晨起或平卧时加重的咳嗽常见于慢性气管、支气管疾病；若同时伴有一侧性哮鸣应怀疑有支气管肿瘤、异物以及支气管内其他原因所致管腔狭窄或气管外压迫。

二、咳痰

咳痰（cough phlegm）后咳嗽常能减轻。痰液性质、气味、颜色与痰量对诊断有重要意义：气管与支气管黏膜卡他性炎症为稀黏液性痰；比较深层炎症为稠脓性痰；泡沫状痰多为气管、支气管初期病变；泡沫状粉红色血性痰可见于肺水肿；铁锈色痰可见于肺炎球菌性肺炎；臭味脓性痰可见于肺脓肿；痰中带血可能是气管、支气管结核或支气管肺癌。长期咳黏脓性痰尤其是痰中带血者应做胸部影像学检查与纤维或电子支气管镜检查。

三、咯血

咯血（cough blood）是喉及下呼吸道出血经口腔咯出。急慢性气管炎、支气管及肺肿瘤、寄生虫病、外伤、结核、肺脓肿、异物、结石、支气管扩张、肺霉菌病、肺中叶综合征、支气管镜手术损伤、心血管疾病、肝脏病、血液病、代偿性月经等皆可引起咯血。咯血量多少不等，量少时血中常有泡沫或痰液，血为鲜红色，量大时可致呼吸道急性梗阻，若不及时救治可发生窒息。咯血为多种疾病的症状之一，故鉴别诊断尤为重要。鼻腔、鼻窦、鼻咽部、口腔以及下咽部出血可沿咽后壁流下呛入气管又咯出；下呼吸道出血时则先有咳嗽而后咯血；食管及胃出血为呕血。应详询咯血的动作及仔细检查，尽可能发现出血部位。

四、呼吸困难

由于中枢原因、呼吸肌运动障碍，喉、气管、支气管与肺部炎症、水肿、狭窄、异物或肿瘤等所致气管、支气管阻塞、气流阻力增加以及气管和支气管分泌物潴留等均可导致呼吸不畅。轻度者引起气急、气促（short breath），重度者可引起阻塞性呼吸困难甚至窒息。临床上分为吸气性呼吸困难、呼气性呼吸困难与混合性呼吸困难三型，阻塞性呼吸困难的特征为：吸气时出现胸骨上窝、锁骨上窝、肋间隙与剑突下四凹征，血气分析除缺氧外多伴有动脉血二氧化碳分压（$PaCO_2$）升高。

五、喘鸣与哮喘

气管、支气管炎症、异物、肿瘤、外伤、过敏、水肿狭窄等导致呼吸时气体通过气管、支气管狭窄处发生高音调喘鸣（breathe with voice）。弥漫性小支气管痉挛可引起呼气延长与哮喘（asthma）。

六、胸痛

胸痛（chest pain）的出现多提示病变已累及壁层胸膜。由于肺与脏层胸膜无痛觉，所以临床上很多严重肺部疾病并无胸部疼痛，出现胸痛多为肺支气管疾病后期症状。急性气管、支气管炎常有胸骨后烧灼感或刺痛，咳嗽时加重；结核性胸膜炎也可引起胸痛；气管、支气管晚期病变如恶性肿瘤侵入软骨或胸膜，可出现严重持续性胸痛。

第二节 食管疾病症状学

食管疾病可引起消化系统、呼吸系统及心血管系统症状，其中以消化系统症状为主。

一、吞咽困难

吞咽困难（dysphagia）为食管疾病主要症状，轻重程度不一。轻者有食物下行缓慢感或哽噎感；严重者咽下困难，初为咽干硬食物困难，继而半流质，甚至流质饮食也不易通过。吞咽困难可以单独发生或合并疼痛、呛咳及反呕等症状。

1. 疼痛发生于咽部或食管者常说明有炎症或溃疡存在。
2. 摄入酸性食物后立即引起疼痛与咽下困难者多为食管炎症或溃疡所引起。
3. 吞咽困难伴有呛咳者常为食管上端阻塞或环咽肌失弛缓所造成，也可因中段食管癌阻塞或伴有食管气管瘘所致。
4. 吞咽困难有餐后反胃者多系食管下端梗阻。
5. 吞咽困难伴声嘶者常是环后癌向喉内发展或食管癌侵入纵隔或压迫喉返神经所致。
6. 吞咽困难前已有声嘶者则提示癌肿位于喉内已发展到喉外之梨状窝或喉咽部。
7. 吞咽困难伴呼吸困难及哮鸣者多为纵隔占位性病变压迫支气管所致。

除食管本身疾病与食管周围器质性疾病引起吞咽困难外，延髓病变累及第Ⅸ、Ⅹ、Ⅺ对脑神经导致咽缩肌、环咽肌、食管蠕动肌及贲门肌瘫痪也可引起吞咽困难。

二、反呕

反呕（vomitus）指食物由食管或胃反流至口腔，但没有呕吐，也无恶心感。贲门麻痹、反流性食管炎及某些精神因素等均可引起反呕。餐后较久才有反流者多系食管梗阻之上段扩张处或食管憩室内食物潴留所致；食管贲门失弛缓症者反流多见，量也较多，并有臭味，可在夜间平卧时出现，并引起呛咳、咽部异物感；晚期食管癌反流较频繁，常为血性黏液或食物，清晨多见。

三、胸骨后灼热感及疼痛

与饮食有关的疼痛多表示存在食管疾病。急性食管炎、食管溃疡、食管憩室、食管外伤或化学刺激物作用于食管黏膜皆可引起胸骨后灼热感及疼痛（rear breast bone burn and pain），灼热感可为持续性，但多为间歇性，饮食后尤以因刺激性或酸性食物而加重。疼痛性质可为灼痛、钝痛、针刺样或牵扯样痛，尤以吞咽粗糙、灼热或有刺激性食物时疼痛加剧。疼痛可累及颈部、肩胛区或肩臂处。食管癌也可有上述疼痛症状，初期呈间歇性，晚期侵及邻近组织时疼痛剧烈而持续。原因不明胸骨后疼痛经一般治疗无效时，应进行影像学或食管镜检查。

四、呕血

呕血（spitting blood）系指上消化道出血，呕血前常有上腹部不适、疼痛、恶心。呕血呈暗红色或咖啡样，多混有食物残渣，呕血量可多少不等。常见原因包括食管损伤与穿孔、食管炎、表层脱落性食管炎、食管静脉曲张破裂、食管癌、腐蚀性食管炎、食管异物、食管结核等。

⊕ 知识链接

误吸

吞咽困难多伴有误吸，指吞咽过程中有数量不一的液体或固体食物（包括分泌物）进入到声门以下的气道，而非全部顺利地进入食管。误吸轻者仅表现为一阵呛咳，重者可引起致命性的下呼吸道感染或气道堵塞，甚至窒息死亡。因老年人免疫力低下，咳嗽反射减退，发生误吸后容易引起肺部感染。由于误吸程度不同，症状差异很大。多数误吸后会发生呛咳，但某些神经受损的患者，误吸时仅有不适感，并不引起明显咳嗽。已经行气管切开的患者，可从气管切开处咳出大量分泌物及食物。轻度误吸患者，多采用保守治疗，经过吞咽康复训练后多可代偿。重度误吸患者，因不能安全经口进食，首选气管切开术、环咽肌切断术等手术治疗。

答案解析

目标检测

一、选择题

1. 患者受凉后自觉咽痛，吞咽时加重，伴发热，说话时口齿含糊不清，检查口咽黏膜和扁桃体无明显红肿，患者无声嘶。应首先考虑（　　）

    A. 急性喉炎　　　　　　　　　　　　B. 急性会厌炎

    C. 急性喉气管支气管炎　　　　　　　D. 环杓关节炎

    E. 喉结核

2. 婴幼儿喘鸣性疾病的病史采集不包括（　　）

    A. 了解患儿发病年龄　　　　　　　　B. 喘鸣程度的变化

C. 母亲妊娠分娩的情况　　　　　　　D. 有无插管抢救的历史

E. 是否母乳喂养

3. 先天性喉软骨软化最常见的症状是（　）

A. 吸气时喉鸣和胸骨上窝及肋间隙凹陷　　B. 吸气时双肺呼吸音粗

C. 出现呼气性呼吸困难　　　　　　　D. 持续性呼气困难

E. 患儿哭闹时声嘶

4. 下列关于喉喘鸣发生时间的说法，错误的是（　）

A. 出生后立即出现的可能是后鼻孔闭锁

B. 出生后最初 4～6 周出现的可能是喉软骨软化

C. 3～6 月龄婴儿发生的可能是腺样体肥大

D. 气道异物所致的气道阻塞多数发生在 1～3 岁

E. 1～3 月龄之间出现的可能是声门下血管瘤

二、简答题

1. 喉痛的原因有哪些？

2. 喉源性呼吸困难的病因有哪些？

3. 为何气管异物容易进入右主支气管？

4. 急性会厌炎的主要临床症状是什么？如何诊断？为何要对急性会厌炎的患者给予足够重视？

（冯国栋　张立芹）

书网融合……

本章小结　　　　　题库

第三十八章　喉阻塞

PPT

喉阻塞（laryngeal obstruction）又称喉梗阻，喉部或邻近组织病变使喉部通道，特别是声门裂发生狭窄或阻塞引起呼吸困难。耳鼻咽喉头颈外科常见急症之一，若不迅速处理可引起患者窒息死亡。

⇒ 案例引导

案例　患儿，男，2 岁，昨日淋雨后突发高热、咳嗽，呈犬吠声，呼吸急促，拒食，烦躁不安，不易入睡。今晨 3 时在睡觉时突然惊醒，出现明显的吸气性呼吸困难，高音喉喘鸣。查体：T 39℃，胸骨上窝、锁骨上窝等处软组织凹陷明显，HR 110 次/分。

讨论　1. 该患儿的初步诊断是什么？患儿的吸气性呼吸困难为几度？

　　　　2. 如何治疗？

一、常见病因

1. 炎症　小儿急性喉炎、急性会厌炎、急性喉气管支气管炎、喉白喉、喉脓肿、咽后脓肿、口底蜂窝织炎等。幼儿喉腔较小，黏膜下组织疏松，神经系统发育尚不完全成熟，发生喉阻塞的概率较高。

2. 外伤　喉部钝挫伤、切割伤、烧灼伤、有害气体或高热蒸汽等。

3. 水肿　喉血管神经性水肿、药物过敏性反应和心、肾疾病引起喉水肿等。

4. 异物　喉部、气管异物引起机械性梗阻和喉痉挛。

5. 肿瘤　喉部良（恶）性肿瘤、喉咽肿瘤、甲状腺肿瘤等。

6. 畸形　先天性喉喘鸣、喉软骨畸形、喉蹼、喉部瘢痕狭窄。

7. 声带疾病　各种原因导致两侧声带外展瘫痪。

⊕ 知识链接

喉阻塞引起吸气性呼吸困难的原因

声门区是喉部最狭窄处，由两侧略向上倾斜的声带边缘形成。吸气时气流将声带斜面向下、向内推压，使声门区略缩窄，正常状况下同时伴有声带外展运动，声门裂开大，故无明显呼吸困难；当声门狭窄时，吸气期使已经狭窄的声门更窄，从而造成呼气困难。

二、临床表现

1. 吸气性呼吸困难（inspiratory dyspnea） 是喉阻塞的主要症状。

2. 吸气性喘鸣（inspiratory stridor） 若阻塞发生于声带或以上部位可引起吸气性喘鸣；若阻塞发生于声带以下部位常引起混合性喘鸣或呼出性喘鸣。

3. 四凹征 胸骨上窝、锁骨上窝、锁骨下窝、胸骨剑突下或上腹部肋间隙吸气性凹陷。

4. 声音嘶哑 若病变位于声带则出现声音嘶哑，甚至失声。

5. 缺氧、发绀 因呼吸困难患者出现缺氧、面色青紫或发绀，吸气时头后仰，坐卧不安，烦躁不能入睡。

6. 心力衰竭 晚期可出现脉搏微弱、快速，心律不齐、心力衰竭，最终发生昏迷甚至死亡。

三、分度

临床上为区别病情程度以及准确掌握治疗原则和手术时机，将喉阻塞引起的吸气性呼吸困难分为四度。

1. Ⅰ度 安静时无呼吸困难表现，活动或哭闹时有轻度呼吸困难。稍有吸气性喘鸣及吸气性胸廓周围组织凹陷。

2. Ⅱ度 安静时表现轻度吸气性呼吸困难、吸气性喘鸣及吸气性胸廓周围组织凹陷。活动时上述症状加重，但饮食、睡眠好，无烦躁不安表现，脉搏尚正常。

3. Ⅲ度 吸气性呼吸困难明显，喘鸣声较响，胸骨上窝、锁骨上窝等处软组织凹陷明显。出现烦躁不安、不易入睡、不愿进食等表现。

4. Ⅳ度 患者坐卧不安、手足乱动，出冷汗，面色苍白或发绀，定向力丧失，心律不齐，脉搏细数，昏迷、大小便失禁等。若不及时抢救可出现窒息、呼吸心跳停止而死亡。

四、诊断及鉴别诊断

根据病史、症状和检查，喉阻塞诊断并不困难。最重要的是查明病因，应与支气管炎等所致呼气性呼吸困难、混合性呼吸困难相鉴别（表38-1）。

表38-1 三种阻塞性呼吸困难的鉴别要点

	吸气性呼吸困难	呼气性呼吸困难	混合性呼吸困难
病因	气管上端及咽喉部的阻塞性疾病，如咽后脓肿、喉肿瘤、异物、白喉	小支气管阻塞性疾病，如支气管哮喘、肺气肿	气管中、下端或上、下呼吸道同时患阻塞性疾病，如喉气管支气管炎、气管肿瘤
呼吸深度与频率	吸气期延长，吸气运动增强，呼吸频率基本不变或减慢	呼气期延长，呼气运动增强，吸气运动亦略增强	吸气与呼气均增强
四凹征	吸气时明显	无	不明显，若以吸气性呼吸困难为主则有
呼吸时伴发声音	吸气期喉喘鸣	呼气期喉喘鸣	一般不伴发明显声音
检查	咽喉部有阻塞性病变、肺部有充气不足的体征	肺部有充气过多的体征	可闻呼吸期哮鸣音

知识链接

喉阻塞需要进行的检查

　　为了明确病因，喉阻塞的病例需完善的检查包括：颈部触诊，颈部及肺部听诊，口腔、咽喉部专科检查以及相应的辅助检查，如电子喉镜检查，喉部、气管 CT 或 MRI 检查等。

五、治疗

　　根据病因、呼吸困难程度、患者一般情况、耐受缺氧能力和客观条件等综合分析，采用药物或手术治疗。呼吸困难严重者应先解除呼吸困难后再进行相应病因治疗。喉阻塞依据吸气性呼吸困难不同程度采取相应的治疗措施。

　　1. Ⅰ度　明确病因，针对病因积极治疗。炎症引起者应积极使用足量敏感抗生素和糖皮质激素，一般可不做气管切开术。

　　2. Ⅱ度　积极治疗病因。一般炎性疾病应使用足量敏感抗生素和糖皮质激素，大多可以避免做气管切开术，但应做好气管切开准备工作。若为呼吸道异物应立即取出；若为喉部肿瘤、喉外伤、双侧声带瘫痪等一时不能去除病因者，应考虑做气管切开术。

　　3. Ⅲ度　炎症所致喉阻塞经保守治疗未见好转或喉阻塞时间较长、全身状况较差时应及早手术，以避免造成窒息或心力衰竭；若为肿瘤则应立即行气管切开术。

　　4. Ⅳ度　立即行气管切开术。若病情十分紧急时可先行环甲膜切开术或先行气管插管术，再行气管切开术。

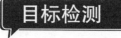

答案解析

一、选择题

【A 型题】

1. 属于Ⅰ度呼吸困难的症状是（　　）

    A. 活动时有轻度呼吸困难　　　　　　　B. 昏迷

    C. 安静时有轻度呼吸困难　　　　　　　D. 烦躁不安

2. 可引起喉阻塞的有（　　）

    A. 有害气体　　　　　　　　　　　　　B. 药物过敏

    C. 喉软骨畸形　　　　　　　　　　　　D. 以上都是

3. 喉阻塞时可出现（　　）

    A. 吸气性喘鸣　　　　　　　　　　　　B. 剑突下吸气性凹陷

    C. 吸气性呼吸困难　　　　　　　　　　D. 以上都是

【X 型题】

4. 可引起喉阻塞的疾病有（　　）

    A. 急性会厌炎　　　B. 喉部异物　　　C. 喉部良性肿瘤　　　D. 喉蹼

5. 患者Ⅱ度呼吸困难时可出现（　　）

  A. 烦躁不安　　　　　　　　　　　B. 脉搏细数

  C. 饮食、睡眠正常　　　　　　　　D. 轻度吸气性呼吸困难

二、简答题

简述喉阻塞的主要临床表现。

（陈穗俊　王怡帆）

书网融合……

  本章小结　　　　　　题库

第三十九章　气管插管术、气管切开术及环甲膜切开术

PPT

学习目标

1. 掌握　气管切开术的适应证。

2. 熟悉　颈段气管应用解剖学；气管插管术和环甲膜切开术的适应证；气管切开术的常见并发症及其处理。

3. 了解　气管切开术的术前准备、手术要点和术后护理。

4. 学会解除常见喉阻塞的急救知识及手术操作，具备救治喉阻塞的能力。

第一节　气管插管术

气管插管术（trachea intubation）是紧急解除上呼吸道阻塞、保证呼吸道通畅、有效抽吸下呼吸道分泌物和进行辅助呼吸的临床急救方法，因其迅速、简单、创伤小和能有效地缓解呼吸困难而广泛应用于临床。急重症喉阻塞气管切开术前插管（尤其是对小儿）不但可以迅速建立呼吸通道、保证气管切开术正常进行，而且可以有效改善患者全身情况、减少并发症。

（一）适应证

1. 急性喉阻塞、紧急气管切开术预先置入气管插管以解除呼吸困难者，不包括喉部恶性肿瘤所致的呼吸困难。

2. 需抽吸下呼吸道潴留分泌物或各种原因导致呼吸功能衰竭、需进行人工呼吸者。

（二）器械

麻醉喉镜和各种型号的气管导管，常用硅胶聚乙烯、聚氯乙烯和橡胶导管等。

（三）方法

1. 麻醉　成人利用2%丁卡因咽喉部表面麻醉，小儿可不用麻醉。

2. 方式

（1）经口插管　操作简便，但妨碍吞咽和口咽部手术操作，不易固定。

（2）经鼻插管　操作难度较大，但不妨碍吞咽和口咽部手术操作，易固定。

（四）并发症

多由操作技术不熟练、操作慌乱未看清解剖标志或反复多次插管引起。

1. 喉、气管损伤。

2. 咽喉部水肿、溃疡、肉芽肿形成。

3. 环杓关节脱位。

4. 喉狭窄。

（五）预防并发症

熟练掌握插管技术，选择合适导管，保留导管时间不宜超过 48 小时。应用带气囊导管时不要过度充气，每小时放气 5 ~ 10 分钟以免发生局部压迫性坏死。

第二节　气管切开术

气管切开术（tracheotomy）是指切开颈段气管前壁，插入气管套管，使患者直接经套管呼吸的过程。

（一）应用解剖学

颈段气管位于颈前正中，上界为环状软骨下缘，下界为胸骨上窝，有 7 ~ 8 个气管软骨环。甲状腺峡部一般位于第 2 ~ 4 气管环，气管切口宜选择峡部下缘处，以免损伤甲状腺造成出血。切口不宜过低，相当于第 7 ~ 8 气管环前壁有无名动静脉横过，应避免损伤引起术中出血。手术中依次切开皮肤、皮下组织，定位并切开颈白线，分离颈前带状肌，充分暴露气管，气管切开时勿切入过深以免损伤气管后壁及食管。气管切开术应在以胸骨上窝为顶、两侧胸锁乳突肌前缘为边的安全三角内进行，避免误伤颈部大血管和神经。

（二）适应证

1. 喉阻塞　Ⅲ ~ Ⅳ度喉阻塞且病因不能很快解除时。

2. 下呼吸道分泌物阻塞　昏迷、颅脑病变、呼吸道烧伤等。

3. 前置手术　为防止血液流入下呼吸道或术后局部肿胀阻碍呼吸，可预防性气管切开术如喉肿瘤手术。

（三）手术操作流程

1. 术前准备

（1）手术器械　包括手术刀、剪刀、甲状腺拉钩、气管拉钩、气管扩张器、止血钳、镊子、吸引器等。

（2）气管套管　按照年龄选择不同号别的气管套管。

（3）其他物品　氧气、气管导管、麻醉喉镜和各种抢救药品等。

2. 手术方法

（1）体位　一般取仰卧位，垫肩、头后仰，保持颈段气管正中位。若呼吸困难严重不能仰卧位可取半卧位或坐位进行手术；若垫肩使呼吸困难加重可分离颈前组织后再行垫肩。

（2）麻醉　一般采用局麻。使用 1% 普鲁卡因或利多卡因做颈前皮下及筋膜下浸润麻醉。

（3）步骤

1）切口　分纵、横两种。纵切口：颈前正中、自环状软骨下缘至胸骨上窝上一横指处。横切口：在环状软骨下约 3cm 处沿颈前皮肤横纹做 4 ~ 5cm 切口（图 39 - 1）。

2）依次切开皮肤、皮下组织及颈阔肌，寻找颈白线并切开。

3）钝性分离颈前带状肌　利用甲状腺拉钩将胸骨舌骨肌、胸骨甲状肌等颈前带状肌拉向两侧，探查气管环以防气管移位。

4）暴露气管　沿甲状腺峡部下缘稍行分离，向上牵拉甲状腺

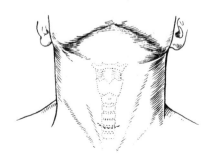

图 39 - 1　气管切开横切口

峡部暴露气管，若峡部宽大可将其切断、缝扎。

5）切开气管　切开第 3 ~ 4 气管环，不宜向气管两侧过度分离以免发生气肿；避免切开第 1 环以免损伤环状软骨而造成喉狭窄；切口也不应低于第 5 环以防发生大出血。

6）插入气管套管　撑开气管切口，插入带有管芯套管后迅速拔出管芯，如有分泌物咳出则使用吸引器吸除并置入套管内管；如无分泌物咳出需用少许棉絮置于管口，观察是否随呼吸飘动，未见飘动则套管不在气管内，应立即拔出套管，重新插入。

7）固定套管　固定于颈部，松紧适宜以免局部压迫过紧或套管脱落。

8）缝合切口　仅缝合套管上方切口，套管下方切口不予缝合以免发生气肿。

（四）术后护理

1. 保持套管内管通畅　术后护理重点，防止分泌物干涸黏附于内管管壁、阻塞呼吸，一般每 4 ~ 6 小时清洗套管内管 1 次。

2. 保持适宜温度和湿度　温度 22℃ 左右，湿度 90% 以上。

3. 维持下呼吸道通畅　及时清除套管内分泌物，分泌物黏稠者可采用雾化吸入治疗，可定时通过气管套管滴入少许生理盐水、抗生素、糜蛋白酶及化痰类药物等。

4. 保持颈部切口清洁

5. 防止套管阻塞或脱出　气管切开后患者再次发生呼吸困难应考虑以下 3 种原因。

（1）套管内管阻塞。

（2）套管外管阻塞。

（3）套管脱出　常见脱管原因为：①套管缚带太松或活结脱开；②套管太短或患者颈部粗肿；③气管切开口过低；④术后皮下气肿及剧烈咳嗽、挣扎。如脱管应立即重新插入套管。

6. 拔管　喉阻塞及下呼吸道阻塞症状解除、呼吸恢复正常可考虑拔管。拔管指征：拔管前先堵管 24 ~ 48 小时，若在活动及睡眠时呼吸平稳方可拔管。拔管后应在 1 ~ 2 天内严密观察患者呼吸情况。

（五）术后并发症

1. 皮下气肿　最常见，主要原因为：①气管切口过长及皮肤切口缝合过紧；②过度分离气管前筋膜；③切开气管或插入套管时患者发生剧烈咳嗽。皮下气肿一般在 24 小时内停止发展，1 周内自行吸收。皮下气肿严重者应立即拆除切口缝线以利气体逸出。

2. 纵隔气肿　多因剥离气管前筋膜过多造成。X 线检查可见纵隔影变宽、侧位片可见心与胸壁之间组织内有条状空气影。若发现纵隔气肿应予胸骨上方沿气管前下区向下分离，将纵隔气体放出。

3. 气胸　①暴露气管时过度向下分离伤及胸膜顶引起气胸，右侧胸膜顶较左侧略高，更易发生；②喉阻塞严重、胸内负压过高，患者剧烈咳嗽使肺泡破裂引发自发性气胸。

4. 出血　分为原发性出血和继发性出血。原发性出血较常见：①损伤颈前动脉、静脉、甲状腺等；②术中止血不彻底或血管结扎线头脱落。少量出血可在套管周围填入碘仿纱条压迫止血，若出血多则应立即打开伤口、结扎止血。继发性出血较少见，但一旦出血则情况危急：气管切口过低、套管下端磨损无名动脉、静脉引发大出血。一旦发生大出血应立即换上带气囊套管或麻醉导管，气囊充气并保持呼吸道通畅，同时采取积极抢救措施。

5. 拔管困难　多因气管切开位置过高损伤环状软骨、气管腔内肉芽增生、原发疾病未治愈或套管型号偏大等引起。

第三节　环甲膜切开术

环甲膜切开术（cricothyroidotomy）应用于喉阻塞患者需紧急抢救，来不及行气管切开术时。一般在甲状软骨、环状软骨间隙做一长 3～4cm 横行切口。环甲膜切开术后插入气管套管放置时间不宜超过 48小时，待呼吸困难缓解后应尽快做常规气管切开术。

知识链接

气管导管或套管的选择

根据患者年龄、性别和具体需要选择不同类型和规格的气管导管或套管。具体原则包括：①为防止上呼吸道分泌物进入气管或需密闭下气道如麻醉插管或接呼吸机，需选择带气囊的插管或套管；②需长期保留可选择不容易老化的金属气管套管；③后续需行气管造口周围部位影像学检查者可选择不造成伪影的非金属套管；④不同年龄、性别选择套管内径范围如下。

气管导管内径（mm）：新生儿2.0～3.0；1岁以内3.5～4.0；1～2岁4.5；3～4岁5.0；5～6岁5.5；7～9岁6.0；10～14岁6.5～7.0；成年女性7.0～8.0；成年男性7.5～9.0。

气管套管内径（mm）：1岁以内4.0；1～2岁4.5；2～3岁5.5；3～5岁6.0；6～12岁7.0；13～18岁8.0；成年女性9.0；成年男性10.0。

目标检测

答案解析

一、选择题

【A 型题】

1. 气管切开术切口位置为（　　）

　　A. 4～6 气管软骨环　　　　　　　　　　B. 5～6 气管软骨环

　　C. 1～3 气管软骨环　　　　　　　　　　D. 3～4 气管软骨环

2. 环甲膜切开术后插入气管套管放置时间不宜超过（　　）

　　A. 12 小时　　　　　B. 24 小时　　　　　C. 48 小时　　　　D. 72 小时

3. 气管切开后患者再次发生呼吸困难应考虑（　　）

　　A. 套管内管阻塞　　　　　　　　　　　　B. 套管外管阻塞

　　C. 套管脱出　　　　　　　　　　　　　　D. 以上都是

【X 型题】

4. 属于气管切开术的适应证的是（　　）

　　A. Ⅱ度喉梗阻　　　　B. 昏迷　　　　　C. 喉肿瘤手术　　　　D. Ⅲ度喉梗阻

5. 气管插管的并发症有（　　）

　　A. 喉、气管损伤　　　B. 环杓关节脱位　　　C. 喉狭窄　　　　D. 咽喉部损伤

6. 气管切开术后并发症有（　　）

　　A. 皮下及纵隔气肿　　　　　　　　　　　B. 出血

C. 拔管困难　　　　　　　　　　　D. 环杓关节脱位

二、简答题

1. 气管切开术的术后并发症有哪些？

2. 气管切开术后引起皮下气肿的原因有哪些？

（陈穗俊　梁茂金）

书网融合……

本章小结　　　　　　　　题库

第四十章 气管、支气管异物和食管异物

第一节 气管、支气管异物

气管、支气管异物(foreign bodies in the trachea and bronchi)为外源性物质(如花生、瓜子等)或内源性物质(如呼吸道伪膜、干痂、血凝块等)误入气管、支气管内所致,是耳鼻咽喉头颈外科的常见危急症,多发生于5岁以下儿童,3岁以下幼儿约占90%。

一、应用解剖学

气管起自环状软骨下缘,通过胸腔入口进入纵隔,约在第5胸椎上缘水平分为左、右主支气管(一级支气管),后经肺叶支气管(二级支气管)和肺段支气管(三级支气管),最终以呼吸性细支气管通入肺泡管和肺泡。肺叶支气管(二级支气管)右侧分为3支,左侧分为2支。成人气管长度10~12cm,左右径2~2.5cm,前后径1.5~2cm。

气管分为颈段气管和胸段气管:胸骨上窝以上至环状软骨下缘为颈段气管;胸骨上窝以下至气管隆嵴(carina of trachea)为胸段气管。气管隆嵴是左、右主支气管分界处所形成的突起,边缘光滑锐利,为支气管镜检查的重要解剖标志。

气管异物易进入右侧支气管:右主支气管较粗短,长约2.5cm,与气管纵轴延长线成20°~25°角;左主支气管细长,长约5cm,与气管纵轴延长线成45°~55°角。气管、支气管壁由内向外为黏膜、黏膜下、纤维软骨环和外膜或平滑肌四层,黏膜层为假复层纤毛柱状上皮,内含大量杯状细胞。气管血供来自甲状腺下动脉,静脉回流至甲状腺下静脉,淋巴引流至气管前与气管旁淋巴结。气管、支气管由交感和副交感神经支配:交感神经纤维来自星状神经节,兴奋时使气管和支气管扩张;副交感神经纤维来自迷走神经,兴奋时使气管和支气管收缩(图40-1)。

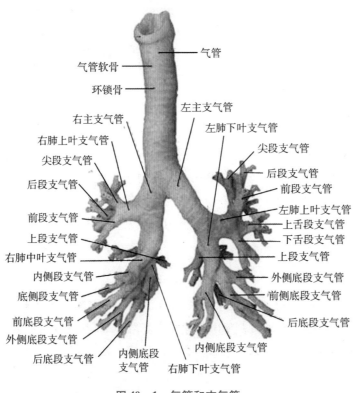

图 40 - 1　气管和支气管

二、异物种类和停留部位

常见异物：植物类如花生、瓜子、豆类等约占呼吸道异物总数的80%，此外还有金属类、化学制品类和动物类等。

异物停留部位与异物大小、形状、重量及解剖学因素等相关：尖锐不规则异物易嵌顿于声门下气管内；较大而光滑异物易停留于气管内随呼吸上下活动；较小异物易落于支气管内。

（一）病因

1. 幼儿牙齿发育不全、咀嚼及咽喉反射功能发育不完善，进食时如嬉笑、哭闹、跌倒可将异物误吸入气管、支气管。

2. 儿童口含玩物（如笔帽、纽扣等）玩耍、成人口含物品（如螺丝、钉子等）仰头作业时如突然说话、哭笑、跌倒可将异物误吸入气管、支气管。

3. 全麻、昏迷或酒醉患者吞咽功能不全将异物误吸入气管、支气管。

4. 医源性误吸，如鼻腔异物取出、鼻部换药或咽喉部医疗操作时也可使异物脱落进入气管、支气管。

（二）症状

气道异物临床表现与异物性质、停留部位和时间以及有无感染有关，一般分为四期。

1. 异物进入期　剧烈呛咳、憋气甚至窒息。

2. 无症状期　无症状或轻微咳嗽、轻度呼吸困难，易漏诊、误诊。

3. 症状再发期　局部炎症反应，出现咳嗽、痰多、高热等症状。

4. 并发症期　轻者引起支气管炎和肺炎，重者引起肺脓肿和脓胸，出现发热、咳嗽、咳脓痰、呼吸困难、消瘦等症状。

（三）检查

1. 听诊 气管异物者有时可于颈前听到拍击音；支气管异物者肺部听诊两侧呼吸音不对称、呼吸音减弱或消失，可闻及湿啰音或哮鸣音等。

2. 辅助检查 颈侧位片及胸透临床已较少使用，胸部 CT、支气管镜等检查有助于诊断，支气管镜检查为确诊方法。

（四）诊断

1. 异物误吸史 诊断的重要证据。

2. 阵发性咳嗽

3. 肺部听诊 一侧呼吸音减弱，可闻及哮鸣音、声门下拍击音。

4. 胸部 CT 检查 可见纵隔摆动、纵隔移位、横膈移位、肺不张或肺气肿等。

（五）治疗

原则上应紧急手术。若发生窒息可采用海姆立克急救法，若并发高热、气胸、呼吸衰竭、心功能不全、全身状况不佳者需相关科室会诊治疗，待病情稳定后手术。常用方法如下。

1. 直接喉镜 用于部分气管内活动异物。

2. 硬性支气管镜 用于较大的异物。

3. 纤维支气管镜或电子支气管镜 最常用。

4. 气管切开术 取出异物困难或紧急情况下为缓解呼吸困难时采用。

5. 胸腔镜或开胸手术 嵌顿紧或特殊异物（如笔套、铁钉、钢丝等）、支气管镜下试取失败者。

第二节 食管异物

食管异物（foreign bodies in esophagus）是常见急症之一，多见于老人和儿童。

一、应用解剖学

食管在环状软骨下缘，相当于第 6 颈椎水平起自喉咽下端，下与贲门相延续。食管有 4 个生理性狭窄：第一狭窄为食管入口，为环咽肌收缩形成，此处最狭窄，异物最易嵌顿于此；第二狭窄相当于第 4 胸椎水平，为主动脉弓压迫食管左侧壁所致；第三狭窄相当于第 5 胸椎水平，为左主支气管压迫食管前壁所致；第四狭窄相当于第 10 胸椎水平，为食管穿过横膈所致（图 40 - 2）。

二、异物种类和停留部位

异物种类以动物类最常见如鱼刺、鸡骨等，其次为金属类如硬币、针钉等，化学制品类和植物类如义齿、瓶盖、枣核等。异物停留部位：最常嵌顿于食管入口，其次为第二狭窄、第三狭窄，发生在食管下段者较少。

（一）病因

1. 老年人牙齿脱落或使用义齿、咀嚼功能差、口内感觉欠灵敏、食管入口松弛易误吞异物。

2. 儿童口含玩物误吞，成人因嬉闹、轻生而吞入异物或进食不当。

3. 昏迷患者吞咽功能不全误吞异物。

4. 食管原发性疾病如食管狭窄或食管肿瘤。

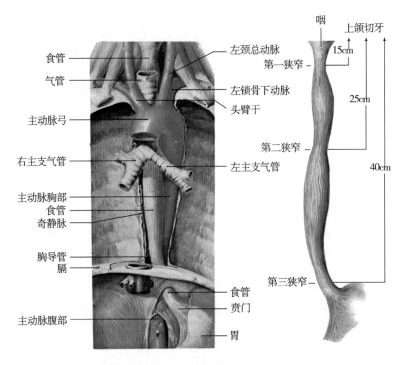

图 40-2　食管及其 3 个狭窄

（二）症状

1. 吞咽疼痛　食管被损伤、压迫、刺激所致，疼痛部位可自颈根部至胸骨后。

2. 吞咽困难　严重程度与异物部位、大小、形状和有无继发感染等因素有关。

3. 呼吸困难　异物过大压迫气管后壁或因并发纵隔感染所致。

（三）并发症

多因未及时就诊或因异物存在继续进食引起。

1. 食管穿孔或损伤性食管炎　尖锐硬物随吞咽活动刺破食管壁所致。

2. 颈部皮下气肿或纵隔气肿　食管穿孔后咽下空气经穿孔外溢所致。

3. 食管周围炎及颈间隙感染、纵隔炎及纵隔脓肿　食管穿孔后炎症波及颈部间隙、食管周围和纵隔所致。

4. 大血管破裂　食管中段尖锐异物刺破食管壁及主动脉弓或锁骨下动脉所致，主要表现为大量呕血或便血，死亡率高。

5. 气管食管瘘　异物长时间嵌顿压迫食管前壁致管壁坏死，如累及气管、支气管壁可形成气管食管瘘，导致肺部反复感染。

（四）检查

1. 颈部体检　按压疼痛，间接喉镜有时可见梨状窝积液。

2. 胸部 X 线检查　可确定硬币、针钉、刀片等金属类异物的位置。

3. 食管钡剂检查　对鸡骨等不易显影异物的定位有帮助，但有感染风险。

4. 胸部 CT　首选检查，更准确、有效。

5. 食管镜检查　为确诊方法，包括硬性食管镜和纤维食管镜。

（五）诊断

1. 误吞异物史。

2. 吞咽疼痛、吞咽困难。

3. 颈部按压疼痛、梨状窝积液。

4. 胸部 CT 检查可见异物。

5. 食管镜检查是确诊依据。

（六）治疗

确诊食管异物后原则上应紧急行食管镜手术；若并发感染、心肺功能不全、全身状况差者需相关科室会诊治疗，待病情稳定后手术。异物大或嵌顿紧者，尤其是异物位于主动脉弓水平、经食管镜取出失败者可经颈侧切开或开胸取异物。

🌐 **知识链接**

海姆立克急救法

海姆立克急救法是美国医生海姆立克发明的用于抢救急性呼吸道异物堵塞的方法，又称海姆立克腹部冲击法。急救者从背后环抱患者，一手握拳，另一手握紧握拳的手，从腰部突然向其上腹部方向施压使膈肌突然上升，骤然增加的胸腔压力可促使气管内异物向外排除，从而挽救患者的生命，被人们称为"生命的拥抱"。

目标检测

答案解析

一、选择题

1. 气管、支气管异物的好发部位是（　　）

　　A. 左主支气管　　　　　B. 右主支气管　　　　　C. 声门　　　　　D. 气管

2. 气管、支气管异物好发于（　　）

　　A. 婴幼儿　　　　　　　　　　　　B. 5 岁以下儿童

　　D. 青少年　　　　　　　　　　　　D. 老年人

3. 下列描述错误的是（　　）

　　A. 食管第一狭窄为食管入口，为环咽肌收缩形成

　　B. 食管第二狭窄相当于第 4 胸椎水平，为主动脉弓压迫食管左侧壁所致。此处最狭窄，异物最易嵌顿此处

　　C. 第三狭窄相当于第 5 胸椎水平，为左主支气管压迫食管前壁所致

　　D. 第四狭窄相当于第 10 胸椎水平，为食管穿过横膈所致

4. 食管异物的好发部位是（　　）

　　A. 食管入口　　　　　　　　　　　　B. 食管第二狭窄

　　C. 食管第三狭窄　　　　　　　　　　D. 食管下端

二、简答题

1. 简述支气管异物好发右侧主支气管的解剖学原因。

2. 简述气管、支气管异物的治疗原则和方法。

3. 食管异物的常见症状有哪些?

4. 简述食管异物的常见并发症。

（孙淑萍）

书网融合……

本章小结

题库

第四十一章　颈部先天性疾病及炎性疾病

📖 学习目标

1. 掌握　甲状舌管囊肿及瘘管的诊断和鉴别诊断；鳃裂囊肿及瘘管的开口；颈部急、慢性淋巴结炎的诊断和治疗；颈淋巴结结核的治疗原则。

2. 熟悉　颈淋巴结结核的诊断和鉴别诊断。

3. 了解　鳃裂囊肿及瘘管、囊状水瘤的临床表现、诊断和鉴别诊断；颈部蜂窝织炎的诊断和治疗原则。

4. 学会颈部淋巴结穿刺活检，具备颈部脓肿切开引流的技能。

⇒ 案例引导

案例　患者，男，17 岁，发现颈前正中包块十余年，包块可随吞咽上下移动，近 1 周包块红肿、流脓。B 超检查提示：舌骨与甲状软骨之间有囊性肿块。查体：颈前近舌骨处有一约 1.5cm×1.5cm 大小包块，质软，表面有破溃，无触痛，活动度可。

讨论　该患者的初步诊断是什么？如何治疗？

第一节　颈部先天性疾病

一、甲状舌管囊肿及瘘管

甲状舌管囊肿及瘘管（thyroglossal cyst and fistula）是颈部最常见的先天性畸形，系甲状舌管胚胎发育异常所致，多发生于颈前正中线舌骨下方，多在青少年期发病。甲状舌管瘘管分为两种：完全性瘘管外瘘口位于颈前正中线或略偏一侧，内瘘口位于舌盲孔；不完全性瘘管无内瘘口（图 41 - 1）。

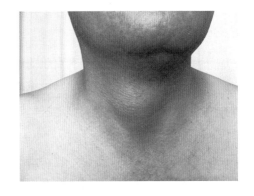

图 41 - 1　甲状舌管囊肿

（一）症状

一般无症状，多在青少年期因囊肿增大或继发感染而就诊。囊肿感染破溃或切开引流后可形成瘘管，反复溢液。

（二）检查

囊肿呈圆形，表面光滑，边界清楚，与周围组织无粘连，质软无压痛，有囊性感，随吞咽上下移动，伸舌时在囊肿上方可触及硬条索状物。穿刺可抽出黄色液体。B 超、CT、MRI 可提示肿物大小及其与周围组织的关系。甲状舌管瘘管外瘘口常有分泌物溢出，继发感染时瘘口周围红肿、溢脓。

（三）诊断

1. 颈前正中囊性隆起，感染或切开后形成瘘管。

2. 颈前正中皮下呈圆形或条索状隆起，随吞咽上下移动。

3. B 超检查可见舌骨与甲状软骨之间有囊性肿块，可扩展至甲状软骨表面。

4. 完全性瘘管者自外瘘口注入亚甲蓝，观察舌盲孔有无亚甲蓝溢出，可进一步明确诊断。

（四）鉴别诊断

1. 皮样囊肿　为先天性囊肿，位于颈前正中，囊肿与皮肤粘连，不随吞咽上下运动。

2. 颏下淋巴结炎　伴有邻近组织如牙周、下颌、下唇等炎症，质地较硬，有压痛，不随吞咽上下运动。

3. 异位甲状腺　多位于舌根部，B 超及放射性核素[131]I 可确诊。

（五）治疗

手术切除为主，若合并感染需先控制感染后再行手术治疗。手术中应将囊肿连同瘘管一并彻底切除以免复发。

二、鳃裂囊肿及瘘管

鳃裂囊肿及瘘管（branchial cyst and fistula）为胚胎期鳃裂发育异常所致。

（一）类型

1. 第一鳃裂囊肿及瘘管　较少见，第一、二鳃弓未正常融合所致，外瘘口多位于下颌角后下方至舌骨平面胸锁乳突肌前缘或耳屏，内瘘口位于外耳道软骨部、中耳或腮腺深叶。

2. 第二鳃裂囊肿及瘘管　多见，第二鳃弓或第二鳃沟闭合不全所致，外瘘口位于胸锁乳突肌前缘下 1/3，穿越颈动脉分叉，内瘘口为扁桃体窝。

3. 第三鳃裂囊肿及瘘管　罕见，外瘘口位于胸锁乳突肌前缘下端，瘘管经颈动脉之前入梨状窝。

（二）症状

第一鳃裂囊肿及瘘管表现为耳内流脓，下颌角后下方有包块。第二、三鳃裂囊肿表现为颈侧有一无痛性肿块，大小不一，呈圆形或椭圆形，与皮肤无粘连，可活动，呈囊性感，继发感染时则肿块迅速增大，局部压痛。囊肿向咽侧壁突出可引起咽痛、吞咽困难等，囊肿破溃后瘘管口反复流脓。

（三）诊断

1. 下颌角后方或颈侧胸锁乳突肌前缘出现瘘口，反复溢脓。

2. 外耳道、扁桃体窝或梨状窝可见内瘘口。

3. 影像学检查颈部有囊性或条索样肿块。

（四）鉴别诊断

1. 与颈淋巴结结核性瘘管、囊状水瘤等相鉴别。

2. 第一鳃裂瘘管伴有耳内流脓者应与化脓性中耳炎等相鉴别。

（五）治疗

手术切除。感染期控制感染后择期手术。

三、颈部囊状水瘤

囊状水瘤（cystic hygroma）是起源于淋巴组织的先天性疾病。多发生于颈部，其次为腋窝、胸壁和腹股沟处。多数在出生后即出现，90% 发生在 2 岁以内。

（一）检查

1. 多位于颈后三角区。

2. 囊肿大小不一，较小时无症状而不易发现，较大时可占据整个颈侧，除头颈部活动略受限外很少出现压迫症状。

3. 囊肿质软，有弹性，多为多房性，囊壁薄，囊内为清亮液体、透光试验阳性。

4. 若囊状水瘤继发感染或囊内出血则囊肿迅速增大，可伴有局部压痛。

（二）诊断

颈后三角区出现无痛性肿块、呈分叶状、触之囊性感、透光试验阳性，穿刺抽出草黄色透明不易凝固的液体、有胆固醇结晶即可诊断。

（三）治疗

手术切除。一般在 2 岁以后手术，若出现压迫症状则宜尽早手术。

第二节　颈部炎性疾病

一、颈部急、慢性淋巴结炎

常见于儿童，多由扁桃体炎、咽炎、口腔炎、外耳道炎、中耳炎等引起，感染经淋巴管侵入颈淋巴结引起感染。病原菌以金黄色葡萄球菌和溶血性链球菌为主。

（一）症状

1. 全身症状　畏寒、发热、头痛、乏力、全身不适及食欲减退等。

2. 原发感染灶症状　可有耳痛、咽痛、喉痛、牙痛、咳嗽等症状。

3. 局部症状　一侧或双侧颈部淋巴结肿大，有压痛、可活动，严重者可出现局部红肿、皮温增高。

（二）诊断与鉴别诊断

根据颈部淋巴结肿大、有压痛、伴有邻近器官的原发病灶及全身症状、白细胞计数中性粒细胞增高即可诊断。颈部 B 超有助于诊断，必要时做淋巴结穿刺或切除活检。本病应与颈淋巴结结核、恶性淋巴瘤、颈部转移癌相鉴别。

（三）治疗

积极治疗原发病灶，给予抗感染、增强机体抵抗力等治疗。

二、颈部淋巴结结核

颈部淋巴结结核（tuberculousof cervical lymph nodes）80% 见于儿童及青少年。

（一）症状

1. 轻者仅有淋巴结肿大，重者可出现乏力、低热、盗汗、消瘦等全身症状，部分患者可有肺结核、骨结核等症状。

2. 一侧或双侧颌下及颈侧单个或多个肿大淋巴结，初

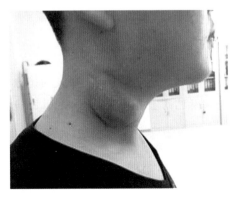

图 41-2　颈部淋巴结结核

期孤立、可移动，后期相互粘连形成串珠样。

3. 若继发感染可出现压痛，与皮肤和周围组织粘连、活动度差。淋巴结中心可发生干酪样坏死，形成冷脓肿，触之有波动感。脓肿破溃可形成经久不愈的溃疡或瘘管（图41-2）。

（二）诊断与鉴别诊断

发现一侧或双侧颈部多个呈串珠样肿大淋巴结或破溃形成经久不愈的溃疡或瘘管，一般可做出诊断。胸部 X 线检查、CT、结核菌素试验及血沉检查有助于明确诊断。本病应与颈部慢性淋巴结炎、颈部原发性及转移性恶性肿瘤等相鉴别。

（三）治疗

1. 一般治疗 加强营养、增强机体抵抗力。

2. 抗结核治疗 全身、规则、联合、全程应用一线抗结核药物治疗，如链霉素、异烟肼、利福平、吡嗪酰胺等，周期为 6~12 个月。

3. 局部治疗 已形成脓肿或瘘管者可给予局部抽脓、脓腔冲洗和灌注抗结核药物治疗。

4. 免疫治疗 可使用转移因子、左旋咪唑、免疫核糖核酸等免疫药物治疗。

5. 手术治疗 对于少数较大的孤立性淋巴结可手术切除。

三、颈部蜂窝织炎

颈部蜂窝织炎为颈部疏松结缔组织的急性弥漫性化脓性炎症，常见致病菌为溶血性链球菌，其次是金黄色葡萄球菌，少数为厌氧菌。常由口腔、咽喉等部位的急性感染引起。

（一）症状

1. 全身症状 可出现高热、畏寒、头痛、食欲减退、乏力等症状。

2. 局部症状 浅表蜂窝织炎局部明显红、肿、热、痛，病变迅速扩大，与周围正常组织分界不清；颈深部蜂窝织炎局部红肿多不明显。

3. 并发症 病变严重时可发生喉水肿、压迫气管和食管造成呼吸困难及吞咽困难，炎症向下可引起纵隔炎或纵隔脓肿。

（二）治疗

1. 局部治疗 热敷、中药外敷或理疗。

2. 全身治疗

（1）注意休息，加强营养。

（2）药物治疗 给予足量敏感抗生素。

（3）手术治疗 对已形成脓肿者应及时切开引流。

⊕ **知识链接**

颈部淋巴结

颈部淋巴结按解剖分布及回流方向分为 5 大群：颏下、颌下、颈前、颈浅和颈深淋巴结群。颈部淋巴结主要收集头颈部的淋巴回流，胸、腹部的恶性肿瘤可经胸导管转移至锁骨上淋巴结。

答案解析

目标检测

一、选择题

【A 型题】

1. 下列说法错误的是（　　）

　　A. 甲状舌管囊肿是颈部最常见的先天畸形，系甲状舌管胚胎发育异常所致

　　B. 甲状舌管囊肿多发生于颈前正中线舌骨下方，多在青少年期发病

　　C. 甲状舌管瘘管分为完全性瘘管和不完全性瘘管

　　D. 甲状舌管囊肿边界清楚，有囊性感，不能随吞咽上下活动

【X 型题】

2. 下列关于囊状水瘤的说法，正确的是（　　）

　　A. 囊肿水瘤多位于颈前三角区

　　B. 囊肿大小不一，较小时无症状而不易发现，较大时可占据整个颈侧，但除头颈部活动略受限外，很少出现压迫症状

　　C. 囊肿质柔软，有弹性，多为多房性，囊壁薄，囊内为清亮液体，透光试验阴性

　　D. 若囊状水瘤继发感染或囊内出血，囊肿迅速增大，可伴有局部压痛

二、简答题

1. 简述鳃裂囊肿及瘘管的类型。
2. 简述颈部蜂窝织炎的治疗原则。

（孙淑萍）

书网融合……

本章小结

题库

第四十二章　颈部血管性疾病

学习目标

1. 掌握　颈动脉体瘤的临床表现、诊断和治疗原则。

2. 熟悉　颈动脉瘤的分类、临床表现、诊断和鉴别诊断。

3. 了解　颈动静脉瘘的临床表现、诊断和治疗原则。

4. 学会颈部血管听诊、触诊，具备鉴别颈动脉体瘤和颈动静脉瘘的技能。

案例引导

　　案例　患者，男，15岁，出生时右颈部即有红色胎记，近1个月明显增大且出现右侧耳鸣、头晕，耳鸣呈呼呼风声，活动后加重，无耳痛、听力下降、耳闷等不适。查体：双耳道通畅，鼓膜完整、标志清，右侧颈部可见大片红色新生物，基底较广，高出皮面，触之皮温增高，可闻及明显血管杂音。

　　讨论　该患者的初步诊断是什么？下一步应该做哪些检查明确诊断？

一、颈动脉体瘤

　　颈动脉体瘤（carotid body tumor）又称颈动脉体副神经节瘤，发生于颈总动脉分叉处的化学感受器肿瘤，生长缓慢，大多为良性，少数可恶变。

知识链接

颈动脉体

　　颈动脉体位于颈总动脉分叉处后方，为人体内最大的副神经节，内含化学感受器，其主要功能是感觉血液中二氧化碳浓度的变化，当二氧化碳浓度升高时，反射性引起呼吸加快、加深。

（一）症状

　　颈部无痛性肿块，较小时一般无症状或仅有轻度局部压迫感，较大时可压迫邻近器官及神经，出现声嘶、吞咽困难、舌肌萎缩、伸舌偏斜、呼吸困难及Horner综合征等。

（二）检查

　　1. 颈动脉三角区圆形、质硬、边界清楚肿块，可左右活动，但上下活动受限，生长缓慢。

　　2. 肿块表面可扪及血管搏动，有时可闻及血管杂音。

　　3. B超检查提示肿块在颈动脉分叉处，将颈内、颈外动脉分开，间距增宽。

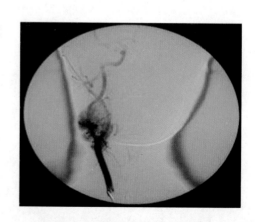

图42-1　颈动脉体瘤（右侧）

4. DSA 检查提示肿瘤位于颈动脉后方将颈总动脉分叉推向前方，颈动脉分叉增宽，肿瘤富含血管（图 42 - 1）。

（三）诊断

根据症状、体检并结合 B 超、DSA 等辅助检查可做出诊断。

（四）治疗

采取动脉外膜下肿瘤切除术。因肿瘤与动脉关系密切，手术危险性及难度较大，故也有主张除非肿瘤发生恶变不予手术切除。

二、颈动脉瘤

颈总动脉和颈内动脉、颈外动脉及其分支因动脉硬化、创伤、细菌感染、梅毒或先天性动脉囊性中层坏死而出现动脉壁损伤变薄，在血流压力作用下逐渐膨大扩张形成颈动脉瘤（aneurysm）。由颈动脉硬化所致者多发生在双侧颈总动脉分叉处，由创伤所致者多位于颈内动脉，颈外动脉较少见。

（一）类型

1. 真性动脉瘤　多由动脉硬化引起，累及动脉壁全周，常可发生自行破裂引发大出血。

2. 假性动脉瘤　动脉损伤后血液积聚于周围肌肉和筋膜间，凝血块和血肿周围日渐机化形成，易破裂。

3. 夹层动脉瘤　多由先天性动脉囊性中层坏死引起。

（二）症状

1. 颈侧部肿块，有明显搏动及杂音。

2. 脑缺血症状，头痛、头昏、失语、耳鸣、记忆力减退、半身不遂、运动失调、视物模糊等。

3. 瘤体增大压迫神经、喉、气管、食管可出现脑神经瘫痪、Horner 综合征、吞咽困难、呼吸困难等。

（三）诊断

根据肿块位于颈侧部、有明显搏动及收缩期杂音、压迫肿块近心端动脉时搏动减弱或消失不难做出诊断，B 超、DSA（数字减影血管造影）和 MRA（磁共振血管显影）有助于诊断，MRA 无创、更具优势。

（四）鉴别诊断

应与颈动脉体瘤相鉴别。颈动脉瘤为膨胀性搏动、常伴杂音，压迫颈动脉近心端肿块明显缩小、搏动及杂音减弱或消失；颈动脉体瘤为传导性搏动，DSA 显示颈动脉分叉增宽，并可见肿块将颈动脉分叉推向前方。

（五）治疗

颈动脉瘤一旦确诊宜尽快手术切除：瘤体堵塞血管或血栓脱落可引起脑梗死、影响脑血供，瘤体增大破裂可引起致死性大出血。

三、颈动静脉瘘

颈动脉、颈静脉之间有不正常通道称为颈动静脉瘘，分为先天性和后天性。后天性较多见，多由锐器、刺伤、高速子弹、医源性损伤等引起。

（一）检查

1. 先天性者常伴有胎痣，在婴幼儿期无任何症状，青春期可触及震颤，有时可闻及血管杂音，局部皮温增高。

2. 后天性者可有搏动性耳鸣，压迫颈总动脉可使耳鸣减轻或消失。

3. 可有头痛、头晕、错觉、谵妄、视觉及听觉障碍、反复口腔及鼻腔出血等症状。靠近心脏的大动静脉瘘长期存在可使心脏扩大导致心衰。

4. 浅静脉压升高，静脉血含氧增高。DSA 检查可了解瘘口部位及大小，有助于进一步明确诊断。

（二）诊断

出生后或外伤后颈部出现肿块、明显杂音及震颤即应考虑为颈动静脉瘘。

（三）治疗

手术切除为主。原则是先切除瘘，再分别修复动、静脉。

答案解析

目标检测

一、选择题

下列关于颈动脉体瘤的说法，错误的是（　　）

A. 颈动脉三角区可见圆形、生长缓慢、质地较硬、边界清楚肿块，可左右活动、上下活动，生长缓慢

B. 肿块表面可扪及血管搏动，有时可闻及血管杂音

C. B 超检查提示肿块在颈动脉分叉处，将颈内动脉、颈外动脉分开，间距增宽

D. DSA 检查提示肿瘤位于颈动脉后方，将颈总动脉分叉推向前，颈动脉分叉增宽，肿瘤富含血管

二、简答题

1. 简述颈动脉体瘤的临床表现。
2. 简述颈动脉体瘤和颈动脉瘤的鉴别要点。

（孙淑萍）

书网融合……

　　本章小结　　　　　题库

第四十三章　头颈部恶性肿瘤

PPT

📑 **学习目标**

1. **掌握**　鼻咽癌的病因和发病地域特点、临床表现、诊断及治疗原则；喉癌的病因、临床表现、诊断及治疗原则。

2. **熟悉**　鼻腔鼻窦恶性肿瘤、扁桃体恶性肿瘤和下咽恶性肿瘤的主要临床表现、诊断要点及治疗原则。

3. **了解**　保留喉功能的各种部分喉切除术、全喉切除的适应证及全喉切除术后发音重建的方法。

4. 学会压舌板、间接喉镜、间接鼻咽镜、前鼻镜、电子喉镜等检查方法，具备咽喉部浅表黏膜麻醉方法及内镜下肿瘤局活检的基本操作技能。

⇒ **案例引导**

案例　患者，男，55 岁。因发现左侧上颈部肿大包块 2 个月为主诉就诊。患者 2 个月前无明显诱因发现左侧上颈部耳后有一肿大包块，约核桃大小，质硬、不痛。起初未予在意，近 2 个月来包块逐渐增大、活动度差。追问病史，患者近期无感冒史，偶有后吸鼻涕后痰中带血、左侧耳部闷胀感。

讨论　1. 根据患者病史考虑患者颈部包块的可能原因有哪些？

2. 要进一步明确包块性质需行哪些辅助检查？

第一节　鼻腔鼻窦恶性肿瘤

鼻腔鼻窦恶性肿瘤占全身恶性肿瘤的 0.7% ~ 2%，约占头颈部恶性肿瘤的 10%。由于鼻腔侧壁、上颌窦和筛窦互相毗邻，许多晚期肿瘤原发部位很难准确判定，往往初诊时肿瘤已侵及多个解剖部位。鼻腔和鼻窦原发肿瘤中 75% 以上为恶性，80% 以上为上皮源性肿瘤。上皮源性肿瘤最常见于鼻腔，多为鳞状细胞癌；其次为上颌窦；筛窦原发肿瘤较少，病理类型以腺癌多见，约占 50%；额窦和蝶窦原发肿瘤罕见。患者中男性占优势，好发年龄为 40 ~ 60 岁。

（一）临床表现

由于解剖位置隐蔽，早期症状往往不明显。随肿瘤生长侵犯累及眼眶、硬腭、颌面及颅底等周围结构时可引起肿瘤阻塞压迫症状或侵犯破坏神经出现功能障碍症状。

1. 鼻腔恶性肿瘤　早期可有进行性鼻塞、脓性或血性分泌物、嗅觉减退、头痛等症状，类似鼻窦炎症表现，但症状多持续加重无缓解。

2. 鼻窦恶性肿瘤　早期肿瘤局限于窦腔内多无症状，只有当堵塞窦腔或突破窦壁、侵犯邻近组织时才出现相应症状。上颌窦恶性肿瘤向内侵犯鼻腔外侧壁引起单侧进行性鼻塞、持续性脓血鼻涕；向上侵犯眶下神经引起面颊部疼痛麻木、侵犯眼眶引起眼球活动障碍、眼球向上移位、复视等；向前侵犯上颌窦前壁引起面部隆起、皮肤破溃；向下侵犯牙槽引起硬腭下陷、磨牙疼痛、松动；晚期向后外侵犯累及翼腭窝及翼内肌引起张口受限、神经痛、耳痛等。原发筛窦肿瘤向内侵犯纸样板进入眼眶引起眼球移位、复视；向后侵入球后、眶尖导致"眶尖综合征"，表现为突眼、动眼神经瘫痪、上睑下垂等症状。晚期鼻腔鼻窦肿瘤均可发生颈部淋巴结转移，多见于同侧颈深上组淋巴结。

（二）诊断

对于上述症状持续出现或进行性加重者应考虑恶性肿瘤可能。除常规前鼻镜检查外，纤维鼻咽镜或鼻内镜检查有助于发现早期病变。可疑占位性病变可在内镜下取组织活检以明确病理诊断。影像检查中 X 线片由于清晰度及准确性较差，临床已较少应用；CT 为首选检查方法，可精确显示肿瘤病变部位及累及范围；MRI 具有良好的软组织分辨力，在显示肿瘤范围的同时还可对肿瘤与炎性病变进行鉴别。

（三）治疗

现多主张放疗与手术结合为主的综合治疗，治疗方式主要依据肿瘤范围、病理类型及患者身体状况而定。以上颌窦癌为例：高分化鳞癌首选放疗＋手术的综合治疗，术前放疗可控制肿瘤周边，有利于彻底切除肿瘤与保留眶内容物。手术切除方式包括：上颌骨部分切除、全上颌骨切除、扩大上颌骨切除与颅颌面联合切除术。颈部有淋巴结转移者应同期行颈部淋巴结清扫术。预后相关因素包括肿瘤部位、病理类型、T 分级及治疗模式等，不同病理类型采用不同治疗手段，其 5 年生存率也有不同。肿瘤侵犯翼腭窝、蝶窦、颅底及硬脑膜等深部结构往往预后较差。鼻腔肿瘤预后相对较好，5 年生存率为 62%；其次为上颌窦鳞癌，5 年生存率为 42%；而筛窦肿瘤预后最差，5 年生存率仅为 13%。

> ⊕ **知识链接**
>
> #### 鼻内镜技术与鼻窦肿瘤
>
> 鼻内镜手术近年来发展迅速，涉及耳鼻咽喉头颈外科诸多领域，尤其对于鼻腔、鼻窦良性病变切除具有创伤小、保存结构功能完整的优势。鼻内镜应用于恶性肿瘤切除应严格掌握指征，对医生的操作技巧及临床肿瘤治疗经验有较高要求，应有规范的随访制度。

第二节 鼻咽癌

鼻咽癌（carcinoma of nasopharynx）是头颈部最常见的恶性肿瘤，其发病具有明显的种族易感性、地区聚集性和家族倾向性。我国为鼻咽癌高发区，其中又以广东、广西地区为著。高发年龄为 40~60 岁，男性较女性多见。

（一）病因

确切病因尚不明确，从种族易感性、家族倾向、地区差异所致发病差异分析，可能与遗传、地理环境及生活习惯有关。鼻咽癌患者血清中可检测到 EB 病毒抗体；应用分子杂交及聚合酶链反应（PCR）技术检测证实鼻咽癌活检组织中有 EB 病毒 DNA、特异性病毒 mRNA 或基因产物表达，提示 EB 病毒在鼻咽癌发展中有重要作用。

（二）病理

鼻咽癌 95% 以上为鳞状细胞癌，其中 90% 为低分化鳞癌或未分化癌。

（三）相关解剖

鼻咽顶部位于蝶骨体和枕骨基底部，顶外侧靠近颅底破裂孔和岩尖，封闭破裂孔的纤维组织与咽腱膜相连。咽侧壁有咽鼓管咽口及咽隐窝，咽隐窝为鼻咽癌的好发部位（图 43 - 1，图 43 - 2）。鼻咽癌生长早期可堵塞咽鼓管咽口，引起分泌性中耳炎等症状，并易向上方侵犯破裂孔累及颅内。鼻咽部淋巴引流丰富，先汇入咽后间隙咽后淋巴结及颈深上组淋巴结，再沿颈鞘转移至颈深中、下组淋巴结及锁骨上淋巴结。

（四）临床表现

鼻咽癌发病位置隐蔽，早期临床症状不典型。

1. 鼻部症状　特征表现为后吸鼻涕中带血丝，肿瘤增大堵塞后鼻孔，引起持续性鼻塞。

2. 耳部症状　肿瘤压迫或阻塞咽鼓管咽口可引起分泌性中耳炎，表现为低调耳鸣、耳闷塞感及听力下降等。

3. 颈部淋巴结肿大　40% 鼻咽癌以颈部包块为首发症状，60%~80% 患者就诊时可发现淋巴结肿大（图 43 - 3）。特征性淋巴结转移部位：乳突尖下方、下颌角后方、胸锁乳突肌上段深面颈深上组淋巴结。表现为无痛性、持续增大实性包块，易早期粘连、固定。

4. 脑神经症状　肿瘤由破裂孔侵入颅内，常先侵犯第Ⅴ、Ⅵ对脑神经，继而累及第Ⅱ、Ⅲ、Ⅳ对脑神经而引起

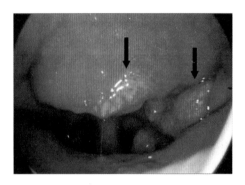

图 43 - 1　鼻咽癌内镜下所见

黑色箭头所示为鼻咽顶部及咽隐窝肿瘤

头痛、面部麻木、眼球外展受限、上睑下垂等症状；瘤体侵犯或转移淋巴结侵及咽旁间隙可导致第Ⅸ、Ⅹ、Ⅺ、Ⅻ对脑神经受损引起软腭瘫痪、呛咳、声嘶、伸舌偏斜等后组脑神经受累症状；肿瘤侵犯颅底骨质或颈总动脉可引起持续性头疼甚至颅内高压症。

5. 远处转移　40%~60% 的鼻咽癌患者死于远处转移，骨转移最常见，其次是肺转移和肝转移。

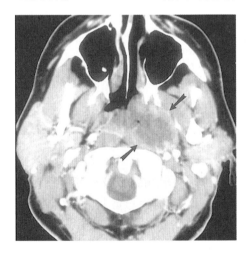

图 43 - 2　鼻咽癌 CT 影像（水平位）

黑色箭头所示为肿瘤

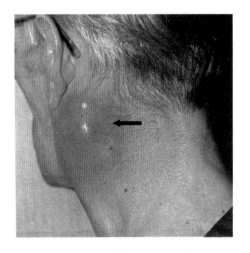

图 43 - 3　鼻咽癌颈部淋巴结转移

黑色箭头所示为转移淋巴结

（五）诊断

临床发现后吸涕中带血、单侧耳鸣耳闷塞感及颈部淋巴结肿大等症状患者均应怀疑鼻咽癌，尤其对高发地域及家族倾向患者更应注意。应常规行电子鼻咽镜或鼻内镜检查，对于鼻咽部有黏膜粗糙、易出血或结节样、肉芽样新生物表现者应给予活检。早期病变仅表现为表面光滑的黏膜下隆起，对于临床可疑而活检阴性者需多次活检以免漏诊。EB 病毒血清学检查 IgA 抗体持续增高有助于诊断。鼻咽、颅底CT 及 MRI 扫描检查可了解肿瘤部位、范围及颅底骨质破坏情况。该病要与颈部淋巴结结核、恶性淋巴瘤、鼻咽纤维血管瘤、脊索瘤等鉴别，多需病理证实。

（六）治疗

首选放射治疗。鼻咽癌多为分化不良的鳞癌，对放疗敏感。近年研究表明对于局部晚期患者在放疗同时给予同步化疗可增强放疗敏感性、提高肿瘤局部控制率，但也会同时增加放化疗副作用。由于鼻咽癌位置深在、显露困难，且常早期侵犯颅底骨质及毗邻血管神经，手术不作为首选治疗，仅适用于放疗后肿瘤残留且局限或根治性放疗后颈部淋巴结残留或复发者的挽救。

第三节　扁桃体恶性肿瘤

扁桃体恶性肿瘤为口咽部最常见的恶性肿瘤，近年来发病有上升趋势。病因不明，长期吸烟、饮酒可能是致病因素。人乳头状瘤病毒（human papilloma virus，HPV）感染与口咽癌尤其是扁桃体癌发病密切相关，但感染率存在地域性差异，发达国家中 HPV 感染相关口咽癌更为常见。高发年龄为 50 ~ 70岁，男性多见。

（一）病理

扁桃体恶性肿瘤包括上皮来源的扁桃体癌、扁桃体肉瘤及恶性淋巴瘤等。扁桃体癌以鳞状细胞癌为主，约 60% 为分化差的鳞癌，其次为淋巴上皮癌，未分化癌及腺癌少见。

（二）临床表现

早期扁桃体肿瘤仅表现为咽部不适、异物感或疼痛。肿物向深部及周围浸润可致张口疼痛及受限，随肿瘤增大可引起发音改变或吞咽呼吸障碍。早期即可出现同侧上颈部淋巴结转移，表现为无痛性淋巴结增大、质地较硬、动度差。

（三）诊断

对于一侧扁桃体肿大、质硬、表面溃烂或菜花样新生物者应考虑到扁桃体恶性肿瘤可能。扁桃体恶性淋巴瘤或肉瘤也可表现为表面光滑，应与单纯性扁桃体肥大或慢性扁桃体炎相鉴别，必要时需取活检确诊。手指触诊对口咽肿瘤诊断较重要，触诊有无触痛、出血、是否有黏膜下质硬包块、了解肿物及软组织活动度有助于判定病变性质及深部浸润情况。

（四）治疗

肿瘤病理类型与范围影响治疗方式的选择。对于分化差的鳞癌、恶性淋巴瘤及病变广泛无法切除者宜选放射治疗；早期局限病变可行单纯放疗或单纯手术；对 Ⅲ ~ Ⅳ 期病变可选用术前放疗 + 手术或手术 + 术后放疗的综合治疗模式。

第四节　下咽恶性肿瘤 ⓔ 微课

下咽恶性肿瘤（carcinoma of hypopharynx）占头颈部恶性肿瘤的 1.4% ~ 5.0%，我国北方发病率相对较高。下咽恶性肿瘤在临床虽不常见，却是上消化呼吸道最致命的肿瘤，5 年生存率仅为 25% ~ 40%。发病年龄多见于 50 ~ 70 岁，90% 患者为男性。

（一）病因

长期吸烟、饮酒是下咽癌的主要致病因素，同时吸烟、饮酒对下咽癌的发生有协同作用。某些生活习惯与营养因素也与下咽癌发生相关。

（二）相关解剖与临床特征

下咽位于口咽与食管之间，前方为喉部，后部为颈椎，位置较为隐蔽，原发肿瘤早期不易发现。下咽分为梨状窝区、下咽后壁区和环后区三个区域，肿瘤最常发生部位为梨状窝，女性患者环后区癌比例较高。下咽部在解剖上没有软骨框架或筋膜限制，肿瘤易沿黏膜下浸润，梨状窝癌可早期侵犯喉部；环后癌及下咽后壁癌易侵犯食管，多数患者就诊时肿瘤已为局部晚期。下咽部淋巴引流丰富，引流梨状窝淋巴管通过甲舌膜至颈内静脉淋巴结上、中组，咽后壁淋巴引流至咽后淋巴结，环后及下咽下部淋巴引流至气管食管淋巴结及颈内静脉淋巴结下组，50% ~ 60% 下咽癌就诊时已有淋巴结转移。

（三）病理

下咽恶性肿瘤约 95% 以上为鳞状细胞癌，大多数肿瘤细胞分化较差。

（四）临床表现

早期肿瘤症状不明显，可仅表现为咽部异物感。肿瘤生长可引起疼痛、痰中带血，常伴有进行加重的吞咽阻挡感或吞咽困难。肿瘤累及喉部可引起声音嘶哑、呼吸困难。多数患者伴有颈部淋巴结肿大。

（五）诊断

间接喉镜或电子喉镜检查是下咽癌最基本的检查方法，可见下咽部溃疡状或菜花样新生物，早期肿瘤可仅表现为黏膜增厚、粗糙或浅表糜烂，需内镜下活检以防漏诊。电子喉镜下窄带成像（NBI）技术有助于发现下咽黏膜的早期癌变，在行电子喉镜时需嘱患者捏鼻鼓气以充分显露梨状窝、环后区及食管入口病变范围。颈部强化 CT 及 MRI 检查可评估肿瘤深部侵犯范围，上消化道造影检查及电子胃镜检查除明确肿瘤范围外，还可排除可能的早期上消化道第二原发肿瘤（图 43 - 4 ~ 图 43 - 6）。

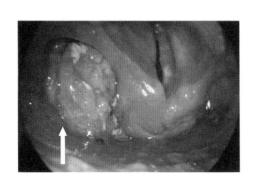

图 43 - 4 内镜下梨状窝肿瘤
白色箭头所示为左侧梨状窝肿瘤

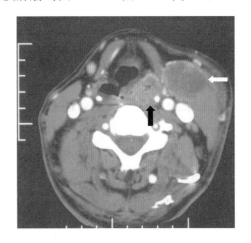

图 43 - 5 梨状窝癌 CT 所见
白色箭头所示为梨状窝肿瘤，黑色箭头所示为颈部转移淋巴结

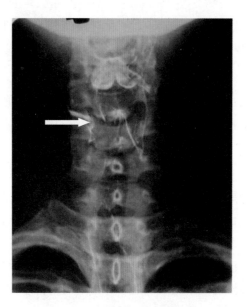

图 43 - 6　梨状窝癌钡餐所见

白色箭头所示为梨状窝充盈缺损

（六）治疗

下咽癌恶性程度较高，肿瘤细胞多分化差，易局部深部侵犯及早期发生远处转移，预后较差。除少数早期病变可采用单纯手术或单纯放射治疗外，绝大多数需采用手术、放疗、化疗与分子靶向治疗相结合的综合治疗方案。主要治疗模式为手术＋术后放疗/放化疗或术前放疗＋手术。手术切除肿瘤同时多需同时行颈部淋巴结清扫，可选用带蒂或游离肌皮瓣、游离空肠移植或胃上提等方法重建消化道，晚期喉部受累者需同时行全喉切除术。

⊕ **知识链接**

化疗在下咽癌治疗中的作用

单独应用化疗对下咽癌疗效差，但以不同治疗方式和时机加入手术和（或）放疗的综合治疗中可增加放疗敏感性和降低远处转移。目前多种诱导化疗或同步放化疗的治疗方案对提高喉功能保留率有效，但也同时增加毒副作用。文献报道其总生存率与传统的手术＋术后放疗的综合治疗模式相当，其应用仍需进一步临床资料证实。近年来新辅助化疗联合免疫治疗等治疗模式也在临床中收到较好效果，为晚期下咽癌的综合治疗模式提供了新的选择。

第五节　喉恶性肿瘤

喉癌（carcinoma of the larynx）为头颈部常见的恶性肿瘤，约占全身恶性肿瘤的 2.1%，占头颈恶性肿瘤的 13.9%。发病有种族和地区差异，在我国华北及东北地区，喉癌的发病率已超过鼻咽癌，成为头颈部第一位恶性肿瘤。喉癌患者多为男性，但在吸烟女性中喉癌发病率也在上升。好发年龄为 40 ~ 60 岁。

（一）病因

喉癌的发生为多因素、多基因共同作用的结果。从临床资料看吸烟与饮酒是喉癌最主要的致癌因素，吸烟者喉癌危险度是不吸烟者的 3～39 倍，长期饮酒者患喉癌危险度是非饮酒者的 1.5～4.4 倍，而且吸烟与饮酒在致癌中有协同作用；其次，多种环境因素可能与喉癌发生有关，如职业暴露石棉、芥子气和硫酸等均被证实是喉癌危险因素；人乳头状瘤病毒（HPV）亚型 HPV 16/HPV 18 与喉癌发生关系较密切，但存在一定地域及种族差异；另外，喉癌的发生可能与性激素有关，女性喉癌患者较男性发病率低且预后较好。

（二）病理

喉恶性肿瘤中 95% 以上为鳞状细胞癌，60%～80% 为高、中分化鳞癌。组织学可表现为细胞角化过度、轻/中/重度不典型增生、原位癌、早期浸润癌和浸润性癌的渐进过程。另外，少见的病理类型包括梭形细胞癌、基底细胞样鳞癌、神经内分泌癌和腺癌等。

（三）相关解剖

喉腔以声带为界分为声门上区、声门区及声门下区，解剖上以喉室为隔，被方形膜和弹性圆锥分为上、下两部分。胚胎发育声门上区与声门区分别来自颊咽原基与气管支气管原基，左右半喉各自发展在中线融合。喉内深层淋巴管引流各成系统，声门上淋巴管粗大密布，声门淋巴管纤细稀疏，左右半喉各不相通，声门上与声门互不相通。这些特点使喉内肿瘤生长多局限于一个解剖分隔，为保留喉功能的部分喉切除手术提供了解剖学基础。

（四）临床表现

1. 声门上癌 是指原发于会厌、杓会厌皱襞或室带的肿瘤，早期往往无特异性症状，可偶有异物感或吞咽不适。肿瘤增大或向深部浸润形成溃疡可引起疼痛、咳嗽、痰中带血、讲话含混不清等症状，肿瘤向下侵犯声门或声门旁间隙可引起声嘶或呼吸困难（图 43 - 7）。声门上癌易早期发生双侧淋巴结转移，表现为颈深上淋巴结无痛性肿大。

2. 声门型喉癌 肿瘤原发于声带可早期即表现为声音嘶哑，多呈持续性并逐渐加重。多数患者可因声嘶就诊而早期发现病变（图 43 - 8）。肿瘤增大可出现声嘶持续加重、疼痛、咳嗽等症状，晚期可出现呼吸困难。颈部淋巴结转移相对少见。

3. 声门下型喉癌 原发于声门下区肿瘤少见，因位置隐蔽，早期多无症状。当肿瘤生长累及声门时可引起声嘶、刺激性咳嗽、咯血或呼吸困难等。声门下喉癌易呈环周生长，也有以吸气性呼吸困难为首发症状，临床容易误诊。

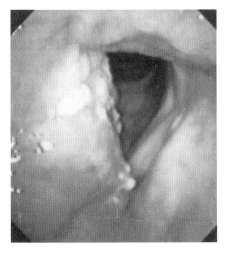

图 43 - 7 内镜下声门型喉癌所见

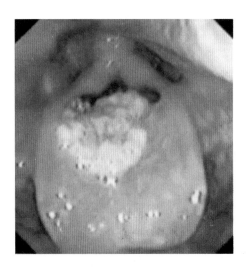

图 43 - 8 内镜下声门上型喉癌所见

（五）诊断

应用间接喉镜或纤维喉镜/电子喉镜常可发现喉内新生物，早期可表现为黏膜粗糙、结节样或白斑样改变，肿瘤增大多为菜花样、结节样或溃疡性新生物。多需内镜下活检以明确诊断。检查同时需注意观察声带活动情况、喉体有无增大、颈部有无肿大淋巴结等表现。电子喉镜下的 NBI 检查可以发现黏膜的早期癌变征象。影像检查中以颈部强化 CT 为首选，可了解肿瘤侵犯范围及颈部淋巴结转移情况。MRI 在显示软组织侵犯范围及甲状软骨板有无侵犯方面有帮助。常规行上消化道胃镜检查及胸部 CT 检查有助于排除第二原发癌及远处转移。

（六）鉴别诊断

1. 喉淀粉样变 淀粉样物质在喉部沉积所致。临床常有异物感、刺激性咳嗽或声嘶。位于室带、杓会厌皱襞多见。检查可见表面黏膜光滑的局部隆起样肿块，病理活检刚果红染色为阳性。

2. 成人喉乳头状瘤 喉乳头状瘤病毒感染引致来自上皮组织真性良性肿瘤。病程发展较慢，表现为进行性声嘶，喉镜下肿瘤呈乳头状增生、苍白或淡红色，表面不平，有时可带单蒂。确诊往往需病理证实。

3. 喉结核 多为继发性。主要症状为声嘶和喉痛，检查见喉内黏膜肿胀、苍白或溃疡，好发于杓间区、杓状软骨等处。多数可伴有肺部结核病变，结合应用 PPD 皮肤试验、痰液集菌涂片查抗酸杆菌及血清 T－SPOT 试验等检查有助于诊断，最终鉴别往往需要病理。

（七）治疗

除少数早期喉癌可采用手术或放疗单一手段治疗外，多采用以手术为主的综合治疗。

1. 手术治疗 为喉癌治疗的主要手段。喉部原发肿瘤手术切除方式：①喉显微 CO_2 激光手术；②喉裂开声带切除或额侧喉部分切除术；③垂直/扩大垂直喉部分切除术；④声门上水平部分喉切除术；⑤水平垂直喉部分（或 3/4 喉部分）切除术；⑥环状软骨上喉部分切除术，包括环状软骨舌骨会厌吻合术（CHEP）和环状软骨舌骨吻合术（CHP）；⑦全喉切除术手术等。根据肿瘤原发部位及累及范围不同可采用不同手术方式。

手术治疗原则：在彻底切除肿瘤的基础上尽可能保留正常喉结构或Ⅰ期重建喉结构以恢复喉的全部或部分生理功能。

喉癌尤其是声门上型喉癌常有颈淋巴结转移，因此除部分早期声门型喉癌无临床阳性淋巴结转移征象者外，多数需行颈部淋巴结清扫术。

2. 放射治疗 喉癌主要辅助治疗手段。早期声门型 T_1 病变单纯行放射治疗可获得与手术切除相近的治疗效果；原发肿瘤病期较晚、颈部有多个淋巴结转移或手术切缘阳性者需术后行辅助放疗或放化疗。

3. 其他 喉癌对化疗多不敏感，化疗与放疗结合的多种保留喉功能综合治疗方式目前仍有很大争议，一般不作为首选，但对于需全喉切除的中晚期患者，若患者有较强烈的保喉意愿也可行诱导化疗或同步放化疗的非手术治疗方案，若肿瘤对放化疗不敏感仍需行挽救性全喉切除手术；近年来，分子靶向治疗及免疫治疗也为局部晚期、复发及转移患者提供了新的治疗方式。

⊕ 知识链接

全喉术后发音重建

全喉切除术后患者丧失发声能力，对心理、生活质量均有巨大影响。重建患者发声功能方法包括外科重建（气管食管造瘘、安放发音钮）、人工器械（气动人工喉、电子人工喉）和食管发音三大类。三种方法各有特点，对大多数全喉切除患者而言食管发声是最自然、最方便的言语康复方法。

答案解析

目标检测

一、选择题

1. 鼻咽癌的首选治疗方式为（　　）

    A. 放射治疗　　　　　　　　　　　　B. 手术治疗

    C. 化疗　　　　　　　　　　　　　　D. 以免疫为主的综合治疗

2. 发生与病毒感染有明显相关性的头颈部恶性肿瘤是（　　）

    A. 喉癌　　　　　　B. 下咽癌　　　　　　C. 扁桃体癌　　　　　　D. 鼻咽癌

3. 临床上早期即可发生上颈部无痛性肿大淋巴结作为首发症状的肿瘤是（　　）

    A. 声门型喉癌　　　B. 鼻咽癌　　　　　　C. 扁桃体癌　　　　　　D. 口腔癌

4. 鼻腔鼻窦恶性肿瘤中，相对预后最差的肿瘤是（　　）

    A. 筛窦癌　　　　　B. 鼻腔癌　　　　　　C. 上颌窦癌　　　　　　D. 额窦癌

二、简答题

1. 什么是"眶尖综合征"？

2. 简述鼻咽癌的临床表现。

3. 简述上颌窦癌的临床表现。

4. 简述喉癌的分区及临床表现。

（徐　伟　吕正华）

书网融合……

本章小结

微课

题库

第四十四章　甲状腺癌

PPT

📖 学习目标

1. **掌握**　甲状腺乳头状癌的临床表现、检查方法、诊断要点及治疗原则。
2. **熟悉**　甲状腺癌的病理特点；甲状腺外科相关解剖及甲状腺生理。
3. **了解**　分化型甲状腺癌术后内分泌治疗及 ^{131}I 治疗。
4. 学会颈部及甲状腺检查的触诊方法，具备初步判断颈部及甲状腺包块临床特征的能力。

甲状腺癌为最常见的内分泌系统恶性肿瘤，占全身恶性肿瘤的 1.1%。因地理位置、年龄和性别不同，甲状腺癌的发病率也不相同，我国甲状腺癌年发病率为 6.55~10.49/10 万，男女发病率约为 1 : 3。近年甲状腺癌发病率持续增长，在女性恶性肿瘤中位于第四位。甲状腺癌发病率增加可能是多因素共同作用的结果：一方面是体检普及颈部彩超，导致甲状腺微小癌检出率提高；另一方面与环境污染、电离辐射、精神压力、桥本甲状腺炎发病率增高等因素相关。

⇒ 案例引导

　　案例　患者，女，54 岁，因发现颈部正中无痛性包块半年，声音嘶哑、发生疲劳并饮水呛咳 1 周就诊，患者无疲劳、多汗、心悸，无吞咽及呼吸困难。入院查体发现颈部正中偏左侧甲状腺区域可触及腺体内质硬包块，约 3cm 大小，边界不清，随吞咽上下活动，侧颈部区域未触及肿大淋巴结。间接喉镜检查见咽喉部黏膜光滑，未见新生物，左侧声带旁正中位固定，闭合有缝隙。

　　讨论　1. 根据上述描述考虑患者最可能的诊断是什么？为进一步确定诊断，首选的检查方法有哪些？

　　　　2. 患者选择手术治疗后，术后主要的辅助治疗方式有哪些？

一、甲状腺生理

甲状腺的主要功能是吸取碘、合成甲状腺素供身体需要。甲状腺激素包括甲状腺素（T_4）和三碘甲状腺原氨酸（T_3）两种，以甲状腺球蛋白（TG）的形式储存于甲状腺滤泡内。甲状腺在促甲状腺素（TSH）的作用下可通过胞饮作用进入细胞内并经顺浓度差作用扩散至血浆中。甲状腺分泌的激素主要是 T_4，占总量的 90%，而 T_3 分泌量较少，血循环中的 T_3 多由 T_4 经脱碘酶脱碘形成，T_3 的生理活性是 T_4 的 3~5 倍，是甲状腺激素发挥作用的主要形式。甲状腺结合球蛋白（TBG）是甲状腺结合蛋白的主要形式，可维持血清中甲状腺激素浓度和稳定。与甲状腺肿瘤关系密切的是甲状腺球蛋白 TG，因为甲状腺组织是人体产生 TG 的唯一来源，因此在分化型甲状腺癌手术后监测血清中 TG 水平的变化对提示肿瘤复发或转移有重要参考价值。

二、甲状腺癌病理

甲状腺癌常见的病理类型有乳头状腺癌、滤泡型腺癌、髓样癌和未分化癌。乳头状腺癌占甲状腺癌的 60% ~ 80%，滤泡型腺癌约占 20%，二者均属分好良好的甲状腺癌。多数乳头状癌的组织结构为乳头状与滤泡状混合在一起，以乳头状结构为主。乳头状癌的好发年龄为 20 ~ 40 岁，容易发生淋巴结转移，易有多中心癌灶，预后良好；滤泡状癌的好发年龄略晚，多为 40 ~ 50 岁中年人，较乳头状癌预后略差，较少出现淋巴结转移，易出现血行转移；甲状腺髓样癌占甲状腺癌的 6% ~ 8%，起源于甲状腺滤泡旁细胞（C 细胞），可分泌多种胺类和多肽类激素、降钙素等。20% 的甲状腺髓样癌具有家族性，可伴多发的内分泌肿瘤；甲状腺未分化癌占甲状腺癌的 3% ~ 5%，原发于甲状腺的大细胞癌、小细胞癌、鳞癌、腺样囊性癌、黏液腺癌及分化差的乳头状腺癌或滤泡型腺癌等恶性程度高的癌均归为此类。发病年龄多在 50 ~ 60 岁，男性略高于女性，病情进展迅速，预后极差。

甲状腺癌原发病灶最大直径小于 1cm 者称为微小癌，多为临床查体偶然发现或临床查体未发现、只出现颈淋巴结转移或其他甲状腺疾病手术时偶然发现，也称隐性癌。微小癌绝大多数为乳头状腺癌，少数为滤泡型腺癌。

三、临床表现

1. 分化良好的甲状腺癌（乳头状癌与滤泡细胞癌）　生长较慢，早期无特异性症状，常为 B 超检查时偶然发现。肿瘤增大常表现为颈部甲状腺区无痛性包块，质地较硬，结节感，边界不清。肿物侵犯气管或周围肌肉组织时多固定，向包膜外侵犯喉返神经可引起声音嘶哑，压迫气管移位或肿瘤侵入气管内引起呼吸困难。部分患者可因早期出现淋巴结肿大而就诊。

2. 甲状腺髓样癌　可产生多种神经内分泌物质，少数患者可出现特征性的类癌综合征及顽固性腹泻，多为水样泄，常伴有面部潮红，肿瘤切除后腹泻可消失。家族性者可伴有其他内分泌腺肿瘤症状。

3. 甲状腺未分化癌　病情进展迅速，出现颈部包块后增长迅速，可短期内出现包块固定、声音嘶哑、呼吸困难等。

四、诊断方法

甲状腺癌的诊断方法包括病史采集、体格检查、实验室检查、影像学检查及细胞学检查。

1. 病史采集及体格检查　包括婴幼儿时期是否有头颈部放射线接触史及核暴露史、甲状腺癌家族史、甲状腺结节是否生长迅速，有无声音嘶哑、吞咽困难及同侧颈淋巴结肿大、固定等。

2. 实验室检查　实验室检查包括甲状腺激素（T_3、T_4）、血清促甲状腺激素（TSH）、血清甲状腺球蛋白（TG）和血清降钙素（CT）的测定。TSH 水平升高可能会增加甲状腺恶性肿瘤风险；TG 水平升高可见于各种甲状腺疾病，对甲状腺癌无特异性；血清降钙素 CT > 100ng/L 提示甲状腺髓样癌可能。

3. 影像学检查　超声检查是甲状腺癌最常用、最有价值的检查方法，应作为首选。甲状腺癌声像学特点包括：低回声结节、肿瘤内血流丰富、形态不规则、边界不清楚、含有微小钙化及缺少"晕环"等。超声检查还可发现颈部可疑转移淋巴结，检查准确性和特异性均较高，但其诊断能力与超声医师临床经验相关。CT 和 MRI 不作为评估甲状腺结节良、恶性的常规方法，但有助于显示肿瘤范围及与周围喉、气管及食管的解剖关系，有助于判断是否存在肺、骨的远处转移。

4. 穿刺细胞学检查　对于超声怀疑恶性的肿瘤，实施超声引导下的细针吸细胞学检查（FNA）是美国甲状腺学会（ATA）推荐的常规方法，灵敏度与特异性均较高。由于甲状腺肿物常有部分癌变或多发癌灶、滤泡型癌分化良好者 FNA 穿刺不易确诊等因素影响，FNA 也存在一定的假阳性与假阴性。近年研究表明，对 FNA 仍不能确定良、恶性的甲状腺结节，对穿刺标本进行分子标志物检测如 BRAF、RAS、凝集素 -3 等有助于术前诊断，并对肿瘤复发、随访有一定意义。

5. 核素扫描　应用放射性 ^{131}I 或 ^{99m}Tc 扫描比较结节与周围正常甲状腺的放射性密度。甲状腺癌结节多为冷结节，但冷结节不一定都是癌肿，临床诊断意义有限，现已较少应用。

五、治疗原则

主要包括手术治疗、放射性碘治疗（radioactive iodine，RAI）和内分泌治疗。不同病理类型的甲状腺癌治疗方式有所不同，但外科手术治疗仍是最主要的治疗手段。

1. 手术治疗　甲状腺原发癌灶手术方式包括：同侧腺叶切除伴或不伴峡部切除、甲状腺近全切除和全甲状腺切除。其中，甲状腺次全切除保留喉返神经入喉处少许甲状腺组织对于处理甲状腺癌是不恰当的，临床已很少应用。分化型甲状腺癌原发灶处理包括：对于肿瘤局限于一侧腺叶者适合做同侧腺叶及峡部切除；对于病变涉及两侧腺叶或考虑术后需行同位素治疗者需行全甲状腺切除。全甲状腺切除有利于一次切除多灶性病变、监控术后复发和转移及术后^{131}I治疗，但术后严重并发症（如喉返神经损伤、甲状旁腺功能低下等）发生率明显增加，术后需终生服药且口服甲状腺素不能完全替代甲状腺腺功能。分化型甲状腺癌的预后与患者年龄、性别、原发肿瘤大小、范围、组织学分级及是否出现远处转移等多种因素相关。因此，临床常将患者分为不同风险组以便于治疗方案的选择。如男性患者、年龄大于45岁、分化差、肿瘤外侵和远处转移为高风险；而女性患者、年龄小于45岁、分化良好、肿瘤局限于腺体内及无远处转移为低风险。术前检查及影像学检查考虑存在淋巴结转移者需行颈淋巴结清扫术。甲状腺乳头状癌淋巴结转移率高且范围广泛，清扫范围包括气管食管沟淋巴结，颈内静脉上、中、下区及颈后三角，应将各区淋巴结不论大小，规范化彻底清除，单纯摘除肿大淋巴结的方式已被摈弃。

2. 放射性碘治疗　甲状腺切除术后行放射性碘治疗目的包括：①去除残余腺体，使之更容易发现复发或早期病变；②对可疑转移病灶进行辅助治疗；③对原发部位残存病灶进行治疗。ATA建议对存在远处转移、甲状腺外侵犯者均应行放射性碘治疗；对于早期局限于腺叶内、没有其他高危因素的单发癌不适用；对介于二者之间、存在其他高危因素者可选择性应用。

3. 内分泌治疗　分化型甲状腺癌术后多数患者出现甲状腺功能减低，需要甲状腺激素制剂替代治疗。同时，分化型甲状腺癌术后要尽可能抑制TSH分泌，根据患者不同风险将TSH抑制到正常值以下不同水平有利于改善患者预后。

4. 放射治疗　分化型甲状腺癌对放射治疗敏感性差，单纯体外放射治疗对甲状腺癌的治疗并无好处，仅用于手术有残留或无法切除的甲状腺癌的挽救治疗。

🌐 **知识链接**

甲状腺微小乳头状癌

随着甲状腺B超筛查的日渐普及，临床发现的甲状腺微小乳头状癌的比例明显增高。甲状腺微小癌是指直径小于1cm的甲状腺分化型癌，肿瘤多发展缓慢，临床多无阳性体征。多数需B超引导下细针穿刺（FNA）进行病理检查来确诊。对于微小癌的治疗多选择手术切除，行同侧腺叶或腺叶加峡部切除手术，也可以选择积极监测的管理方法。但也有5%左右的患者在监测期间可能会出现肿瘤的增大和淋巴结的转移，需要进行手术治疗。热消融技术主要适用于甲状腺良性结节病变的微创治疗，并不推荐处理甲状腺恶性病变。近年来发展迅速的甲状腺腔镜下手术属于美容手术的"范畴"，并不"微创"，可选择经腋窝、经乳晕、经胸前及经口等多种入路。

答案解析

目标检测

一、选择题

1. 甲状腺癌中，具有一定家族性，可伴发多种内分泌肿瘤的是（　　）

　　A. 乳头状腺癌　　　　B. 滤泡型腺癌　　　　C. 髓样癌　　　　　　D. 未分化癌

2. 甲状腺癌不同病理类型中，预后最好和最差的是（　　）

　　A. 乳头状腺癌；未分化癌

　　B. 滤泡型腺癌；未分化癌

　　C. 髓样癌；乳头状腺癌

　　D. 未分化癌；乳头状腺癌

3. 分化型甲状腺癌最主要的治疗方式是（　　）

　　A. 手术治疗　　　　　B. 内分泌治疗　　　　C. 同位素治疗　　　　D. 放射治疗

4. 甲状腺癌临床最常用、最有诊断价值的辅助检查方式为（　　）

　　A. 血液内分泌功能检查　　　　　　　B. B 超

　　C. CT 检查　　　　　　　　　　　　D. 磁共振检查

5. 甲状腺癌 B 超声像学特点为（　　）

　　A. 低回声结节　　　　　　　　　　　B. 肿瘤内血流丰富

　　C. 形态不规则、边界不清楚　　　　　D. 含有微小钙化及缺少"晕环"

　　E. 以上均是

二、简答题

1. 甲状腺癌术后 ^{131}I 治疗的主要目的是什么？

2. 简述甲状腺癌的主要临床表现。

（徐　伟　吕正华）

书网融合……

本章小结

题库

第四十五章　颈淋巴结清扫术

PPT

📖 学习目标

1. **掌握**　颈部淋巴结分区和颈淋巴结清扫术分类。
2. **熟悉**　颈部淋巴结引流的特点及头颈部鳞癌淋巴结转移的治疗原则。
3. **了解**　颈淋巴结清扫术的演进历史、术后常见并发症。
4. **学会**颈淋巴结清扫术后外科换药，具备初步判定手术后切口引流液性状的判定，引流管拔除指证、术后乳糜漏的加压包扎等技能。

头颈部恶性肿瘤容易出现早期淋巴结转移，伴有淋巴结转移者治愈率较无淋巴结转移者降低约50%，是否发生淋巴结转移是影响患者预后的重要因素。因此，在治疗头颈部原发肿瘤的同时，规范化处理颈部转移淋巴结是肿瘤规范化诊疗的重要组成部分，而颈淋巴结清扫术是颈部转移癌治疗最主要、最有效的手段。

一、历史简介

颈淋巴结转移根治性手术的概念最早由 Crile 于 1906 年提出，旨在切除原发肿瘤同时对颈部转移灶连同周围软组织行整块切除，亦称经典的根治性淋巴结清扫术，该方法使肿瘤的治愈率有明显提高。

20 世纪 60 年代受肿瘤综合治疗及功能保留的影响，实践中人们发现保留颈部胸锁乳突肌、颈内静脉及副神经等非淋巴组织结构可以获得与根治性手术相同的肿瘤治疗效果，同时减少手术损害与并发症，Bocca 等将其规范完善、提出改良性或功能性颈清扫概念。

20 世纪 80~90 年代通过对各种头颈肿瘤转移规律的不断深入，提出各类分区性淋巴结清扫术概念，旨在既根治肿瘤，又减少不必要的手术创伤，颈淋巴结清扫术进一步向微创与功能保留的方向改进。

二、相关解剖

颈部筋膜分为颈浅筋膜与颈深筋膜，颈深筋膜又分为浅、中、深三层。

浅层筋膜包绕胸锁乳突肌、斜方肌及舌骨下肌群，中层筋膜包绕颈鞘及喉、咽、甲状腺、气管、食管等脏器，深层筋膜为椎前筋膜。颈部淋巴结分为浅、深两层，与头颈肿瘤转移相关的主要为颈深淋巴结，位于颈深筋膜浅、深层之间。

从解剖学角度来讲，颈深筋膜分别包绕肌肉、血管、神经及淋巴结组织，相互隔离，对肿瘤扩散起一定屏障作用。除非极晚期病例，转移灶不会突破椎前筋膜，临床手术操作循筋膜间隙间进行，可"整块"切除淋巴结及脂肪结缔组织，为改良性淋巴结清扫提供了解剖学基础。

三、颈部淋巴结分区

颈部淋巴结可分为十组，对应各自不同区域的淋巴引流，主要包括：枕淋巴结、耳后淋巴结、腮腺淋巴结、颌下淋巴结、颏下淋巴结、咽后淋巴结、颈内静脉淋巴结、喉气管食管淋巴结、副神经淋巴结及锁骨上淋巴结。

1991 年美国耳鼻咽喉头颈外科基金学会将颈部淋巴结划分为六个区（详见第一章颈部应用解剖及

生理）。

四、颈清扫术分类

采用 1991 年美国头颈外科及肿瘤学会分类方法。

1. 根治性（经典性）颈清扫术　全颈清扫术（Ⅰ～Ⅴ区），切除该范围内淋巴结，同时切除胸锁乳突肌、颈内静脉、副神经、颈丛及颈横动脉等非淋巴组织结构（图 45－1）。

2. 改良性颈清扫术　全颈清扫术（Ⅰ～Ⅴ区），清扫该范围淋巴结，同时保留胸锁乳突肌、颈内静脉和副神经，或保留其中一或两个结构（图 45－2）。

3. 分区性颈清扫术　选择与肿瘤转移相关的某几个区行颈淋巴结清扫术，可分为 4 个亚类：肩甲舌骨肌上清扫术（清扫Ⅰ～Ⅲ区）；侧颈清扫术（清扫Ⅱ～Ⅳ区）；侧后颈清扫术（清扫Ⅱ～Ⅴ区）及前颈清扫术（清扫Ⅵ区）（图 45－3～图 45－6）。

4. 扩大颈清扫术　扩大切除非常规清扫范围的淋巴结，如上纵隔淋巴结及其他软组织切除，如椎前肌肉、颈总动脉等。

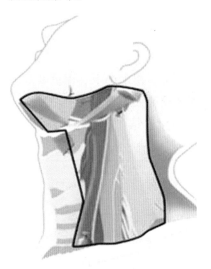

图 45－1　根治性颈清扫范围

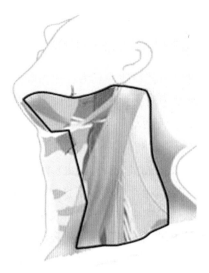

图 45－2　改良性颈清扫范围

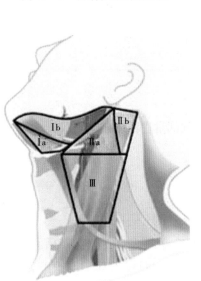

图 45－3　分区性颈清扫之肩甲舌骨肌上清扫术范围

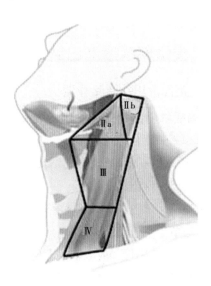

图 45－4　分区性颈清扫之侧颈清扫术范围

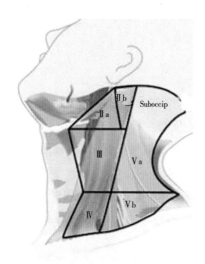

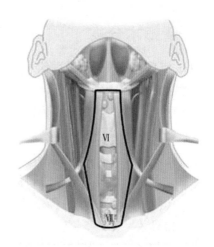

图 45-5 分区性颈清扫之侧后颈清扫术范围　　　　图 45-6 分区性颈清扫之前颈清扫术范围

五、肿瘤淋巴结转移特点

颈部淋巴结转移的特点为：往往顺淋巴结引流方向逐站循序转移，由上而下、由近及远。分区性颈清扫术正是基于对头颈部不同部位原发肿瘤淋巴结转移规律的深入研究而提出。

1. 口底、舌活动部及颊黏膜肿瘤通常先转移至Ⅰ区颌下及颏下淋巴结。

2. 口咽及喉肿瘤通常先转移至Ⅱa或Ⅲ区淋巴结。

3. 鼻咽肿瘤通常先转移至Ⅱb区淋巴结。

4. 下咽肿瘤通常先转移至Ⅲ~Ⅳ区淋巴结。

5. 甲状腺肿瘤常转移至Ⅵ区及Ⅲ~Ⅳ区淋巴结。

6. 锁骨上淋巴结转移往往需要考虑原发灶可能来自乳腺、肺或胃等部位。

淋巴结引流的第一站也称为"前哨淋巴结"，因此检测前哨淋巴结可以用来推断颈部是否存在淋巴结转移。但由于技术难点及仪器、费用限制，临床应用推广仍有困难。另外，此转移模式仅是一般规律，临床中实际情况往往相对复杂，有时淋巴结转移也会出现"跳跃"现象，即原发肿瘤近处尚无转移，而远处已有转移。

六、头颈部鳞癌淋巴结治疗原则

（一）颈部淋巴结转移分期

美国癌症联合会（AJCC）第八版头颈肿瘤 TNM 分期中对颈部淋巴结的定义：

临床区域淋巴结（N）；

N_x 不能评估有无区域性淋巴结转移；

N_0 无区域性淋巴结转移；

N_1 同侧单个淋巴结转移，直径≤3cm，ENE（淋巴结包膜外侵犯）阴性；

N_2 同侧单个淋巴结转移，直径>3cm，但≤6cm，ENE 阴性，或同侧多个淋巴结转移，但其中最大直径<6cm，ENE 阴性，或双侧或对侧淋巴结转移，其中最大直径≤6cm，ENE 阴性；

N_{2a} 同侧单个淋巴结转移，直径>3cm，但≤6cm，ENE 阴性；

N_{2b} 同侧多个淋巴结转移，其中最大直径≤6cm，ENE 阴性；

N_{2c} 双侧或对侧淋巴结转移，其中最大直径 ≤6cm，ENE 阴性；

N_3 转移淋巴结最大直径 >6cm，ENE 阴性，或任何淋巴结转移，ENE 阳性；

N_{3a} 转移淋巴结最大直径 >6cm，ENE 阴性；

N_{3b} 任何淋巴结转移，ENE 阳性。

（二）颈部转移淋巴结治疗原则

颈部转移淋巴结的治疗应综合考虑多种因素，包括原发灶部位、原发灶治疗方式、转移淋巴结分布范围和组织受累情况、术后辅助放疗设施等。

1. 对于术前已行放疗（DT≥50Gy）的 N_0 病例，放疗可以控制亚临床转移，不必再行颈清扫。

2. 对未经放疗的 N_0 病变应选用分区性清扫术；N_1 病变多行颈改良性清扫术；N_2 病例应行全颈清扫，可行根治性或改良性颈清扫；N_3 病例行根治性颈清扫或扩大颈清扫术。

3. 原发灶位于中线器官或侵犯过中线，需行双侧颈部淋巴结清扫和（或）Ⅵ区淋巴结清扫。

4. 对于 N_2 ~ N_3 病例或病理证实颈部多区或多个淋巴结转移、淋巴结包膜外侵犯者需行放疗与手术结合的综合治疗。

七、颈清扫术后常见并发症

1. 一般并发症　术后出血、积液、伤口裂开及感染等，尤其对于术前放疗者伤口愈合能力差、抗感染能力差者，术中应注重无菌操作，保持充分负压引流。

2. 神经损伤　手术中可能意外损伤面神经下颌缘支、舌下神经、迷走神经、副神经、颈交感干等，发生神经麻痹症状如口角歪斜、伸舌歪斜、声音嘶哑、饮水呛咳、抬肩无力及 Horner 综合征等。

3. 乳糜漏　颈根部左侧有胸导管，右侧有淋巴导管，损伤后即可发生乳糜漏。治疗需清淡饮食或禁饮食，局部加压包扎。保守治疗效果不好者需再次手术。

4. 腮腺瘘　往往由于腮腺下极切除后断端缝合处理不当引起。术后出现腮腺瘘可口服阿托品减少分泌并加压包扎。

5. 淋巴水肿　与术中淋巴清扫、颈部淋巴管及颈静脉或分支被结扎切除有关，术后放疗可加重淋巴水肿，往往可持续数月或更长时间。

⊕ **知识链接**

Horner 综合征

Horner 综合征又称颈交感神经麻痹综合征，系颈交感神经干损伤所致。临床特征性表现包括颈交感神经受损导致同侧上睑、下睑平滑肌功能障碍，出现轻度眼裂变小及眼球内陷，交感神经支配的瞳孔开大肌麻痹而出现患侧瞳孔缩小，同时沿颈外动脉支配面部汗腺的交感神经损伤导致同侧面部无汗。

目标检测

答案解析

一、选择题

1. 口咽及喉肿瘤通常先转移至（　　）

  A. Ⅰ区颌下及颏下淋巴结   B. Ⅱa或Ⅲ区淋巴结

  C. Ⅱb区淋巴结   D. Ⅲ~Ⅳ区淋巴结

  E. Ⅵ区及Ⅲ~Ⅳ区淋巴结

2. 口底、舌活动部及颊黏膜肿瘤通常先转移至（   ）

  A. Ⅰ区颌下及颏下淋巴结   B. Ⅱa或Ⅲ区淋巴结

  C. Ⅱb区淋巴结   D. Ⅲ~Ⅳ区淋巴结

  E. Ⅵ区及Ⅲ~Ⅳ区淋巴结

3. 下咽肿瘤通常先转移至（   ）

  A. Ⅰ区颌下及颏下淋巴结   B. Ⅱa或Ⅲ区淋巴结

  C. Ⅱb区淋巴结   D. Ⅲ~Ⅳ区淋巴结

  E. Ⅵ区及Ⅲ~Ⅳ区淋巴结

4. 鼻咽肿瘤通常先转移至（   ）

  A. Ⅰ区颌下及颏下淋巴结   B. Ⅱa或Ⅲ区淋巴结

  C. Ⅱb区淋巴结   D. Ⅲ~Ⅳ区淋巴结

  E. Ⅵ区及Ⅲ~Ⅳ区淋巴结

5. 甲状腺肿瘤常转移至（   ）

  A. Ⅰ区颌下及颏下淋巴结   B. Ⅱa或Ⅲ区淋巴结

  C. Ⅱb区淋巴结   D. Ⅲ~Ⅳ区淋巴结

  E. Ⅵ区及Ⅲ~Ⅳ区淋巴结

二、简答题

1. 什么是根治性（经典性）颈清扫术？

2. 什么是改良性颈清扫术？

3. 简述颈部淋巴结清扫术的主要术后并发症。

（徐   伟   吕正华）

书网融合……

本章小结   题库

第六篇　颅底外科学

第四十六章　颅底应用解剖

PPT

📋 **学习目标** ┄┄┄┄┄┄┄┄┄┄┄┄┄┄┄┄┄┄┄┄┄┄┄┄┄┄┄┄┄┄┄┄┄┄┄┄┄┄

1. **掌握**　颅底空隙走行的血管、神经。
2. **熟悉**　颅底相关解剖。
3. **了解**　颅底相关分区。
4. 学会颅底的分区及结构，具备识别颅底重要解剖标志的技能。

一、概述

颅底外科是一门新兴边缘交叉学科，涉及耳鼻咽喉头颈外科、神经外科、口腔颌面外科、眼科、创伤修复外科、立体定向放射外科等。

鉴于颅底位置深在、结构复杂、功能重要，颅底疾病的处理非常困难，需要相关学科充分合作，利用影像学、显微镜、内镜、导航等先进技术推动学科快速发展。

颅底解剖是颅底外科的重要组成部分，头颅骨性支架分为脑颅和面颅两部分：脑颅由顶骨、额骨、筛骨、蝶骨、颞骨和枕骨组成，容纳大脑、小脑和脑干；面颅由鼻骨、颧骨、上颌骨、下颌骨、腭骨、犁状骨、下鼻甲骨等构成，包容上呼吸道、上消化道入口，接引进出脑颅的神经、血管和淋巴。脑颅以眉弓、颞线和枕外粗隆为连线分为脑颅顶部和脑颅底部，连线以上为脑颅顶部，包容大脑半球和中脑；连线以下为脑颅底部（包括前中后颅窝），这些骨性支架称为颅底，与大脑额叶、颞叶、小脑接触。颅底有众多沟管孔裂，为脑神经和动脉、静脉的必经要道，也是脑颅与面颅、颈部之间的骨性屏障。

二、颅底分区

颅底分为内、外两个面：颅底内面以蝶骨小翼后缘和颞骨岩部上缘为界分为前、中、后颅窝；颅底外面由两侧翼内板与枕骨大孔外缘连线分为一个中线区和两个侧区。

（一）颅底内面

1. 前颅窝　位于鼻腔、鼻窦、眼眶上方，由外向内分别为眶顶、眶上裂、筛顶和筛板。前颅窝由额骨眶板、筛骨水平板、蝶骨小翼和蝶骨体前部组成，大脑额叶、嗅神经、嗅球和嗅囊位于其中，视交叉、垂体和颞叶前端与其相邻。

2. 中颅窝　由蝶骨体上面和侧面、蝶骨大翼脑面、颞骨岩部前面和颞鳞部组成。中颅窝中央为马鞍形蝶骨体（又称蝶鞍），其中部凹陷为垂体窝，容纳脑垂体；垂体窝下方即为蝶窦，二者仅隔一层薄骨板。蝶鞍前方有视神经交叉沟，两侧有海绵窦并相互通连，走行第Ⅲ、Ⅳ、Ⅴ、Ⅵ对脑神经。

中颅窝孔、管、裂、压迹有 7 对，由前向后分别如下。

（1）视神经孔　位于视神经交叉沟两侧，视神经、眼动脉通过此孔。

（2）眶上裂　位于蝶骨大翼、小翼之间，向前通入眼眶，动眼神经、滑车神经、外展神经、眼神经及眼上静脉通过此裂。眶上裂骨折时若伤及上述神经，则发生患侧眼球完全固定、上睑下垂、瞳孔散大、额部皮肤感觉和角膜反射消失，即眶上裂综合征。

（3）圆孔　位于眶上裂内端后方，上颌神经由此向前达翼腭窝。

（4）卵圆孔　位于圆孔后外方，下颌神经及导血管经此向下达颞下窝。

（5）棘孔　位于卵圆孔后外方，脑膜中动脉经此孔进入颅腔。

（6）破裂孔　位于颞骨岩部尖端和蝶骨体之间，颈内动脉经此孔下方入颅。

（7）三叉神经压迹　位于颞骨岩部尖端前面，承托三叉神经半月节。

3. 后颅窝　后颅窝前面中央部为鞍背、枕骨斜坡，前外侧为颞骨岩部后面，后面为枕骨。后颅窝中央为枕骨大孔，两侧有 3 对骨孔。

（1）舌下神经管内口　位于枕骨大孔前外侧缘上方，舌下神经通过此管。

（2）颈静脉孔　位于舌下神经管内口外上方，颈内静脉和第Ⅸ、Ⅹ、Ⅺ对脑神经通过此孔；该区域受损时可出现饮水呛咳、吞咽困难、声音嘶哑、胸锁乳突肌和斜方肌麻痹，即颈静脉孔综合征。

（3）内耳门　位于颞骨岩部后面、颈静脉孔上方，面神经、听神经、内耳血管通过此孔。

（二）颅底外面

诸多重要神经、血管经此区域进出颅腔，主要结构如下。

1. 前颅底

（1）眼眶　眶上壁即眶顶，前方大部分由额骨眶板构成，后方小部分蝶骨小翼参与构成眶尖。眶顶内侧部主要为额窦底部，外侧部向上毗邻前、中颅底外面；眶顶深处即眶尖，内有视神经孔，走行视神经。该孔内侧与后组筛窦、蝶窦毗邻，外侧为眶上裂，内有动眼神经、滑车神经、外展神经、眼神经及眼上静脉通过。

（2）鼻腔和鼻窦　鼻腔顶壁为筛骨筛板，骨质菲薄且疏松多孔，嗅神经自筛板的筛孔进入嗅球。筛板外侧与额骨眶部之间有额筛缝，若先天缺陷可致脑膜脑膨出。额窦发育扩大时额窦黏膜与硬脑膜之间可仅隔一薄层骨板。蝶窦上壁即为蝶鞍，其中央凹陷谓之垂体窝，容纳脑垂体。

2. 侧颅底

（1）蝶骨翼突　分为内侧板和外侧板，两板之间为翼突窝。

（2）颞下窝　上界为颞窝、蝶骨大翼，外界为下颌骨升支、髁突，前界为上颌窦后外壁，内界为翼外板，下方与咽旁间隙相邻，后方为蝶下颌韧带。颞下窝向上通颞窝、经眶下裂通眼眶、经翼颌裂通翼腭窝。颞下窝内有翼外肌、翼内肌、颌内动脉、翼静脉丛、三叉神经上颌支和下颌支、面神经分支鼓索神经、茎突及其韧带和肌肉等。

（3）翼腭窝　上颌骨和翼突之间的狭窄骨性腔隙：前界为上颌骨，后界为翼突、蝶骨大翼前面，顶为蝶骨体下面，内侧壁为腭骨垂直部。翼腭窝上部较宽，下部逐渐狭窄，移行于翼腭管。翼腭窝内有上颌神经、蝶腭神经节、颌内动脉末段。翼腭窝交通：①后上方经圆孔与颅腔交通；②前上方经眶下裂与眼眶交通；③内上方经蝶腭孔与鼻腔交通；④外侧经翼突上颌裂与颞下窝交通；⑤下方经翼腭管、腭大孔和腭小孔与口腔相通。

（4）颈静脉孔区　颈内静脉在颈静脉孔处向上接续乙状窦，颈静脉窝处向上隆起称颈静脉球，岩下窦在颈静脉窝处汇入颈静脉球。舌咽神经、迷走神经和副神经伴行颈内静脉出颈静脉孔。颈静脉球毗邻：①上方与外耳道内侧端、中耳鼓室底壁、后半规管下部、前庭、内耳道外侧端毗邻；②前方与颈内动脉、蜗水管、岩下窦、咽升动脉脑膜支毗邻；③内侧与第Ⅸ、Ⅹ、Ⅺ对脑神经、枕骨基板毗邻；④外侧与面神经乳突段下部毗邻；⑤向后上接续乙状窦；⑥向下移行为颈内静脉。

知识链接

颅底病变

　　颅底病变在耳鼻喉科主要分为鼻颅底和侧颅底，鼻颅底属于亚科鼻科，侧颅底属于亚科耳外科，很多医院也将鼻颅底和侧颅底分别分出来成为独立的亚科，颅底的病变相互沟通，如颅内、颅外、鼻颅底、侧颅底、颈部、口腔均可以相互沟通，因此颅底的手术常涉及神经外科、耳鼻喉科、头颈、口腔颌面外科及整形修复外科等，是耳鼻喉科最难的手术之一。

目标检测

答案解析

一、选择题

1. 眶上裂通过的神经不包括（　　）

A. 视神经　　　　　　　　　　　　　　B. 眼神经

C. 动眼神经　　　　　　　　　　　　　D. 滑车神经

2. 圆孔通过的神经是（　　）

A. 上颌神经　　　　　　　　　　　　　B. 下颌神经

C. 眼神经　　　　　　　　　　　　　　D. 动眼神经

3. 卵圆孔通过的神经是（　　）

A. 上颌神经　　　　　　　　　　　　　B. 下颌神经

C. 眼神经　　　　　　　　　　　　　　D. 动眼神经

4. 棘孔通过的结构是（　　）

A. 上颌神经　　　　　　　　　　　　　B. 下颌神经

C. 颈内动脉　　　　　　　　　　　　　D. 脑膜中动脉

5. 破裂孔通过的结构是（　　）

A. 上颌神经　　　　　　　　　　　　　B. 下颌神经

C. 颈内动脉　　　　　　　　　　　　　D. 脑膜中动脉

6. 颈静脉孔通过的神经不包括（　　）

A. 舌咽神经　　　　　B. 舌下神经　　　　　C. 迷走神经　　　　　D. 副神经

二、简答题

简述颈静脉孔区的毗邻结构。

（夏　寅　王　璞）

书网融合……

本章小结

题库

第四十七章　常见颅底肿瘤

PPT

第一节　垂体瘤

（一）概述

垂体瘤为起源于垂体前叶（腺垂体）的颅内良性内分泌性肿瘤，占颅内肿瘤的 15%～20%（尸检发生率更高），仅次于胶质瘤和脑膜瘤。两个发病高峰是 30～40 岁和 60～70 岁。

（二）临床表现

临床表现包括肿瘤占位效应和内分泌综合征。

1. 肿瘤占位效应

（1）视神经受压症状　肿瘤突破蝶鞍向前上可直接压迫视神经、视交叉和视束，导致视野改变、视力改变和眼底改变等。

（2）头痛　多位于前额部、颞部及眶部，程度一般不重，多为隐痛或胀痛伴阵发剧痛，如肿瘤侵及三叉神经可出现严重头痛。

（3）脑神经麻痹　肿瘤向鞍旁生长可侵及海绵窦，导致眼球运动障碍以及第 Ⅲ、Ⅳ、Ⅵ 对等脑神经受压症状。

（4）蝶窦相关症状　肿瘤向下侵入蝶窦甚至鼻腔、筛窦、鼻咽部等，导致头痛、鼻塞甚至脑脊液鼻漏等。

（5）垂体卒中　垂体血液循环障碍导致肿瘤梗死或出血时患者可出现垂体功能丧失、ACTH 急剧下降，从而导致肾上腺皮质功能衰竭，引起低血压和水、电解质平衡紊乱。患者可突然出现剧烈头痛、视力迅速下降甚至失明、动眼神经麻痹，进而意识障碍，严重者可迅速死亡。

2. 内分泌综合征

（1）激素过度分泌　内分泌活性垂体腺瘤分泌激素，按发病比例从高到低可分为催乳素瘤、生长激素腺瘤、促肾上腺皮质激素腺瘤、促甲状腺激素腺瘤、卵泡刺激素腺瘤等。

1）催乳素瘤　最常见，临床表现为溢乳、闭经、血清催乳素升高和卵泡刺激素降低等。

2）生长激素腺瘤　青春期前患儿可表现为巨人症，成人患者表现为肢端肥大症。

3）促肾上腺皮质激素腺瘤　可导致库欣病（Cushing disease）、纳尔逊综合征（Nelson syndrome）。

4）促甲状腺激素腺瘤　极少见，可表现为继发性甲状腺功能亢进。

5）卵泡刺激素腺瘤　极少见，一般不出现临床症状。

（2）激素分泌缺乏 肿瘤压迫、破坏正常垂体从而导致垂体激素分泌不足，临床表现为诸多激素缺乏症状：性欲减退、性功能障碍、甲状腺功能低下等。

（三）辅助检查

1. 影像学检查 垂体腺瘤最重要的检查手段。

（1）CT 检查 典型病变可见蝶鞍扩大、鞍底骨质破坏、视神经上抬或第三脑室压迫等间接征象以及蝶鞍内低密度区等直接征象（图 47 - 1）。CT 检查可明确蝶窦及颅底的发育情况，评估手术适应证、选择手术径路。

（2）MRI 检查 T_1 等信号或略低信号强度占位病变，T_2 等信号或略高信号强度占位病变，T_1 强化肿瘤明显增强（图 47 - 2）；该检查可显示肿瘤侵犯周围结构（如海绵窦、脑组织等）情况；敏感性高，可早期发现直径小于 10mm 的垂体微腺瘤。

（3）脑血管造影 观察颈内动脉鞍旁段有无变形、双侧鞍旁段间距有无增宽等；此检查可用于排除脑部动脉瘤、了解肿瘤供血及血管受压移位情况。

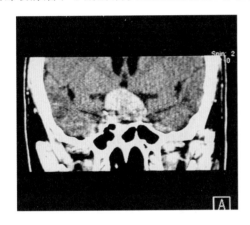

图 47 - 1 垂体瘤（冠状位）

CT 扫描，软组织窗。垂体窝软组织肿物向鞍上生长，未侵犯蝶窦

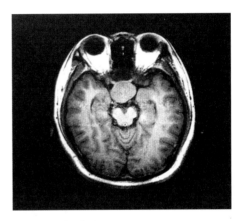

图 47 - 2 垂体瘤（水平位）

MRI T_1WI 增强扫描

2. 内分泌检查 包括催乳素（PRL）、生长激素（GH）、促肾上腺皮质激素（ACTH）、促甲状腺激素（TSH）、促卵泡激素（FSH）、黄体生成素（LH）等血清浓度测定。

3. 视神经相关检查 包括视力检查、视野检查及眼底检查等。

（四）诊断与鉴别诊断

1. 诊断 根据上述临床表现及影像学检查等可以做出诊断。

2. 鉴别诊断

（1）内分泌活性垂体腺瘤 催乳素瘤、生长激素腺瘤、促肾上腺皮质激素腺瘤、促甲状腺激素腺瘤、卵泡刺激素腺瘤等。

（2）其他疾病 Rathke 囊肿、颅咽管瘤、鞍结节脑膜瘤、空蝶鞍综合征、动脉瘤、鞍部异位松果体瘤、垂体良性增生等。

（五）治疗

垂体瘤的治疗方法包括随访观察、手术治疗、放射治疗和药物治疗，提倡个体化治疗。

1. 随访观察 无明显性功能障碍的男性催乳素微腺瘤患者、无生育要求的女性催乳素微腺瘤患者、影像学上无明显压迫的无功能腺瘤患者等可密切随访观察病情变化，每半年复查内分泌激素和蝶鞍区 MRI。

2. 手术治疗　对于肿瘤较大，尤其是向周边结构侵犯、伴有视神经压迫症状或明显内分泌功能障碍者的首选治疗方案是手术治疗，常用手术径路包括开颅手术与经蝶（窦）手术两大类。

（1）开颅手术　肿瘤突向鞍上方并伴有视神经压迫症状者多采用此手术径路。常用方法包括经蝶骨翼点径路、经额叶径路、经颞叶径路等（主要由神经外科施行），后两种入路目前已经较少采用。

（2）经蝶手术　主要适用于局限于蝶鞍内部或轻度向鞍上突出、伴或不伴蝶窦侵袭的垂体腺瘤，本术式无需开颅、手术创伤较小、有可能保存垂体功能、术后并发症少。随着鼻内镜外科技术的日益发展，鼻内镜下经蝶垂体瘤切除术渐渐取代了原来的经蝶垂体瘤显微手术，成为切除垂体瘤的主要方式。

3. 放射治疗　立体定向放射治疗（γ刀）目前应用较广泛，适用于高龄体弱不宜手术者、术后肿瘤残留或复发但肿瘤较小暂时不需手术者等。放疗可缓解部分症状，但副作用较多，不能作为首选方法。

4. 药物治疗　主要针对催乳素瘤和生长激素腺瘤，可作为术前准备治疗和手术及放疗的辅助疗法。目前国内常用药物为溴隐亭（bromocriptine），可使血中催乳素和生长激素水平下降或恢复正常，并可使垂体肿瘤缩小，但停药后易出现反复；用药后需定期随访以调整用药剂量，明确肿瘤进展情况。

⊕ **知识链接**

鼻内镜下经蝶垂体腺瘤切除术

鼻内镜下经蝶垂体腺瘤切除术对传统经蝶手术进行改良，利用现代鼻内镜外科技术，无需体表切口即可直接经蝶窦显露垂体瘤，在影像监视系统下清楚区分肿瘤及正常腺体，并完整切除肿瘤。与传统经蝶显微手术相比，具有创伤小、康复快的优点。

手术适应证：①无明显鞍上扩展、无脑脊液或血行转移的伴或不伴蝶鞍骨质破坏、无或稍有视力视野改变的垂体瘤，尤其是内分泌功能活跃的肿瘤；②向海绵窦侵犯而无明显视力视野改变者；③有明显鞍上扩展但第三脑室无明显受压变形，影像学检查呈非哑铃型肿瘤。

手术禁忌证：鼻腔、鼻窦感染者。

手术方法：结合术前 CT 及 MRI 结果，选择肿瘤主体及蝶窦发育良好的一侧鼻腔作为术侧。术中常规开放筛窦，并切除中鼻甲后端 1/3，0°镜下沿蝶窦口开放蝶窦前壁，继而切除蝶窦下壁、蝶窦中隔及部分鼻中隔后缘。切开并向两侧分离蝶窦黏膜，开放鞍底并扩大骨窗、暴露硬脑膜。常规消毒和试行穿刺硬脑膜后十字切开，充分暴露肿瘤，0°或30°镜下精细解剖肿瘤与周围结构，充分切除肿瘤。术终复位蝶窦黏膜，填塞蝶窦，鼻腔填压碘仿纱条。术后应用抗生素，术后 7~14 天撤出碘仿纱条。

并发症：脑脊液鼻窦，脑膜炎，尿崩症，海绵窦、颈内动脉、脑神经损伤，视神经、视交叉损伤等。

鼻内镜下经蝶垂体瘤切除的优势：①手术入路直接，形成左右鼻孔双径路，操作便捷；②鼻内镜下观察精确，有助于不同角度下对颈内动脉、视神经等重要结构的保护；③借助角度内镜观察并处理残存肿瘤；④术腔关闭方法简单；⑤手术创伤小，术后恢复快。

第二节 听神经瘤 📱微课

（一）概述

听神经瘤（acoustic neuroma，AN）为起源于内听道内前庭神经鞘膜的良性肿瘤，由施万细胞（Schwann cell）过度增生所致。听神经瘤占颅内肿瘤的5%～10%，约占桥脑小脑角肿瘤的80%。多单侧发病，双侧发病者见于神经纤维瘤病Ⅱ型（neurofibromatosis type Ⅱ）。

病理：肿瘤呈球形或椭圆形，包膜完整，色泽灰红，一般为实质性，也有囊性变等。显微镜下分为两型：Antoni A型（致密纤维型）和Antoni B型（疏松网状型）。肿瘤一般生长缓慢，年平均生长速度为0.9～1.2mm，若出现瘤内出血等情况时肿瘤也可在短期内迅速增大。

（二）临床表现

临床表现主要由肿瘤局部压迫引起，早期肿瘤体积较小时可无明显症状。肿瘤在内听道内可压迫耳蜗神经、前庭神经、面神经，肿瘤进入小脑脑桥角区可压迫三叉神经、后组脑神经、小脑、脑干，可造成颅内高压，引起相应症状。

1. 耳聋 单侧缓慢进行性感音神经性耳聋最常见，多为高频听力下降，少数患者可表现为突发性聋。

2. 耳鸣 多为单侧渐进性耳鸣。

3. 眩晕 多为短暂轻度旋转性眩晕或持续不稳定感。

4. 面部麻木 三叉神经受压导致面部感觉迟钝。

5. 面瘫 面神经受压所致。

6. 误咽、声嘶、吞咽困难 后组脑神经受压所致。

7. 共济失调 小脑受压所致。

8. 头痛、脑积水、视力下降 脑干受压所致。

（三）辅助检查

1. 纯音听阈测试 表现为单侧高频感音神经性耳聋。

2. 听觉脑干反应（ABR） 是目前特异性和敏感性最高的听力学检查。耳蜗神经同步放电形成的Ⅰ波和来自丘脑的Ⅴ波最可靠，典型表现为Ⅰ～Ⅴ波间期延长超过4ms，Ⅴ波潜伏期较正常侧延长0.4ms以上或波Ⅰ存在而波Ⅴ消失。

3. 言语测听 言语识别率下降，与纯音测听结果不成比例。

4. 声反射试验 镫骨肌反射衰减或消失。

5. 前庭功能检查 常见体征是自发性眼震，80%患者有位置性眼震和自发性倾倒现象。各种诱发试验反应普遍偏低，常有患侧优势偏向。

6. 颞骨高分辨率CT 可清晰地显示肿瘤造成的颞骨结构改变、内听道扩大，可发现1cm以上肿瘤（图47-3A），敏感度不如MRI。CT可为手术提供清晰解剖结构信息，有助于选择手术方案。

7. MRI 可显示肿瘤大小、位置、形态、范围、与周围结构及脑组织关系。肿瘤在T_1加权像为等或略低信号，在T_2加权像为高信号（图47-3B），肿瘤内有出血、坏死时呈高低信号相混杂。增强MRI注射GD-DTPA后肿瘤信号增强。MRI是目前诊断听神经瘤最敏感、最有效的方法，可识别1mm小听神经瘤。

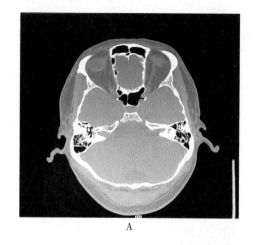
A

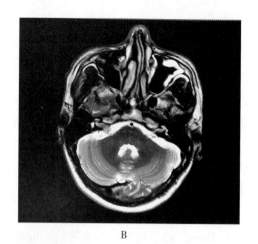
B

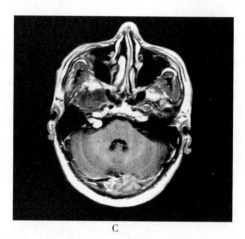
C

图 47-3　听神经瘤

A. CT，骨窗，右侧内听道扩大，内有软组织密度影；B. MRI，T_1WI

见右侧内听道等信号影；C. MRI，T_2WI 见右侧内听道高信号影

（四）诊断与鉴别诊断

1. 诊断

（1）临床表现　成人单侧进行性听力下降、不明原因的耳鸣。

（2）听力学检查　ABR 显示波 Ⅰ～Ⅴ波间期延长超过 4ms。

（3）前庭功能检查　自发性眼震，患侧冷热试验减弱。

（4）影像学检查　CT 显示内听道增宽，MRI 显示内听道、桥脑小脑角区占位病变。

2. 鉴别诊断

（1）突发性聋　少数听神经瘤患者可表现为突发性聋，可根据 CT、MRI 等影像学检查予以鉴别。

（2）梅尼埃病　听神经瘤患者可能出现眩晕，根据有无反复发作病史以及影像学检查加以区别。

另外，还要注意与脑膜瘤、面神经鞘瘤、三叉神经瘤、2 型神经纤维瘤病、后组脑神经鞘瘤、表皮样囊肿、蛛网膜囊肿、转移瘤、脂肪瘤等鉴别。

（五）治疗

目前治疗方式主要包括随访观察、手术切除和立体定向放射治疗三种方法，可根据肿瘤大小、位置、患者症状、年龄、全身一般情况以及患者意愿等综合考虑选择个性化治疗方案。

1. 随访观察　无明显症状的内听道内小肿瘤患者可随访观察，定期进行 MRI 检查关注肿瘤变化情况，同时密切观察听力、前庭功能、面神经及后组脑神经功能变化情况。如果肿瘤明显增大或症状明显加重，可考虑进一步干预。

2. 手术切除　根据肿瘤大小、位置、面神经功能、患耳和对侧耳听力、患者年龄、全身情况、患者期望值等因素综合考虑选择手术入路。常用手术入路包括经迷路径路、乙状窦后径路和颅中窝径路等，耳科医师多选择经迷路径路、颅中窝径路，在完全切除肿瘤、保留面神经功能和听力方面具有优势；神经外科医师多采用乙状窦后径路，更适合切除大型肿瘤。经迷路径路是到达桥脑小脑角区的最短径路，易于保护和修复面神经，术中无需牵拉脑组织，因而术后并发症发生率低、恢复快，但无法保留听力，在不考虑保留听力时首选该径路。颅中窝径路仅适用于局限在内听道内小听神经瘤，该径路在彻底切除肿瘤的基础上有可能保留听力和面神经功能。

随着外科技术的不断进步，听神经瘤手术死亡率已极低。手术目的是争取彻底切除肿瘤，若肿瘤与脑干、面神经粘连紧密时可考虑肿瘤次全切除，残余肿瘤可通过二次手术切除或补充立体定向放射治疗。术中应进行面神经监测（可以包括后组脑神经和听神经）以最大限度避免神经损伤。

术后密切观察生命体征，使用抗生素预防感染，防止发生脑脊液漏和颅内感染。术后需定期随访，通常需要5~8年的MRI随访。术后出现面神经功能受损可施行面神经-舌下神经吻合术，以期部分恢复面神经功能。术后听力丧失者可通过BAHA、人工耳蜗植入、听觉脑干植入等方法部分恢复听力。

3. 立体定向放射治疗　适用于小于3cm、无囊性变听神经瘤，可导致肿瘤中心坏死被胶原组织替代，肿瘤组织缩小但不能完全消失。具有危险性小、安全可靠、省时简便等优点，对双侧听神经瘤、仅存听力侧肿瘤以及术后复发、拒绝开颅手术或不能耐受手术者尤为适应，肿瘤控制率、面神经、听神经损伤率与显微外科手术相仿。并发症一般出现在治疗18~24个月后，患者需终生随访，如肿瘤增大或恶变会增加手术切除的难度。

⇒ 案例引导

案例　患者，男，主诉：右耳听力下降3年，右耳耳鸣1个月余。患者3年前突感右耳听力下降，当时无头痛、头晕，无耳痛、耳鸣、耳流脓，就诊于当地医院，听力检查示右耳平均气导35dB，骨导30dB，左耳气骨导15dB，考虑为右耳突发性聋，予以药物保守治疗，效果不佳。因症状不影响生活，患者未重视。1个月余前患者出现右耳耳鸣，呈高调蝉鸣音，持续性，安静时明显，但仍无眩晕、恶心、呕吐、头痛等症状。既往无其他系统性疾病，无结核、乙肝病史，无耳部手术史，无耳聋家族史。专科查体：双耳对称，外观无异常，双耳道畅洁，双鼓膜完整。鼻外观无畸形，鼻腔通气正常，未见新生物和脓性分泌物，下鼻甲、中鼻甲正常，鼻中隔居中。咽部无充血，扁桃体（−），鼻咽部（−），会厌无充血，声带运动正常，无红肿。纯音听阈测定：右耳平均气导90dB，骨导65dB，左耳气骨导15dB。声导抗：双耳A型。耳声发射检查：右耳未引出，左耳引出。脑干听觉诱发电位：左耳Ⅰ波、Ⅲ波、Ⅴ波分化可，Ⅴ波潜伏期延长，Ⅰ~Ⅴ波间期明显延长，右耳各波均未见明显分化。CT：右侧内听道增宽，双侧乳突小房气化号，外耳道通畅，听小骨形态正常，中耳鼓室内未见明显异常密度影（图47-3A）。MRI：右侧桥小脑角区可见片状T_1W等信号、T_2W高信号影，增强后明显强化，大小约1.6cm×1.8cm，边界尚清。

讨论　患者诊断为什么疾病？该疾病需与哪些疾病相鉴别？

第三节　中耳癌

中耳癌（carcinoma of middle ear）临床较少见，占耳部肿瘤的1.5%，占全身肿瘤的0.06%，40~60岁为好发年龄。可原发于中耳，亦可由中耳周边组织癌变转移而来，常有多年慢性化脓性中耳炎病史。病理类型多为鳞状上皮细胞癌。

（一）临床表现

中耳癌易向周围侵犯，临床表现与肿瘤侵犯部位和范围有关。

1. 外耳道内出血 外耳道内出血或血性分泌物为最早发生、最常见的症状，应警惕中耳癌可能。

2. 耳痛 早期无明显疼痛，可有耳内发胀感等不适；晚期出现耳深部持续性疼痛，夜间为重，可向颞枕部放射，抗炎治疗无效。

3. 听力下降 早期多为中耳炎所致传导性耳聋，晚期为混合性耳聋。

4. 张口困难 肿瘤累及颞下颌关节所致。

5. 面瘫 肿瘤侵犯面神经所致。

6. 眩晕 肿瘤侵犯前庭迷路所致。

7. 脑神经受累 可出现复视、吞咽困难、声嘶、软腭麻痹、抬肩无力、伸舌偏斜等。

8. 远处转移 可出现颈部包块、淋巴结肿大、骨骼受累等。

（二）辅助检查

1. 颞骨高分辨率 CT 了解颞骨受肿瘤侵犯程度，中耳腔或乳突不规则软组织影，骨质破坏、边缘不整（图 47 - 4A，B）。

2. MRI 可显示肿瘤大小、范围及脑膜或腮腺受侵等情况，信号与脑组织相似，增强扫描有强化（图 47 - 4C）。

3. 相关功能检查 包括纯音听阈测试、前庭功能检查、面肌电图、纤维喉镜、颈部超声等。

4. 病理检查 包括术前活检、术中冰冻、术后病理等。

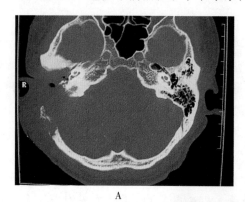
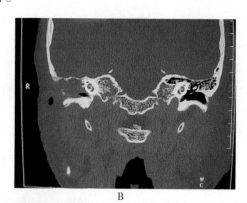

A   B

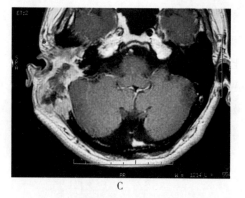

C

图 47 - 4 中耳癌

A. 轴位 CT，骨窗。右侧外耳道、中耳腔、乳突不规则软组织影，乳突不规则骨质破坏；

B. 冠状位 CT，骨窗。右侧外耳道、中耳腔、乳突不规则软组织影，乳突不规则骨质破坏；

C. 轴位 MRI，T_1WI 加强。右侧中耳腔、乳突不均匀高信号

（三）诊断

中耳癌早期症状与慢性化脓性中耳炎相似，应注意鉴别，避免漏诊。若中耳炎患者出现耳深部持续疼痛、外耳道出血或出现血性分泌物、肉芽切除后迅速增大等情况要提高警惕，可疑病例应早期活检。根据颞骨 CT、MRI 及病理检查等可明确诊断。

临床分期：目前国际癌症防治联合会（UICC）尚未做出中耳癌 TNM 分期标准。Stell 方案目前应用较多，介绍如下：

T_1：肿瘤局限于原发部位，无面神经麻痹或骨质破坏；

T_2：肿瘤扩散到原发部位以外，出现面神经麻痹或骨质破坏，但未超出原发病灶所在器官范围；

T_3：肿瘤超出颞骨范围、侵犯周围结构，如颅底、硬脑膜、腮腺、颞颌关节等；

T_x：无法分期。

（四）治疗

早期诊断和治疗是影响预后的关键因素。主要治疗方式是手术切除，术后可辅以放疗，晚期患者可进行综合治疗。

1. 手术切除　局限于中耳乳突腔内较小肿瘤行颞骨部分切除术，侵犯内耳者可行颞骨次全切除术，侵犯岩尖者可行颞骨全切除术，腮腺受累时可行腮腺部分切除术，颈部淋巴结转移时可行颈部淋巴结清扫术。

2. 放射治疗　无法彻底清除病变者可以术后给予放射治疗。破坏范围较大，尤其当累及颈内动脉等重要结构时可考虑先放射治疗，待肿瘤缩小后再行手术切除。

3. 化学药物治疗　可作为手术切除或放射治疗的辅助手段。

目标检测

答案解析

一、选择题

1. 垂体瘤发生头痛的原因是（　）

　A. 肿瘤压迫鞍隔　　　　　　　　　　B. 压迫三叉神经

　C. 鞍内压增高　　　　　　　　　　　D. 垂体瘤卒中

2. 高催乳素血症的药物治疗首选（　）

　A. 赛庚啶　　　　　B. 溴隐亭　　　　　C. 奥曲肽　　　　　D. 酮康唑

二、简答题

1. 什么是垂体卒中？

2. 垂体瘤的肿瘤占位效应有哪些？

3. 内分泌活性垂体腺瘤按分泌的激素，包括哪些腺瘤？

4. 听神经瘤的主要临床表现有哪些？

5. 目前诊断听神经瘤最敏感、最有效的检查是什么？

6. 中耳癌的临床表现有哪些？

（夏　寅　王　璞）

书网融合……

本章小结　　　　　　　　　微课　　　　　　　　　题库

参考文献

［1］中华医学会健康管理学分会，《中华健康管理学杂志》编辑委员会. 中国体检人群听力筛查专家共识 ［J］. 中华健康管理学杂志，2016，10（6）：420－423.

［2］国家卫生和计划生育委员会新生儿疾病筛查听力诊断治疗组. 婴幼儿听力损失诊断与干预指南 ［J］. 中华耳鼻咽喉头颈外科杂志，2018，53（3）：181－188.

［3］中华医学会医学遗传学分会遗传病临床实践指南撰写组. 遗传性非综合征型耳聋的临床实践指南 ［J］. 中华医学遗传学杂志，2020，37（3）：269－276.

［4］中华耳鼻咽喉头颈外科杂志编辑委员会，中华医学会耳鼻咽喉头颈外科学分会 ［J］. 突发性聋诊断和治疗指南（2015）. 中华耳鼻咽喉头颈外科杂志，2015，50（6）：443－447.

［5］中华医学会神经病学分会，中华神经科杂志编辑委员会. 眩晕诊治多学科专家共识 ［J］. 中华神经科杂志，2017，50（11）：805－812.

［6］中国医药教育协会眩晕专业委员会，中国康复医学会眩晕与康复专业委员会，中西医结合学会眩晕专业委员会，等. 前庭功能检查专家共识（2019）［J］. 中华耳科学杂志，2019，17（1）：117－123.

［7］张璇，张心怡，陈楚歆，等. 美国睡眠医学学会临床实践指南：应用气道正压通气治疗成人阻塞性睡眠呼吸暂停 ［J］. 中国卒中杂志，2022，17（2）：182－188.

［8］陈彦球，成琦，窦训武，等. 中国儿童气管支气管异物诊断与治疗专家共识 ［J］. 中华耳鼻咽喉头颈外科杂志，2018，53（5）：325－338.

［9］陆远强，阮韦淑怡，徐佳. 成人食管异物急诊处置专家共识（2020）［J］. 中华危重症医学电子杂志，2020，13（6）：446－452.

［10］康敏. 中国鼻咽癌放射治疗指南（2022）［J］. 中华肿瘤防治杂志，2022，29（9）：611－622.

［11］James B. Snow Jr.，P. Ashley Wackym，et ac. Ballenger 耳鼻咽喉头颈外科学：第17版 ［M］. 李大庆，译. 北京：人民卫生出版社，2012.

［12］田永泉，孙虹，张罗. 耳鼻咽喉头颈外科学 ［M］. 9版. 北京：人民卫生出版社，2018.

［13］王斌全，祝威. 耳鼻咽喉头颈外科学 ［M］. 北京：高等教育出版社，2017.

［14］廖建春，夏寅，戴培东. 耳鼻咽喉头颈外科临床解剖学 ［M］. 2版. 济南：山东科学技术出版社，2020.

［15］Eugene N. Myers. 耳鼻咽喉头颈外科手术学 ［M］. 倪道凤，译. 天津：天津科技翻译出版有限公司，2017.

［16］李明，王洪田. 耳鸣诊治新进展 ［M］. 北京：人民卫生出版社，2017.

［17］夏寅. 耳显微外科图谱（经典耳科和侧颅底外科技术）［M］. 北京：人民卫生出版社，2018.